大卫生全医科医教协同创新教材

供护理学、预防医学、医学检验、药学、生物医学工程及相关医学技术类专业使用

简明人体解剖学

主编 成家茂 杨新文 王 勇 张本斯

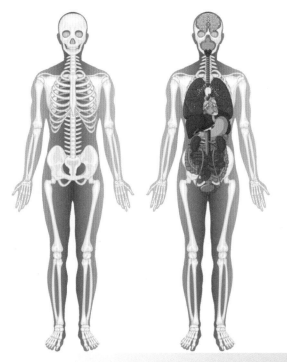

U0339691

郑州大学出版社

图书在版编目(CIP)数据

简明人体解剖学／成家茂等主编. — 郑州：郑州大学出版社，2022.12
ISBN 978-7-5645-9063-5

Ⅰ.①简… Ⅱ.①成… Ⅲ.①人体解剖学 Ⅳ.①R322

中国版本图书馆 CIP 数据核字(2022)第 161062 号

简明人体解剖学
JIANMING RENTI JIEPOUXUE

策划编辑	刘　莉		封面设计	曾耀东
责任编辑	刘　莉		版式设计	曾耀东
责任校对	薛　晗		责任监制	李瑞卿

出版发行	郑州大学出版社		地　　址	郑州市大学路 40 号(450052)
出 版 人	孙保营		网　　址	http://www.zzup.cn
经　　销	全国新华书店		发行电话	0371-66966070
印　　刷	河南文华印务有限公司			
开　　本	850 mm×1 168 mm　1／16			
印　　张	22		字　　数	580 千字
版　　次	2022 年 12 月第 1 版		印　　次	2022 年 12 月第 1 次印刷

书　　号	ISBN 978-7-5645-9063-5		定　　价	89.00 元

作者名单

主　编　　成家茂　杨新文　王　勇　张本斯

副主编　　陈海燕　方　萌　朱建华　陈　勇

编　委　　（按姓氏笔画排序）

卜文超　于亚男　马江伟　王　勇

王　静　王灿彪　王剑华　方　萌

田纤纤　兰　亚　成家茂　朱建华

刘志能　许　凤　许　颖　杜　鹏

杜赵康　李　潇　李红俊　李艳娇

李莹莹　李晓霞　杨　尹　杨　丽

杨开明　杨茂琴　杨荣娇　杨柳青

杨新文　邹久林　张本斯　张代娣

张秀君　陈　勇　陈兰华　陈海燕

环　薇　范　钦　罗晓菲　罗继娜

荆永光　段　逵　段赛竹　洪文娟

唐洗敏　龚志婷

前　言

随着我国医学教育现代化的发展和社会对医学相关专业人才需求的变化,传统临床医学专业不断延伸出各种边缘学科专业,如医学影像技术、医学检验技术、预防医学、护理学、助产学、临床药学、生物医学工程、卫生管理、生物医学、康复治疗学、运动与公共健康、智能医学工程、智能影像工程等。人体解剖学作为医学教育的基础主干课程之一,医学类学生对其掌握的程度,对后续学习其他基础、临床医学课程有着举足轻重的影响。由于医学类各专业的教学目标和人才培养计划不同,所匹配的学时设置不同,所以教学大纲的要求也不同。目前,国内出版的人体解剖学教材种类繁多,其编写的内容普遍存在超纲内容偏多,所采用的教学图片标注过于繁杂,已不能完全适应非临床医学和影像医学专业的教学需求。本着简洁、明了、实用且具启发性的原则,我们针对医学类边缘学科专业的教学大纲要求,结合多年的教学实践和经验,编写了这本《简明人体解剖学》,以供国内各医药院校护理学、预防医学、医学检验、药学、生物医学工程及相关医学技术类专业使用。

根据教育部和国家卫生健康委员会关于新时代医学教育创新发展的指导意见和高水平应用型人才培养的文件精神要求,本教材以习近平新时代中国特色社会主义思想为核心,以"立德树人"为根本,以培养现代化的创新型实用人才为目标,秉承教材建设的"三基五性"、专业教育与人文精神紧密融合、专业理论教学与新医学社会实践相结合的基本原则,不仅体现了传统纸质教材的特点,还在教材编排上重点突出、层次分明,在图片制作和呈现上有较多创新,不仅有助于增强教学效果,还能更大地激发学生的求知欲和学习兴趣。

本书分为运动系统、内脏学、脉管系统、感觉器官、神经系统和内分泌系统共6篇18章。内容特点:①在内容取舍和文字上,删繁就简,简练易读。以解剖学名词术语、形态结构、毗邻关系、功能特点等为基本载体,系统结构图与局部器官图结合,力求更符合学生的学习习惯,体现了从宏观到微观、整体与局部相结合的特点。②引导学生树立科学的逻辑思维和学习方法。"学习目标"强调学生课前预习的重点内容;"强化训练",有助于学生课后复习。注重插图与文字的结合,大图与小图的结合,标本模型图与实体图、三维动画图等的结合,有助于学生在脑海中建立各组织、器官的立体图像。

由于编者的编写时间和编写水平有限,书中可能有不妥或错误之处,敬请读者批评指正。

成家茂

2022 年 4 月

目 录

绪论 ⋯⋯⋯⋯⋯⋯⋯⋯⋯⋯⋯⋯⋯⋯⋯⋯⋯⋯⋯⋯⋯⋯⋯⋯⋯⋯ 001

第一篇 运动系统

第一章 骨学 ⋯⋯⋯⋯⋯⋯⋯⋯⋯⋯⋯⋯⋯⋯⋯⋯⋯⋯⋯⋯⋯ 005
　第一节 概述 ⋯⋯⋯⋯⋯⋯⋯⋯⋯⋯⋯⋯⋯⋯⋯⋯⋯⋯⋯ 005
　第二节 中轴骨 ⋯⋯⋯⋯⋯⋯⋯⋯⋯⋯⋯⋯⋯⋯⋯⋯⋯⋯ 009
　第三节 四肢骨 ⋯⋯⋯⋯⋯⋯⋯⋯⋯⋯⋯⋯⋯⋯⋯⋯⋯⋯ 023

第二章 骨连结 ⋯⋯⋯⋯⋯⋯⋯⋯⋯⋯⋯⋯⋯⋯⋯⋯⋯⋯⋯ 031
　第一节 概述 ⋯⋯⋯⋯⋯⋯⋯⋯⋯⋯⋯⋯⋯⋯⋯⋯⋯⋯⋯ 031
　第二节 中轴骨连结 ⋯⋯⋯⋯⋯⋯⋯⋯⋯⋯⋯⋯⋯⋯⋯⋯ 035
　第三节 四肢骨连结 ⋯⋯⋯⋯⋯⋯⋯⋯⋯⋯⋯⋯⋯⋯⋯⋯ 040

第三章 骨骼肌 ⋯⋯⋯⋯⋯⋯⋯⋯⋯⋯⋯⋯⋯⋯⋯⋯⋯⋯⋯ 053
　第一节 概述 ⋯⋯⋯⋯⋯⋯⋯⋯⋯⋯⋯⋯⋯⋯⋯⋯⋯⋯⋯ 053
　第二节 头肌 ⋯⋯⋯⋯⋯⋯⋯⋯⋯⋯⋯⋯⋯⋯⋯⋯⋯⋯⋯ 056
　第三节 颈肌 ⋯⋯⋯⋯⋯⋯⋯⋯⋯⋯⋯⋯⋯⋯⋯⋯⋯⋯⋯ 057
　第四节 躯干肌 ⋯⋯⋯⋯⋯⋯⋯⋯⋯⋯⋯⋯⋯⋯⋯⋯⋯⋯ 059
　第五节 上肢肌 ⋯⋯⋯⋯⋯⋯⋯⋯⋯⋯⋯⋯⋯⋯⋯⋯⋯⋯ 066
　第六节 下肢肌 ⋯⋯⋯⋯⋯⋯⋯⋯⋯⋯⋯⋯⋯⋯⋯⋯⋯⋯ 070

第二篇 内脏学

第四章 消化系统 ⋯⋯⋯⋯⋯⋯⋯⋯⋯⋯⋯⋯⋯⋯⋯⋯⋯⋯ 078
　第一节 口 ⋯⋯⋯⋯⋯⋯⋯⋯⋯⋯⋯⋯⋯⋯⋯⋯⋯⋯⋯⋯ 079
　第二节 咽 ⋯⋯⋯⋯⋯⋯⋯⋯⋯⋯⋯⋯⋯⋯⋯⋯⋯⋯⋯⋯ 083

第三节　食管 ……………………………………………………… 085

第四节　胃 ………………………………………………………… 087

第五节　小肠 ……………………………………………………… 089

第六节　大肠 ……………………………………………………… 091

第七节　肝 ………………………………………………………… 094

第八节　胰 ………………………………………………………… 097

第五章　呼吸系统 ………………………………………………… 099

第一节　鼻 ………………………………………………………… 099

第二节　喉 ………………………………………………………… 101

第三节　气管和支气管 …………………………………………… 106

第四节　肺 ………………………………………………………… 108

第五节　胸膜 ……………………………………………………… 110

第六节　纵隔 ……………………………………………………… 112

第六章　泌尿系统 ………………………………………………… 115

第一节　肾 ………………………………………………………… 115

第二节　输尿管 …………………………………………………… 119

第三节　膀胱 ……………………………………………………… 120

第四节　尿道 ……………………………………………………… 121

第七章　男性生殖系统 …………………………………………… 123

第一节　男性内生殖器 …………………………………………… 123

第二节　男性外生殖器 …………………………………………… 128

第八章　女性生殖系统 …………………………………………… 131

第一节　女性内生殖器 …………………………………………… 131

第二节　女性外生殖器 …………………………………………… 137

第九章　腹膜、乳房和会阴 ……………………………………… 139

第一节　腹膜 ……………………………………………………… 139

第二节　乳房 ……………………………………………………… 145

第三节　会阴 ……………………………………………………… 147

第三篇　脉管系统

第十章　心血管系统 ……………………………………………… 150

第一节　概述 ……………………………………………………… 150

第二节　心 ………………………………………………………… 154

第三节　动脉 ……………………………………………………… 164

第四节　静脉 ··· 179

第十一章　淋巴系统 ·· 191
　　第一节　淋巴管道 ·· 192
　　第二节　淋巴器官 ·· 194

第四篇　感觉器官

第十二章　视器 ·· 204
　　第一节　眼球 ·· 204
　　第二节　眼副器及眼球的血管和神经 ······························ 209

第十三章　前庭蜗器 ·· 214
　　第一节　外耳 ·· 214
　　第二节　中耳 ·· 216
　　第三节　内耳 ·· 219

第五篇　神经系统

第十四章　周围神经系统 ·· 226
　　第一节　脊神经 ··· 226
　　第二节　脑神经 ··· 241
　　第三节　内脏神经 ·· 256

第十五章　中枢神经系统 ·· 265
　　第一节　脊髓 ·· 265
　　第二节　脑 ·· 273

第十六章　神经系统的传导通路 ·· 307

第十七章　脑和脊髓的被膜、血管及脑脊液循环 ······················ 319

第六篇　内分泌系统

第十八章　内分泌系统及器官 ·· 332
　　第一节　内分泌系统概述 ·· 332
　　第二节　内分泌器官 ··· 335

参考文献 ·· 340

绪 论

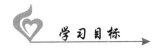

掌握人体解剖学及其标准姿势的概念;熟悉人体的基本构造,全身系统和局部的划分,以及人体解剖学的基本术语;了解人体解剖学的地位、分科及其学习方法。

一、人体解剖学的定义及其在医学科学中的地位

人体解剖学(human anatomy)是研究正常人体形态结构的科学,其基本任务是阐明人体各系统器官的形态结构、位置毗邻和基本功能。人体解剖学是一门重要的医学基础课程,为进一步学习其他医学基础课程和临床医学课程奠定基础。

二、人体解剖学的分科

广义的人体解剖学包括巨视解剖学(macroanatomy)和微视解剖学(microanatomy)。前者又称为大体解剖学,主要通过肉眼观察来研究和描述人体的形态结构,如系统解剖学、局部解剖学、断层解剖学等;后者主要通过显微镜观察来研究和描述人体的形态结构,如细胞学、组织学、胚胎学等。

狭义的人体解剖学主要包括系统解剖学(systematic anatomy)和局部解剖学(regional anatomy)。前者是按功能将人体划分为若干系统,主要研究和描述各系统的器官所在位置、形态结构和基本功能;后者是按部位将人体划分为若干局部,研究和描述各局部的层次及各层内器官结构的位置和毗邻关系。

三、人体的基本构造

人体的基本结构和功能单位是细胞(cell),细胞与细胞之间存在细胞间质。细胞不断分裂、分化形成不同的组织(tissue),人体的基本组织包括上皮组织、结缔组织、肌组织和神经组织。不同组织再按照一定的次序有机地结合在一起,形成具有一定形态、结构和功能的器官(organ)。

若干功能相关的器官有机地联系在一起,形成系统(system),人体通常由运动系统、消化系统、呼吸系统、泌尿系统、生殖系统、脉管系统、感觉器官、神经系统和内分泌系统构成。人体从外形上分为 8 个局部(region),即头部、颈部、胸部、腹部、盆会阴部、背部(脊柱区)、上肢和下肢。

四、人体解剖学的基本术语

为了正确描述人体器官和结构的位置及其相互关系,必须使用国际通用标准,即解剖学姿势、人体的轴线和平面及常用的方位术语。掌握基本概念并规范使用专业术语是学好人体解剖学的必要前提,也是医学专业领域人员进行正常学习交流的重要保障。

(一)解剖学姿势

解剖学姿势(anatomical position)是描述人体器官和结构时采用的标准姿势,即指身体直立,两眼平视正前方;双足并拢,足尖向前;同时双上肢下垂于躯干两侧,掌心向前(图 0-1)。无论人体或其局部处于何种姿势或位置,均应依照标准姿势进行描述。

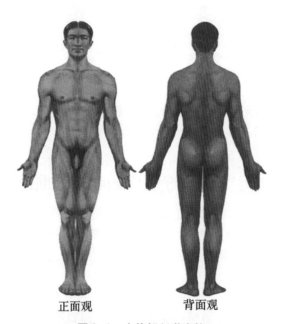

正面观　　　　　　背面观

图 0-1　人体解剖学姿势

(二)人体的轴线和平面

1. 轴线　以解剖学姿势为标准,可在人体设 3 个互相垂直的轴线(axis)(图 0-2)。

(1)矢状轴　矢状轴(sagittal axis)为前后方向的水平轴线。

(2)冠状轴　冠状轴(coronal axis),又称为额状轴(frontal axis),为左右方向的水平线。

(3)垂直轴　垂直轴(vertical axis)为上下方向与水平线互相垂直的垂线。

2. 平面　沿人体不同轴线的方向,可将人体切成 3 个互相垂直的平面(plane)(图 0-2)。

(1)矢状面　矢状面(sagittal plane)是沿矢状轴方向所做的纵切面,将人体分为左、右两部分。通过人体正中的矢状面,称为正中矢状面(median sigittal plane),将人体分为左、右相等或对称的两部分。

(2)冠状面　冠状面(coronal plane),又称为额状面(frontal plane),是沿冠状轴方向所做的纵切面,将人体分为前、后两部分。

(3)水平面 水平面(horizontal plane)是沿水平方向所做的切面,将人体分为上、下两部分。

但在描述器官的切面时,一般不以人体的长轴为准,而以其本身的长轴为准,即沿其长轴所做的切面,称为纵切面(longitudinal plane),而与其长轴垂直所做的切面,称为横切面(transverse plane)。

(三)常用的方位术语

方位术语用于描述各结构之间的相互位置关系(图0-2)。

1.上和下 近头者为上(superior),又称为颅侧(cranial);近足者为下(inferior),又称为尾侧(caudal)。在四肢则常用近侧(端)(proximal)代替上,远侧(端)(distal)代替下。

2.前和后 近腹者为前(anterior),又称为腹侧(ventral);近背者为后(posterior),又称为背侧(dorsal)。在描述手时,常用掌侧(palmar)代替前,背侧(dorsal)代替后。

3.内侧和外侧 距中线近者为内侧(medial),离中线远者为外侧(lateral)。在上肢常用尺侧(ulnar)代替内侧,用桡侧(radial)代替外侧;在下肢常用胫侧(tibial)代替内侧,用腓侧(fibular)代替外侧。

4.内和外 用来描述空腔器官结构的位置关系,腔壁以内者为内(interior),腔壁以外者为外(exterior)。

5.浅和深 用来描述人体结构层次的位置关系,靠近皮肤或器官表面者为浅(superficial),远离皮肤或器官表面者为深(deep)。

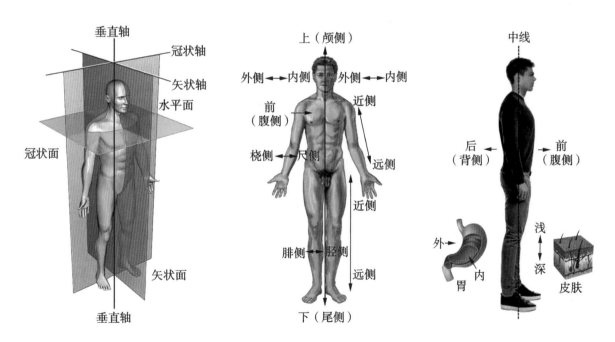

图 0-2 人体的轴线、平面和方位术语

五、人体解剖学的学习方法和学习观点

学好人体解剖学,必须有正确的学习态度、明确的学习目的和适合自己的学习方法。在学习中,首先要结合学科特点,牢固树立正确的学习观,坚持进化发展、局部与整体相统一、结构与功能相联系、理论与实践相结合的观点,以辩证唯物主义思维思考和解决问题。同时,要注意养成适合自己的学习习惯,找到适合自己的学习方法:将听课时注意重点、实验时观察重要结构和及时预习、复习结合起来,将教材描述与图谱、模型和标本的观察结合起来,从平面图形建立立体想象;要勤于观察实物标本,在观察中要善于从局部联想整体,从表面透视深层,从标本联想活体,也要通过前后联系,比较分析各系统、各器官的共性和特征;要善于总结归纳所学的知识点,将解剖基础理论与临床应用相结合,积极拓宽知识面。

 强化训练

一、名词解释

1. 解剖学姿势(anatomical position)　2. 正中矢状面(median sagittal plane)

二、思考与讨论

1. 何谓解剖学姿势? 它与立正姿势有何异同? 为何要规定该姿势?

2. 请说出人体有哪些基本组织、几大系统和局部? 内脏又包含哪些系统?

3. 仰卧的患者,鼻尖朝向何方? 双手正握单杠,拇指在小指哪一侧?

4. 矢状面和正中矢状面各有几个? 同一矢状面上的两个结构有几种位置关系?

第一篇
运动系统

运动系统(locomotor system)由骨、骨连结和骨骼肌组成,在人体起支持、保护和运动作用。在运动中,骨起杠杆作用,关节是运动的枢纽,骨骼肌是运动的动力。

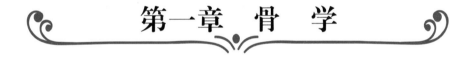

第一章 骨 学

第一节 概 述

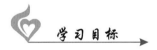

掌握运动系统的组成和功能,骨的形态分类和构造;熟悉成人骨的数目、按位置划分及功能;了解骨的化学成分和物理特性,骨的发生和生长发育。

骨(bone)具有一定的形态和构造,外有骨膜,内有骨髓,主要由骨组织构成,其基本成分为骨细胞、胶原纤维和骨基质。每一块骨都是一个独立的器官,不断进行新陈代谢和生长发育,并有修复、再生和重塑的能力;其骨基质中有大量钙盐和磷酸盐沉积,是钙、磷的天然储存库;骨髓还具有造血功能。因此,骨具有支持、保护、运动、造血、储存钙和磷等作用。

一、骨的数目和分类

成人共有206块骨。按部位分为中轴骨和四肢骨,前者又包括颅骨和躯干骨,后者又包括上肢骨和下肢骨(图1-1)。按形态分为长骨(long bone)、短骨(short bone)、扁骨(flat bone)和不规则骨(irregular bone)4类(图1-2)。

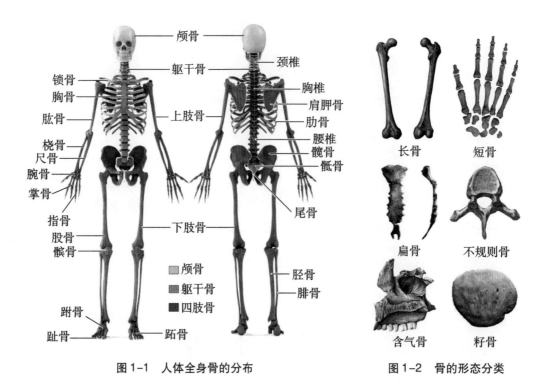

图1-1 人体全身骨的分布　　　　图1-2 骨的形态分类

1. **长骨** 分布于四肢,呈长管状,分为一体两端,具有运动杠杆、支撑、造血等作用,如上肢的肱骨、桡骨、尺骨和下肢的股骨、胫骨、腓骨。骨体为中间较细部分,又称为骨干(diaphysis),其内的空腔称为骨髓腔(marrow cavity),容纳有骨髓。骨体的表面有血管出入的孔,称为滋养孔(nutrient foramen)。骨两端的膨大部分,称为骨骺(osteoepiphysis),有光滑的关节面,活体有透明关节软骨被覆。骨干与骺相连接的部分,称为干骺端(metaphysis),又称为骺板(epiphyseal plate)。幼年时为骺软骨(epiphyseal cartilage),可使骨加长;成年后发生骨化,骨干与骺融为一体,其间遗留的骺板形成一条紧密的缝,称为骺线(epiphyseal line),骨停止生长。

2. **短骨** 多成群配布于连结牢固且较灵活性的部位,形似立方体,具有增加灵活性、分散压力等作用,如上肢的腕骨和下肢的跗骨。

3. **扁骨** 主要构成颅腔、胸腔和盆腔的壁,呈板状,面积较大,薄而坚固,具有保护脏器、提供附着点等作用,如顶骨、胸骨、肋骨、肩胛骨等。

4. **不规则骨** 主要配布于脊柱、颅底、面部、骨盆等部位,形状不规则,如椎骨、骶骨、髋骨、蝶骨、上颌骨、下颌骨等。

有些不规则骨的内部含有气腔,称为含气骨(pneumatic bone),如上颌骨、蝶骨、额骨、筛骨、颞骨等,前四者分布于鼻腔周围,为鼻旁窦所在骨。此外,某些关节附近的肌腱处含有圆形或颗粒状的游离小骨,称为籽骨(sesamoid bone),如髌骨和第1跖骨头下的籽骨,在运动中有减少肌腱与骨面的摩擦和转变肌牵引方向的作用。髌骨位于膝关节的前方,是人体最大的籽骨。

二、骨的构造

骨由骨质(bony substance)、骨膜(periosteum)和骨髓(bone marrow)构成,并有丰富的血管、神经和淋巴管(图1-3)。

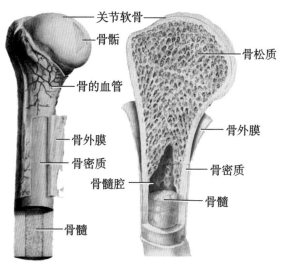

图1-3 骨的构造

1. 骨质 分为骨密质和骨松质。骨密质(compact bone)呈板层状,配布于骨的表面。骨松质(spongy bone)呈海绵状,配布于骨的内部,由骨小梁排列而成,其排列方向与骨的应力(包括所承受的压力、张力、扭转力等)方向一致。在颅盖骨,骨密质分为厚韧的外板和薄脆的内板,故颅盖骨骨折多发于内板;两板之间的骨松质称为板障(diploë),内有一种特殊的静脉,称为板障静脉(diploic vein)(图1-4)。

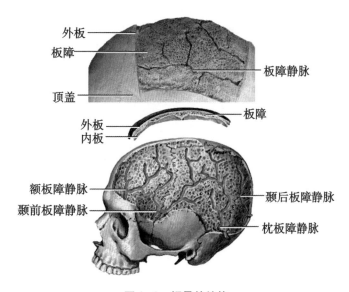

图1-4 颅骨的结构

2.骨膜　由纤维结缔组织构成,对骨的营养、再生和感觉有重要作用。覆盖于关节面以外的骨表面者,称为骨外膜,为通常所说的骨膜。骨外膜分为内、外两层,外层为致密的纤维层,含有丰富的神经和血管;内层为疏松的细胞层,含有成骨细胞和破骨细胞,参与骨质的生成、修复和重构。故外伤急救和骨科手术时,要尽量保护骨外膜。衬于髓腔和小梁网的内表面者,称为骨内膜(endosteum),也含有成骨细胞和破骨细胞,同样有造骨和破骨作用。

3.骨髓　充填于长骨髓腔和骨松质的小梁网眼内,分为红骨髓和黄骨髓两种。红骨髓(red bone marrow)主要由造血组织和血窦构成,能产生血细胞,故略呈红色。胎儿和幼儿的骨髓全是红骨髓,但自5岁左右开始,长骨髓腔内的造血组织逐渐被脂肪组织代替,转化为淡黄色的黄骨髓(yellow bone marrow),并失去造血活力。人的骨松质,尤其是椎骨、髂骨、肋骨、胸骨及肱骨和股骨的近侧端骨松质,终生保留有红骨髓的造血功能,因此,临床常选髂后上棘、髂前上棘、胸骨等表浅部位进行骨髓穿刺。

三、骨的化学成分和物理特性

骨的化学成分包括有机质(以骨胶原纤维蛋白为主)和无机质(主要为碱性磷酸钙)。前者赋予骨弹性和韧性;后者赋予骨硬度和脆性。两种成分的比例,随年龄的变化而变化:婴幼儿骨的有机质和无机质各占一半,弹性大,易变形,故在外力作用下折而不断,称为青枝骨折;成人骨的有机质和无机质比例约为3∶7,骨硬度大而坚韧,不易骨折;老年人骨的无机质所占比例更大,脆性较大,容易发生骨折,尤其多见于绝经后的女性,因其体内的雌激素水平下降而导致骨质疏松。

四、骨的发生和生长发育

骨发生于中胚层的间充质。间充质发育成骨有两种方式:膜内化骨和软骨化骨。如颅盖骨和面颅骨属于膜内化骨形式,而长骨为软骨化骨形式。

骨骺的软骨层主管骨的生长,即化骨中心;在骨发育过程中,软骨中逐渐出现骨化点,称为骨化中心(ossification center),直至完全骨化。以长骨为例,骨的生长包括长长和长粗,前者通过骨骺的软骨内化骨方式完成;后者通过骨干的膜内化骨方式完成。在骨的整个生长发育过程中,受遗传、神经内分泌、营养、理化因素、疾病、锻炼等因素的影响。婴幼儿、儿童和青少年的骨具有很强的可塑性,一般不易骨折或骨折后修复良好;老年人的骨因骨质疏松而变得脆弱,则容易发生骨变形或骨折。

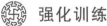 **强化训练**

思考与讨论

1.运动系统的各组成部分与其功能有何关联?

2.试述各类骨的基本构造、形态特征和主要功能。

3.骨膜具有何生理功能及其临床意义?

4.老人与儿童比较,谁更容易发生骨折?为什么?

第二节 中轴骨

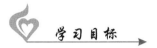

学习目标

掌握鼻旁窦的名称、位置和开口部位,翼点的概念,椎骨的一般形态和各部椎骨的特征,胸骨的形态和分部;熟悉脑颅、面颅各骨的名称,颞骨、蝶骨、筛骨和上、下颌骨的形态结构,颅底内面的主要沟、管、孔、裂,椎骨的数量、划分,肋骨的形态结构和分类;了解骨性鼻腔、眶腔的位置及交通,颅骨和躯干骨的常用骨性标志及其骨折好发部位。

中轴骨(axial skeleton)由 29 块颅骨(skull)和 51 块躯干骨(trunk bone)组成,合计 80 块。

一、颅骨

颅(cranium)由 23 块颅骨(不计中耳内的 3 对听小骨)借骨连结构成(图 1-5),分为后上部的脑颅和前下部的面颅。颅具有支持和保护脑、感觉器及消化系统、呼吸系统起始部的作用。

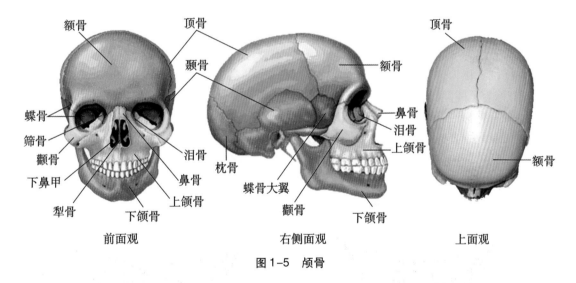

图 1-5 颅骨

(一)脑颅骨

脑颅骨(cerebral cranium)有 8 块,参与颅腔围成,容纳脑。脑颅骨包括成对的颞骨(temporal bone)和顶骨(parietal bone);不成对的额骨(frontal bone)、筛骨(ethmoid bone)、蝶骨(sphenoid bone)和枕骨(occipital bone)。其中,自前向后由额骨、顶骨、颞骨、枕骨参与构成颅腔的顶,即颅顶,又称为颅盖;自前向后由额骨、筛骨、蝶骨、颞骨和枕骨参与构成颅腔的底,即颅底。

1. 筛骨 位于两眶之间,蝶骨体的前方,构成鼻腔上部和外侧壁。其冠状切面呈"巾"字形,分为筛板(cribriform plate)、筛骨垂直板(ethmoidal perpendicular plate)和筛骨迷路(ethmoidal labyrinth)(图 1-6)。筛板构成鼻腔的顶,上有许多嗅丝穿行的小孔,称为筛孔(ethmoid

foramen),其前份向上方伸出的骨嵴称为鸡冠。垂直板自筛板中线下垂,构成骨性鼻中隔的前上部。左、右筛骨迷路分列于垂直板的两侧,由菲薄的骨片围成许多小腔,称为筛小房,全部小房合称为筛窦(ethmoid sinus);其内侧壁构成骨性鼻腔的外侧壁,其上有两个卷曲的骨片,即上鼻甲和中鼻甲;其外侧壁构成眶腔的内侧壁,称为眶板(orbital plate)。

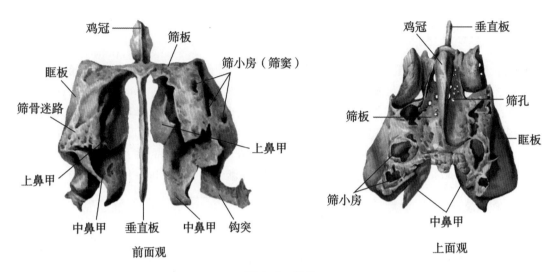

前面观 上面观

图1-6 筛骨

2. 蝶骨 位于颅底中央,形似蝴蝶,分为蝶骨体、大翼、小翼和翼突(图1-7)。蝶骨体为中间部分,内含气腔,称为蝶窦(sphenoid sinus);其上面呈马鞍状,称为蝶鞍(sella turcica),鞍的中央形成浅凹,称为垂体窝(hypophysial fossa),容纳脑垂体。蝶骨体向前外侧伸出蝶骨小翼,小翼与体的交界处有视神经管(optic canal),内有视神经及其上方的眼动脉穿行。蝶骨体向外侧伸出蝶骨大翼,其根部由前向后外有圆孔、卵圆孔和棘孔,分别通过上颌神经、下颌神经和脑膜中动脉。小翼与大翼间的裂隙为眶上裂(superior orbital fissure),内有眼神经、动眼神经、滑车神经、展神经和眼上静脉穿行。蝶骨体向后下伸出翼突(pterygoid process),其根部贯通翼管(pterygoid canal),向前通入翼腭窝(pterygopalatine fossa)。

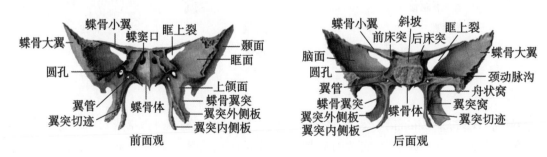

前面观 后面观

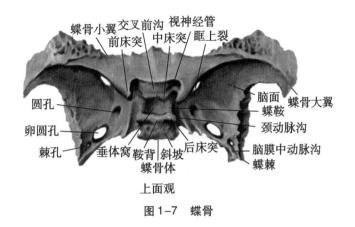

蝶骨小翼　交叉前沟　视神经管
前床突　中床突　眶上裂
脑面　蝶骨大翼
圆孔　蝶鞍
颈动脉沟
卵圆孔　脑膜中动脉沟
棘孔　垂体窝　鞍背　斜坡　后床突　蝶棘
蝶骨体

上面观

图1-7　蝶骨

3. 颞骨　以外耳门（external acoustic pore）为中心，分为鳞部、鼓部、岩部和乳突部（图1-8）。鳞部是外耳门上方的鳞状骨板，内面有脑膜中动脉沟，有该动脉的前支经过；外面有伸向前的颧突，其根部下面有深窝，称为下颌窝（mandibular fossa），窝的前缘明显突起，称为关节结节（articular tubercle）。鼓部是弯曲的薄骨板，从前、下、后参与围成外耳道。岩部呈三棱锥体形，又称为锥体部，其前上面朝向颅中窝，中央有弓状隆起，隆起近尖端处有一指腹大小的浅凹，称为三叉神经压迹，隆起与颞鳞之间的薄骨片，称为鼓室盖；后面中央有一孔，即内耳门（internal acoustic pore）；下面凹凸不平，中央处有颈动脉管外口，并向前内经颈动脉管（carotid canal）于岩部尖端形成开口，称为颈动脉管内口，管内有颈内动脉穿行，而其外口后方的深窝，称为颈静脉窝（jugular fossa），窝的后外侧有细长骨突，称为茎突（belemnoid）。乳突部位于颞骨后部，即外耳门的后方，主要有乳头状突起，称为乳突（mastoid process），内有许多含气的小腔隙，称为乳突小房或气房，经鼓窦（又称为乳突窦）与中耳鼓室腔相通。在茎突和乳突之间，茎突根部后方有一小孔，称为茎乳孔（stylomastoid foramen），为面神经穿出颅底的部位。

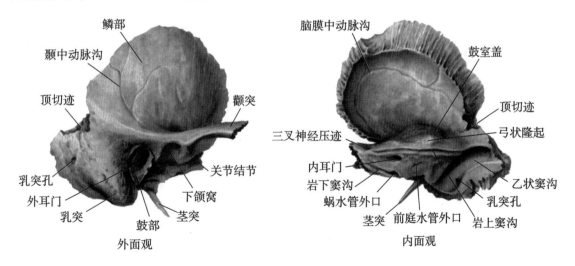

鳞部
颞中动脉沟
顶切迹
颧突
乳突孔
关节结节
外耳门
下颌窝
乳突　茎突
鼓部

外面观

脑膜中动脉沟
鼓室盖
顶切迹
弓状隆起
三叉神经压迹
内耳门　乙状窦沟
岩下窦沟　乳突孔
蜗水管外口　岩上窦沟
茎突　前庭水管外口

内面观

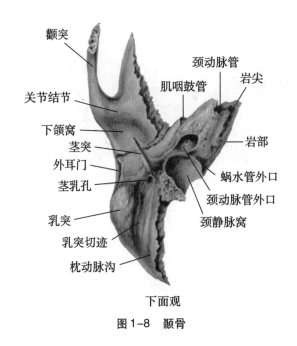

下面观

图1-8 颞骨

(二)面颅骨

面颅骨(bone of cranium)共15块,参与围成骨性眶腔、鼻腔和口腔。面颅骨成对的有上颌骨(maxilla)、颧骨(zygomatic bone)、鼻骨(nasal bone)、泪骨(lacrimal bone)、腭骨(palatine bone)及下鼻甲骨(inferior nasal concha);不成对的有犁骨(vomer bone)、下颌骨(mandible)和舌骨(hyoid bone)。

1.上颌骨　位于面部的中央,分为一体四突(图1-9)。上颌体的前面上份有眶下孔(infraorbital foramen);上方为眶面,即眶下壁,其后面中部有眶下沟(infraorbital groove),向前下连于眶下管(infraorbital canal),管内有眶下血管、神经穿行,并出眶下孔。上颌骨内有空腔,称为上颌窦(maxillary sinus),为人体最大的鼻旁窦。上颌骨有额突、颧突、牙槽突和腭突,其额突向上接额骨、鼻骨和泪骨;颧突伸向外侧接颧骨;牙槽突即为上牙槽突,向下形成弧形的上牙槽弓,其下缘有容纳牙根的上牙槽;腭突水平伸向内侧,于中线与对侧腭突接合,组成骨腭的前份。

2.下颌骨　呈马蹄形,分为一体两支(图1-10)。下颌体呈弓状骨板,有上、下两缘及内、外两面。其上缘构成下牙槽弓,有容纳下牙根的下牙槽;下缘圆钝,又称为下颌底;外侧面正中凸向前为颏隆凸;前外侧面有较小的颏孔(mental foramen)。下颌支(ramus of mandible)是下颌体后方垂直上升的长方形骨板,其末端有两个突起,前方的称为冠突,后方的称为髁突,两突之间的弧形骨缘称为下颌切迹;髁突上端膨大,称为下颌头(head of mandible),与颞骨的下颌窝相关节;头下方较细处,称为下颌颈(neck of mandible)。下颌支后缘与下颌底相交处,称为下颌角(angle of mandible),其外面有咬肌粗隆,内面有翼肌粗隆,附有相应咀嚼肌。下颌支内面中央有下颌孔(mandibular foramen),向前通入下颌管(mandibular canal)并出颏孔,管内有下牙槽血管和神经穿行。

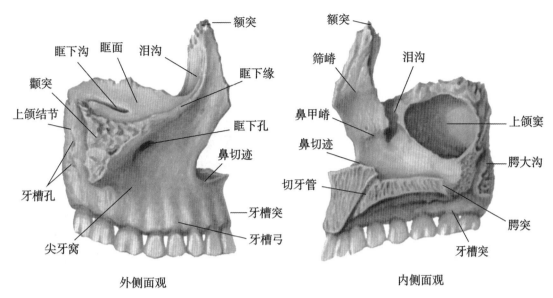

图 1-9　上颌骨

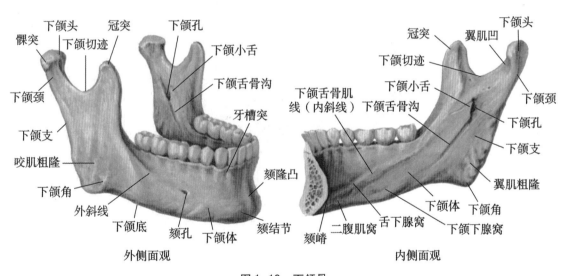

图 1-10　下颌骨

(三)颅的整体观

1. 颅的上面观　颅盖呈穹隆形,前窄后宽(图 1-11)。两侧顶骨外面的颞线中部有隆凸的顶结节(parietal tuber),二者的距离最宽,故将其连线视为颅宽。额骨与两侧顶骨连接处的骨缝,称为冠状缝(coronal suture);两侧顶骨连接处的骨缝,称为矢状缝(sagittal suture);两侧顶骨与枕骨连接处的骨缝,称为人字缝(lambdoid suture)。

2. 颅的侧面观　侧面中部有外耳门,门的后方为乳突,前方是由颞骨的颧突和颧骨的颞突组成的颧弓(zygomatic arch),二者在体表可摸到(图 1-11)。颧弓将颅侧面分为上方的颞窝(temporal fossa)和下方的颞下窝(infratemporal fossa)。

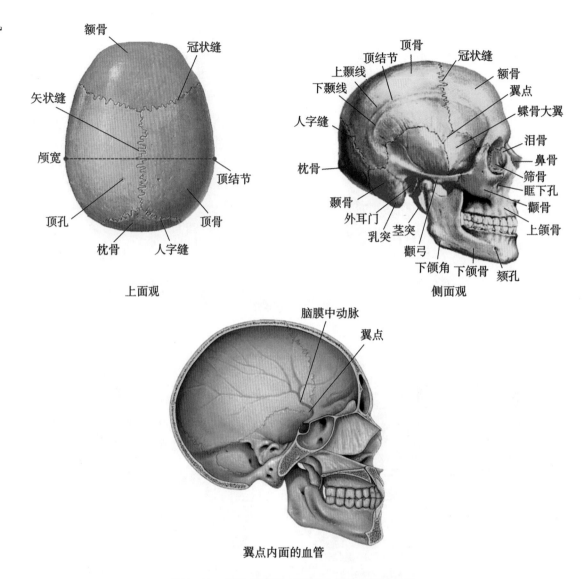

图 1-11　颅的上面观、侧面观和翼点内面的血管

（1）颞窝　上界为颞线。在颞窝的前下部，由额骨、顶骨、颞骨和蝶骨在汇合处构成"H"形的骨缝，称为翼点（pterion）。此处骨质薄弱，内侧面有脑膜中动脉前支通过，受外力打击时易引起骨折而引发颅内出血（硬脑膜外或蛛网膜下腔出血）。

（2）颞下窝　是上颌骨体和颧骨后方的不规则间隙，前壁为上颌骨，内侧壁为翼突外侧板，外侧壁为下颌支，下壁和后壁缺如，内有咀嚼肌、血管、神经等。此窝向上外经颧弓深面通颞窝，向上内经卵圆孔和棘孔通颅中窝，向前上经眶下裂通眶，向前内经上颌骨与翼突之间的翼上颌裂通翼腭窝。

3. 颅的前面观　可见额骨和面颅诸骨。自上而下分为额区（frontal region）、眶（orbit）、骨性鼻腔（bony nasal cavity）和骨性口腔（bony oral cavity）（图 1-12）。

（1）额区　为眶上缘以上部分，由额鳞构成。两侧可见隆起的额结节，结节下方有弓形隆起，称为眉弓(superciliary arch),其内侧份的深面有额窦。左右眉弓间的平坦部,称为眉间(glabella)。

(2)眶 为一对四棱锥体形深腔,容纳眼球及其附属结构,分为底、尖和四壁(图1-13)。眶底即眶口,略呈四边形,朝向前外,其上缘、下缘分别称为眶上缘和眶下缘;眶上缘中、内1/3交界处有眶上孔或眶上切迹(未闭合),眶下缘中份下方有眶下孔,分别有同名血管和神经穿行。眶尖朝向后内,尖端有一圆孔为视神经管,通入颅中窝。眶上壁邻颅前窝,其前外侧份有一深窝,称为泪腺窝,容纳泪腺;眶下壁下方为上颌窦,其中部有眶下沟,向前导入眶下管通眶下孔;内侧壁最薄,前下份有一容纳泪囊的长圆形窝,称为泪囊窝,此窝向下经鼻泪管(nasolacrimal canal)通鼻腔;外侧壁最厚,其后部与上壁交界处有眶上裂通颅中窝;与下壁交界处有眶下裂通颞下窝和翼腭窝;两裂在后端相汇合,均有血管和神经穿行。

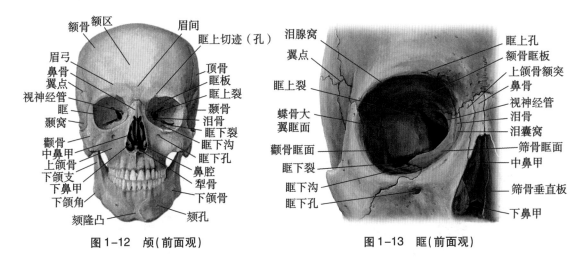

图1-12 颅(前面观)　　　　图1-13 眶(前面观)

(3)骨性鼻腔 位于面颅中央,介于两眶和上颌骨之间,由犁骨和筛骨垂直板构成的骨性鼻中隔,将其分为左右两半,分为上、下、内侧、外侧4个壁和鼻前、后孔(图1-14)。上壁为鼻腔顶,主要由筛板构成,有筛孔通颅前窝;下壁为鼻腔底,由骨性硬腭构成,前端有切牙管(incisive canal)通口腔;外侧壁由上而下有3个弯曲骨片,称为上、中、下鼻甲,每个鼻甲下方有相应通道,分别称为上、中、下鼻道,上鼻甲后上方与蝶骨之间的间隙,称为蝶筛隐窝(sphenoethmoidal recess);内侧壁为骨性鼻中隔(bony nasal septum)。鼻腔前方有鼻前孔,又称为梨状孔(piriform aperture),通外界;后方有鼻后孔(choana),通鼻咽腔。

(4)鼻旁窦 是额骨、蝶骨、筛骨和上颌骨内的含气骨腔,位于鼻腔周围,并成对开口于鼻腔(图1-15)。额窦(frontal sinus)居眉弓深面,开口于中鼻道前部;蝶窦(sphenoidal sinus)在蝶骨体内,向前下开口于蝶筛隐窝;筛窦(ethmoidal sinus)为筛骨迷路内的筛小房,分为前群、中群、后群,后群开口于上鼻道,前、中群开口于中鼻道;上颌窦(maxillary sinus)最大,位于上颌骨体内,开口于中鼻道,其窦口高于窦底,直立位时不易引流,导致上颌窦易发炎而难以治愈。

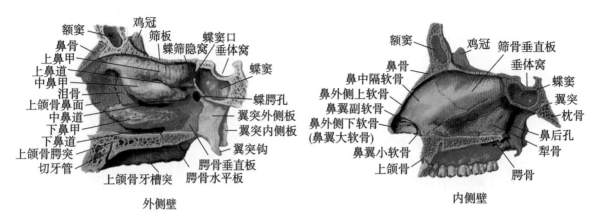

外侧壁　　　　　　　　　　　内侧壁

图 1-14　骨性鼻腔

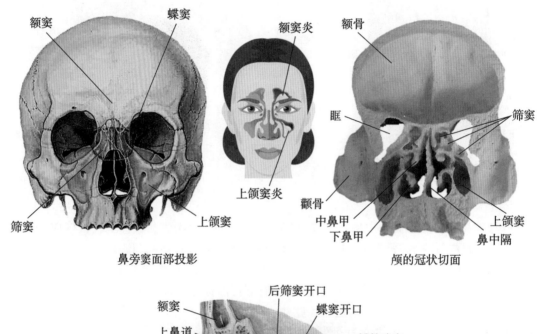

鼻旁窦面部投影　　　　　　　颅的冠状切面

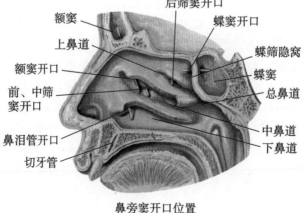

鼻旁窦开口位置

图 1-15　鼻旁窦面部投影、颅的冠状切面及鼻旁窦开口位置

（5）骨性口腔　位于骨性鼻腔下方，其顶为骨腭，前壁及外侧壁由上、下颌骨的牙槽部及牙围成，向后通咽，底缺如，由软组织封闭。骨腭前方正中有切牙孔，后方两侧有腭大孔和腭小孔。

4. 颅的后面观　呈卵圆形或圆形,可见人字缝和枕鳞。枕鳞中央最突处,称为枕外隆凸(external occipital protuberance),与枕骨内面的窦汇相对;隆凸向两侧有弓形骨嵴称为上项线,其下方有与之平行的下项线。

5. 颅底内面观　颅底内面高低不平,前高后低,呈阶梯状排列成 3 个窝,依次为颅前、中、后窝(anterior,middle and posterior cranial fossa)。各窝有很多孔、裂通颅底外面,供血管和神经出入(图 1-16)。

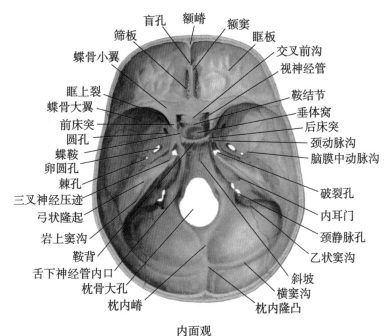

内面观

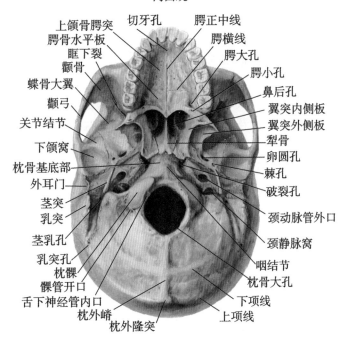

外面观

图 1-16　颅底

（1）颅前窝　由额骨、筛骨和部分蝶骨构成，容纳大脑额叶。在正中线上，由前向后依次有额嵴、盲孔、鸡冠等结构。鸡冠后方的中线两侧为筛板，板上有许多筛孔通鼻腔，孔内有嗅神经穿过。颅前窝骨折常累及筛骨筛板和额骨眶板，导致鼻漏或眼漏。

（2）颅中窝　由蝶骨和部分颞骨构成，容纳大脑颞叶。窝的中央为蝶骨体，体上面有垂体窝，窝前有横位的隆起为鞍结节，其前方有横行的交叉前沟，此沟向两侧连于视神经管；窝后有横位的隆起为鞍背。视神经管口外侧有蝶骨小翼突向后方的角为前床突，鞍结节两侧可有不明显的角为中床突，鞍背的两侧角向上突起为后床突。垂体窝和鞍背统称为蝶鞍（sella turcica），其两侧有颈动脉沟，此沟向前外侧通眶上裂，向后通破裂孔（foramen lacerum），沟在孔处续为颈动脉管内口，沟与孔之间有薄层膜相隔形成颈动脉管（carotid canal），内有颈内动脉穿行。蝶鞍两侧的蝶骨大翼根部，由前内向后外依次排列有圆孔、卵圆孔和棘孔，脑膜中动脉沟自棘孔向外上方走行，并分出前、后沟。颞骨岩部中央的隆起为弓状隆起，隆起与颞鳞之间的薄骨板为鼓室盖，岩部尖端前面有一浅窝，称为三叉神经压迹（trigeminal impression），三叉神经节位于此。

（3）颅后窝　由枕骨和颞骨岩部构成，容纳小脑和脑干。窝的中央有枕骨大孔，孔壁的前外缘上有舌下神经管内口，经此管通颅底外面。孔前上方的平坦斜面，称为斜坡（clivus），孔后上方有十字隆起，称为枕内隆凸（internal occipital protuberance），此凸向上续为上矢状窦沟，向下续为枕内嵴，向两侧续为横窦沟。横窦沟继而转向前下内呈"S"形移行为乙状窦沟，末端终于颈静脉孔（jugular foramen）。颞骨岩部后面中央有向前内的开口，即内耳门，通入内耳道，有面神经和前庭蜗神经穿行。

6.颅底外面观　分为前、中、后部（图1-16）。前部为骨性口腔的顶。中部中线为犁骨，其两侧为鼻后孔，孔的两侧有翼突内、外侧板，外侧板根部后外方有卵圆孔和棘孔。后部中央为枕骨大孔，其前方的枕骨基底部中央突起为咽结节，基底两侧有破裂孔；枕骨大孔两侧有枕髁，髁后方有髁管开口，髁前外侧有舌下神经管外口，髁外侧的窝为颈静脉窝，窝内有颈静脉孔；颈静脉窝外侧由前内向后外依次列有颈动脉管外口、茎突、茎乳孔、乳突和乳突孔。在棘孔外侧、颧弓根部后方有下颌窝，窝前缘隆起为关节结节。

（四）新生儿颅的特征及生后的变化

新生儿面颅占全颅的1/8，从颅顶观察呈五角形。颅顶各骨尚未完全发育，骨缝间充满较大的纤维组织膜，称为颅囟（cranial fontanelle）（图1-17）。前囟最大，又称为额囟，呈菱形，位于矢状缝与冠状缝相接处；后囟较小，又称为枕囟，呈三角形，位于矢状缝与人字缝相接处。另外，还有顶骨前下角的蝶囟和顶骨后下角的乳突囟。前囟在生后1~2岁时闭合，其余各囟都在生后不久闭合。

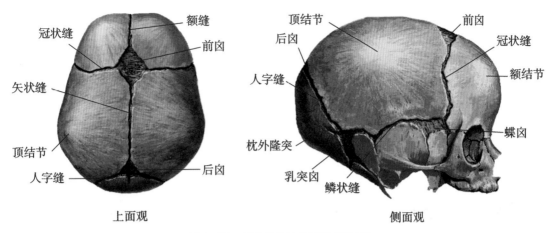

图 1-17 新生儿颅上面观和侧面观

二、躯干骨

躯干骨(trunk bone)包括椎骨、胸骨和肋,参与骨性胸廓、脊柱和骨盆的围成。

(一)椎骨

未成年时椎骨为 32 或 33 块,颈椎(cervical vertebrae)7 块($C_1 \sim C_7$),胸椎(thoracic vertebrae)12 块($T_1 \sim T_{12}$),腰椎(lumbar vertebrae)5 块($L_1 \sim L_5$),骶椎(sacral vertebrae)5 块,尾椎(caudal vertebrae)3 ~ 4 块。成年后 5 块骶椎融合成 1 块骶骨(sacrum),3 ~ 4 块尾椎融合为 1 块尾骨(coccyx),故成人有 24 块椎骨、1 块骶骨和 1 块尾骨,计 26 块。

1. 椎骨的一般形态 椎骨(vertebrae)由椎体和椎弓组成,椎弓板上有 7 个突起(图 1-18)。椎体(vertebral body)呈短圆柱形,后面微凹陷。椎弓(vertebral arch)呈弓形,前部缩窄并与椎体相连,称为椎弓根(pedicle of vertebral arch);后部由椎弓根延伸成板状,并在中线汇合,称为椎弓板(lamina of vertebral arch)。椎弓板形成的突起包括:向后或后下伸出一个突起,称为棘突(spinous process);向两侧伸出一对横向突起,称为横突(transverse process);在椎弓根与椎弓板结合处向上、向下各伸出一对突起,分别称为上、下关节突(superior or inferior articular process)。此外,椎骨形成两个孔:椎体与椎弓共同围成椎孔(vertebral foramen),上、下椎孔相连构成椎管(vertebral canal),容纳脊髓及其被膜;椎弓根上、下缘各有一切迹,称为椎上切迹和椎下切迹,上位椎骨的椎下切迹和下位椎骨的椎上切迹围成椎间孔(intervertebral foramen),内有脊神经和椎间血管穿行。

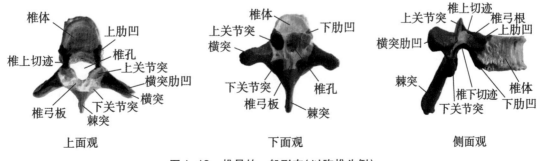

图 1-18 椎骨的一般形态(以胸椎为例)

2. 各部椎骨的特征　主要为识别特征,如颈椎有横突孔,胸椎有肋凹,腰椎粗大,骶、尾椎发生融合。

(1)颈椎　椎体较小,椎孔大。横突根部有孔,称为横突孔(transverse foramen),内有椎血管通过;第2~6颈椎的棘突较短,且末端分叉(图1-19)。另外,第3~7颈椎椎体上面的两侧缘向上呈嵴状突起,称为钩突;其下面相对应部位有斜坡样小凹陷,称为唇缘,下位钩突与上位唇缘相关节。

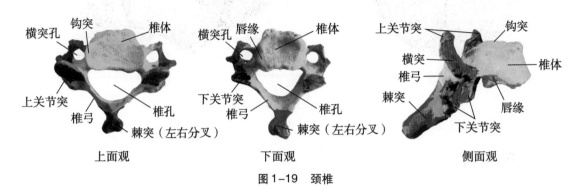

图 1-19　颈椎

此外,第1、2、7颈椎比较特殊(图1-20)。第1颈椎,又称为寰椎(atlas),呈环状,由前弓、后弓及侧块组成,无椎体、棘突和关节突,但前弓后面正中有齿突凹,侧块上、下面有关节面,后弓与侧块或上关节面之间有椎动脉沟;第2颈椎,又称为枢椎(axis),椎体向上伸出枢状突起,称为齿突,与寰椎齿突凹相关节;第7颈椎,又称为隆椎(vertebrae prominens),棘突较长,末端不分叉,常作为计数椎骨序数的标志。

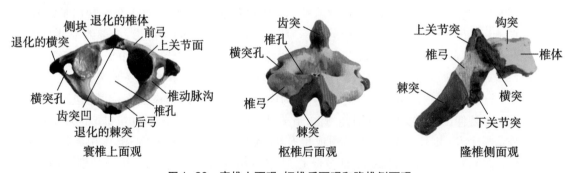

图 1-20　寰椎上面观、枢椎后面观和隆椎侧面观

(2)胸椎　椎体较大,椎孔较小(图1-18)。椎体侧面后份上、下有半圆形关节面,分别称为上、下肋凹,与肋头相关节;横突末端前面也有圆形关节面,称为横突肋凹,与肋结节相关节。棘突较长,斜向后下方,上下棘突呈叠瓦状排列。

(3)腰椎　椎体粗大,椎孔呈三角形或三叶形(图1-21)。椎体上、下面凹陷明显,上、下边缘锐利;棘突呈板状,宽、短而厚,水平后伸。相邻椎体和棘突之间的间隙较宽,常为椎管穿刺部位。腰椎多在横突根部后下侧见一小结节,称为副突;有时在上关节突后缘见一卵圆形隆起,称为乳突。

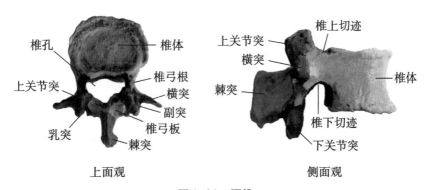

椎孔　椎体

上关节突　椎弓根

横突

副突

乳突　椎弓板

棘突

上面观

椎上切迹

上关节突

横突　椎体

棘突

椎下切迹

下关节突

侧面观

图 1-21 腰椎

（4）骶骨　由 5 块骶椎融合而成，呈倒三角形，有 6 个面（图 1-22）。上面为底，其前缘突出，称为骶岬（sacral promontory），后份有 1 对第 1 骶椎上关节突，与第 5 腰椎下关节突形成腰骶关节。下面为尖，接尾骨。前面为盆面，光滑凹陷，中部有 4 条融合的横线，横线两端有 4 对骶前孔（anterior sacral foramen）。后面为背面，粗糙隆凸，正中线上有骶正中嵴，嵴外侧有 4 对骶后孔（posterior sacral foramen），孔外侧部有骶外侧嵴。外侧部为左、右侧面，其上份有粗糙的耳状面（auricular surface），与髂骨耳状面相关节；耳状面后方的骨面凹凸不平，称为骶粗隆（sacral tuberosity）。骶骨中央有骶管（sacral canal），上连椎管，前、后分别通骶前、后孔，下端开裂成骶管裂孔（sacral hiatus），裂孔两侧有向下突出的骶角（sacral horn），是骶管麻醉术的定位标志。

（5）尾骨　由 3～4 块退化的尾椎融合而成（图 1-22）。其上端伸出 1 对尾骨角，为第 1 尾椎的上关节突，与骶角相关节；下端游离，称为尾骨尖。

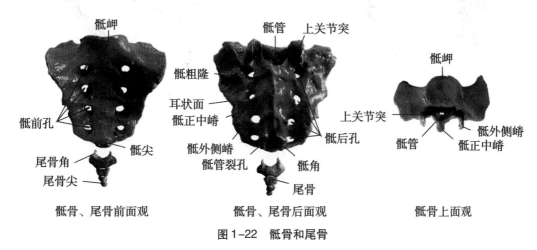

骶岬

骶前孔

尾骨角

尾骨尖

骶尖

骶骨、尾骨前面观

骶管　上关节突

骶粗隆

耳状面
骶正中嵴

骶外侧嵴

骶管裂孔　骶角

尾骨

骶骨、尾骨后面观

骶后孔

骶岬

上关节突

骶管

骶外侧嵴
骶正中嵴

骶骨上面观

图 1-22 骶骨和尾骨

（二）胸骨

胸骨（sternum）位于胸前壁正中，仅 1 块，分为柄、体和剑突，并形成三切迹（图 1-23）。胸骨柄（sternal manubrium）的上缘中份凹陷，称为颈静脉切迹，上缘两侧凹陷，称为锁切迹，与锁骨相关节。胸骨体（sternal body）与其上的胸骨柄外侧缘有肋切迹，依次接第 1～7 肋软骨。胸骨柄与体连接处向前微突成角，称为胸骨角（sternal angle），两侧平对第 2 肋，是计数肋的重要标志。胸骨下端游离，钙化晚，称为剑突（xiphoid process）。

（三）肋

肋（rib）共有 12 对,由肋骨（costal bone）与肋软骨（costal cartilage）组成。第 1～7 对肋的前端与胸骨直接相连,称为真肋;第 8～10 对肋的前端借肋软骨依次与上位肋软骨连接并形成肋弓（costal arch）,最终借第 7 肋软骨间接与胸骨相连,故称为假肋,因其借肋弓连接,又称为弓肋;第 11～12 对肋的前端游离于腹壁肌中,不与胸骨相连,称为浮肋。

1.肋骨　分为头、颈和体（图 1-24）。肋的后端膨大,称为肋头（costal head）,与椎体肋凹相关节。头外侧稍细,称为肋颈（costal neck）,颈外侧的粗糙突起,称为肋结节（costal tubercle）,与椎骨横突肋凹相关节。肋体（shaft of rib）分为内、外两面和上、下两缘,其前端稍宽,与肋软骨相接;后端与肋颈之间形成急转,称为肋角（costal angle）;内面近下缘处有肋沟（costal groove）,有肋间血管和神经通过。但第 1 肋骨宽扁而短,无肋角和肋沟;第 2 肋骨为过渡型;第 11、12 肋骨无肋结节、肋颈及肋角。第 4～7 肋骨细长,两端固定,故在外力作用下容易发生骨折。

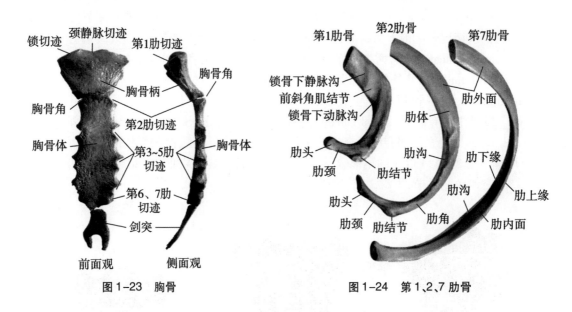

图 1-23　胸骨　　　　　　　　　图 1-24　第 1、2、7 肋骨

2.肋软骨　与各肋骨前端连接,由透明软骨构成,终生不骨化。

强化训练

一、名词解释

1.翼点（pterion）　2.椎管（spinal canal）　3.胸骨角（sternal angle）　4.肋弓（costal arch）

二、思考与讨论

1.颅是怎样构成的? 脑颅和面颅各由哪些骨构成?

2.在颅底内面可以看到哪些重要的孔、管、沟、裂?

3.某学生因经常感冒引起鼻塞和流脓鼻涕来院就诊,经检查诊断为鼻窦炎,请思考:①鼻旁窦包括哪 4 对? 各位于何处? 开口于什么地方? 有何作用? ②经常感冒的人为何易患鼻窦炎? ③鼻窦炎最常发生哪个部位? 原因是什么?

4.何谓颅囟? 有何临床意义?

5.躯干骨包括哪些骨? 数量分别是多少? 参与哪些保护性结构的围成?

6. 椎骨分为几类？它们有哪些共同和不同的形态特点？

7. 胸骨角在何处？有何临床意义？

8. 肋如何组成和划分？肋骨后端与胸椎对应的结构有哪些？

第三节 四肢骨

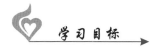

学习目标

掌握上肢骨和下肢骨的组成；熟悉上肢锁骨、肩胛骨、肱骨、尺骨、桡骨和下肢髋骨、股骨、胫骨、腓骨的基本形态结构；了解上、下肢骨常用的骨性标志，骨折的好发部位及其损伤结构。

四肢骨（limb bone）包括上肢骨和下肢骨。上、下肢骨均由肢带骨和自由肢骨组成。

一、上肢骨

上肢骨（bone of upper limb）由上肢带骨和自由上肢骨组成。上肢带骨包括锁骨（clavicle）和肩胛骨（scapula）；自由上肢骨包括臂骨、前臂骨和手骨。

（一）上肢带骨

1. 锁骨 架于胸廓前上方，呈"S"形弯曲，分为一体两端（图1-25）。内侧端粗大，为胸骨端，与胸骨柄相关节；外侧端扁平，为肩峰端，与肩峰相关节；锁骨体上面光滑，下面粗糙，内侧2/3凸向前，外侧1/3凸向后。锁骨体中、外1/3交界处较细，容易发生骨折。

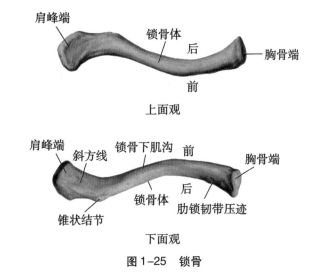

图1-25 锁骨

2. 肩胛骨 贴于胸廓后外侧上份外面，介于第2～7肋骨之间，为三角形扁骨，分为2面、3缘和3个角（图1-26）。腹侧面有与胸廓相对的大浅窝，称为肩胛下窝（subscapular fossa）。背侧面有一斜向外上的横嵴，称为肩胛冈（spine of scapula）；此冈向外上延伸为扁平的突起，为肩部最高点,称为肩峰(acromion);同时将背侧面分成上、下较大的浅窝,分别称为冈上窝(supraspinous fossa)和冈下窝(infraspinous fossa)。肩胛骨上缘短而薄,其外侧份有肩胛切迹,其最外侧继续延伸为鸟嘴状突起,称为喙突(coracoid process)。内侧缘薄而锐利,又称为脊柱缘。外侧缘肥厚,邻近腋窝,又称为腋缘。上缘与脊柱缘汇合处为肩胛上角,平对第2肋。脊柱缘与腋缘的汇合处,称为肩胛下角(infrascapular angle),平对第7肋或肋间隙,为计数肋的标志。腋缘与上缘汇合处为肩胛外侧角,最肥厚,有朝向外侧的梨状浅窝,称为关节盂(glenoid cavity),与肱骨头相关节。通常将肩胛骨的关节盂简称肩胛盂。

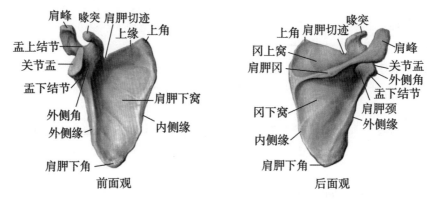

图 1-26　肩胛骨

(二)自由上肢骨

自由上肢骨由臂部的肱骨(humerus)、前臂的桡骨(radius)和尺骨(ulna)及手部的腕骨(carpal bone)、掌骨(metacarpal bone)和指骨(phalanx)组成。

1. 肱骨　为臂骨,分为一体和两端(图1-27)。上端呈半球形,称为肱骨头(head of humerus);头周环绕有粗短的浅沟,称为解剖颈(anatomical neck);头外侧和前方分别有隆起的大结节(greater tubercle)和小结节(lesser tubercle),二者各向下延伸一嵴,分别称为大结节嵴和小结节嵴;两结节间有一纵沟,称为结节间沟,有肱二头肌长头腱通过。肱骨体与上端交界处稍细,称为外科颈(surgical neck),为肱骨上端骨折好发部位,易损及腋神经和旋肱前、后血管;体中部外侧面有粗糙的隆突,称为三角肌粗隆(deltoid tuberosity);体后面中部有一自内上斜向外下的浅沟,称为桡神经沟(sulcus for radial nerve),沟中多见有滋养孔,为肱骨中段骨折好发部位,易损及桡神经和肱深或滋养血管。下端较扁,外侧部前面有半球状的肱骨小头(capitulum of humerus),与桡骨头相关节;内侧部有滑车状的肱骨滑车(trochlea of humerus),与尺骨滑车切迹相关节;小头前面上方的浅窝称为桡窝,滑车前、后

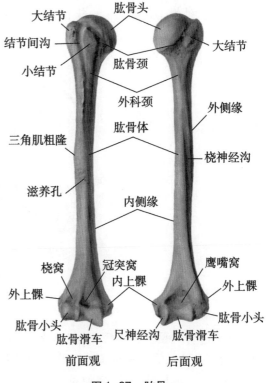

图 1-27　肱骨

面上方各有一浅窝和一深窝,分别称为冠突窝和鹰嘴窝;小头外侧和滑车内侧各有一突起,分别称为外上髁(lateral epicondyle)和内上髁(medial epicondyle),内上髁后方有一浅沟,称为尺神经沟,有尺神经穿行。肱骨下端骨折可发生于体与下端交界处即肱骨髁上骨折,易损伤正中神经;也可发生于肱骨内上髁,即肱骨内上髁骨折,易损伤尺神经。

2.桡骨 位于前臂外侧,分为一体和两端(图1-28)。上端膨大,称为桡骨头(head of radius),头上面有关节凹,与肱骨小头相关节;头周缘有环状关节面,小部分与尺骨桡切迹相关节,大部分由环状韧带包绕;头下方略细,称为桡骨颈(neck of radius),颈下内侧后方有突起的桡骨粗隆(radial tuberosity)。桡骨体内侧缘为锐薄的骨间缘。下端外侧向下突出,称为茎突(styloid process);内侧面有关节面,称为尺切迹(ulnar notch),与尺骨头相关节;下面有腕关节面,与腕骨相关节。

3.尺骨 位于前臂内侧,分为一体和两端(图1-28)。上端粗大,前面有关节面,为一半月形深凹,称为滑车切迹(trochlear notch),与肱骨滑车相关节;切迹前上方的突起称为鹰嘴(olecranon),嘴向后突出为鹰嘴尖,屈肘时进入肱骨鹰嘴窝;切迹前下方的突起称为冠突(coronoid process),屈肘时进入肱骨冠突窝。冠突外侧面有桡切迹(radial notch),与桡骨头相关节;冠突下方的粗糙隆起,称为尺骨粗隆(ulnar tuberosity)。尺骨体外侧缘锐利,为骨间缘,与桡骨骨间缘相对。下端为尺骨头(head of ulna),其前、外、后有环状关节面(articular circumference),与桡骨尺切迹相关节;头下面光滑,借三角形的关节盘与腕骨隔开;头后内侧的锥状突起,称为尺骨茎突(styloid process of ulna)。

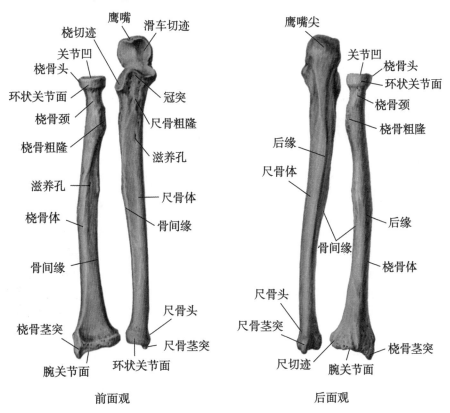

图1-28 桡骨和尺骨

4. 手骨　手骨（bone of hand）包括 8 块腕骨、5 块掌骨和 14 块指骨（图 1-29）。

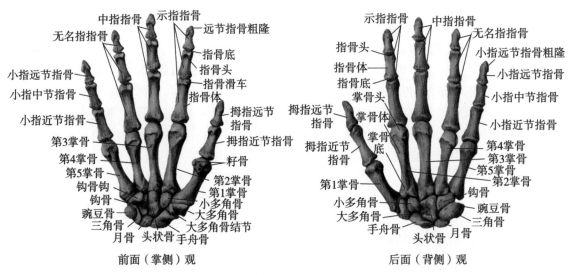

前面（掌侧）观　　　　　　　　　后面（背侧）观

图 1-29　手骨

（1）腕骨　属短骨，排成近、远两侧列。由桡侧向尺侧，近侧列依次为手舟骨（scaphoid bone）、月骨（lunate bone）、三角骨（triquetral bone）和豌豆骨（pisiform bone）；远侧列依次为大多角骨（trapezium bone）、小多角骨（trapezoid bone）、头状骨（capitate bone）和钩骨（hamate bone）。8 块腕骨构成一掌面凹陷的腕骨沟（carpal groove），参与腕管的构成。

（2）掌骨　属小的长骨，位于手骨中间部。由桡侧向尺侧，分别为第 1～5 掌骨，分为一体两端。近侧端为掌骨底，与腕骨相关节；远侧端为掌骨头，与指骨相关节；头和底之间的部分为掌骨体。掌部有豆状小骨称为籽骨，籽骨一般在第 1 和第 5 掌骨头前方的肌腱内，起到减少摩擦的作用。

（3）指骨　属小的长骨。拇指有 2 节，其余各指皆为 3 节。每指近侧向远侧，依次为近节指骨、中节指骨和远节指骨，其中拇指无中节指骨。

二、下肢骨

下肢骨（bone of lower limb）由下肢带骨和自由下肢骨组成。

（一）下肢带骨

青春期以前，下肢带骨为 3 块独立的骨，即髂骨（ilium）、坐骨（ischium）和耻骨（pubis），借软骨互相连结（图 1-30）；16 岁以后，三骨融合成一块，称为髋骨（hip bone）（图 1-31）。三骨汇合处的外侧面有一深窝，称为髋臼（acetabulum）；髋臼下部和底部粗糙，称为髋臼窝（acetabular fossa）；髋臼上、前、后部有关节面，称为月状面（facies lunata）；髋臼窝边缘下部的缺口，称为髋臼切迹（acetabular notch）。髋骨前下部由耻骨和坐骨围成的大孔，称为闭孔（obturator foramen），其后上方的髋骨内面有闭孔沟，有闭孔血管和神经通过。髂骨和坐骨后缘形成融合结构为坐骨大切迹，耻骨下支和坐骨支融合为耻骨弓。

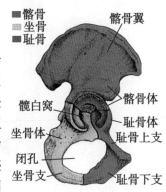

■ 髂骨
■ 坐骨
■ 耻骨

髂骨翼
髂骨体
耻骨体
耻骨上支
闭孔
坐骨支
坐骨体
髋臼窝
耻骨下支

图 1-30　儿童髋骨（外面观）

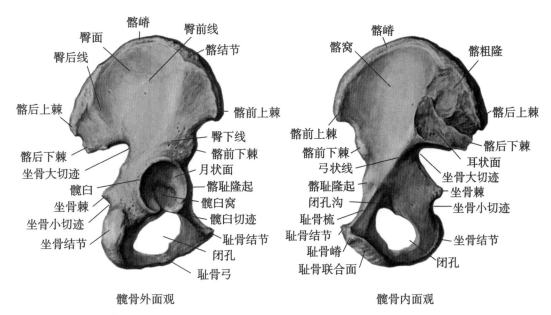

髋骨外面观　　　　　髋骨内面观

图1-31　成人髋骨

1. 髂骨　构成髋骨上部,分为体和翼。髂骨体构成髋臼的上2/5。髂骨翼上缘为弓形骨嵴,称为髂嵴(iliac crest),嵴前端形成上、下两个突起,分别称为髂前上棘(anterior superior iliac spine)和髂前下棘(anterior inferior iliac spine);嵴后端亦形成上、下两个突起,分别称为髂后上棘(posterior superior iliac spine)和髂后下棘(posterior inferior iliac spine);嵴前外侧形成髂骨最外的突起,称为髂结节(iliac tubercle);嵴内后方形成粗糙的隆起,称为髂粗隆(iliac tuberosity)。髂骨翼内面有大的浅窝,称为髂窝(iliac fossa),窝下界与髂骨体之间有圆钝的骨嵴,称为弓状线(arcuate line),向前连耻骨梳;翼外面为臀肌覆盖,称为臀面(gluteal surface),在其后上部、中后部和下部分别形成臀后、前、下线。弓状线与髂粗隆之间有粗糙的关节面,称为耳状面(auricular surface),与骶骨耳状面相关节。

2. 坐骨　构成髋骨下部,分为体和支。坐骨体构成髋臼的后下2/5,其后缘有圆锥形的突起,称为坐骨棘(ischial spine),其上方与髂后下棘之间有深陷的骨缘,称为坐骨大切迹(greater sciatic notch),棘下方与坐骨结节之间有小的骨缘,称为坐骨小切迹(lesser sciatic notch)。坐骨体下部向前、上、内延伸为较细的坐骨支。坐骨体与坐骨支移行处的后部的粗糙隆起,称为坐骨结节(ischial tuberosity)。坐骨体下后部向上内延伸为坐骨支,其末端与耻骨下支结合处称为耻骨弓(pubic arch)。坐骨体下后部形成粗糙的隆起,称为坐骨结节(ischial tuberosity),为坐位时躯干的最低部。

3. 耻骨　构成髋骨前下部,分为体和上、下两支。耻骨体构成髋臼的前下1/5,与髂骨体结合处的骨面粗糙隆起,称为髂耻隆起,由此向前内伸出耻骨上支,其末端急转向下,成为耻骨下支,上、下支连接处的内侧有椭圆形粗糙面,称为耻骨联合面(symphysial surface)。耻骨上支上面有一锐嵴,称为耻骨梳(pecten pubis);此梳向后接弓状线,向前终于耻骨结节(pubic tubercle);耻骨结节至耻骨联合面上缘之间为耻骨上支内侧份的粗钝上缘,称为耻骨嵴(pubic crest)。两侧耻骨弓与耻骨联合下缘之间形成的夹角,称为耻骨下角。

（二）自由下肢骨

自由下肢骨由大腿部的股骨（femur），小腿部的胫骨（tibia）和腓骨（fibula），足部的跗骨（tarsal bone）、跖骨（metatarsal bone）和趾骨（phalanges of toes）组成。此外，还有膝盖前方的髌骨（patella）。

1. 股骨　为大腿骨，分为一体两端（图1-32）。上端有股骨头（femoral head），头下外侧的狭细部称为股骨颈（neck of femur），颈与体连接处上外侧的方形隆起，称为大转子（greater trochanter），内下方的隆起，称为小转子（lesser trochanter），大、小转子之间，前面有转子间线，后面有转子间嵴；股骨体略弓向前，后面有纵行骨嵴，为股骨粗线（linea aspera）。此线上端分叉，向上外侧延续于粗糙的臀肌粗隆（gluteal tuberosity），向上内侧延续为耻骨肌线；下端有两个向后突出的膨大，为内侧髁（medial condyle）和外侧髁（lateral condyle）。内、外侧髁的前面、下面和后面都是光滑的关节面。两髁前方的关节面彼此相连，形成髌面，两髁后份之间的深窝称为髁间窝（intercondylar fossa）。两髁侧面最突起处，分别为内上髁（medial epicondyle）和外上髁（lateral epicondyle）。内上髁上方的小突起，称为收肌结节（adductor tubercle）。

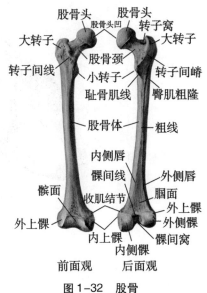

图1-32　股骨

2. 胫骨　位于小腿内侧，分为一体两端（图1-33）。上端膨大，前面隆起称为胫骨粗隆（tibial tuberosity），两侧突出分别称为内侧髁和外侧髁；两髁的上面各有一上关节面，分别与股骨内、外侧髁相关节；两上关节面之间有粗糙隆起，称为髁间隆起（intercondylar eminence）；外侧髁后下方有腓关节面，与腓骨头相关节。胫骨体呈三棱柱形，前缘锐利，外侧缘称为骨间缘。下端稍膨大，其内下有一突起，称为内踝（medial malleolus），其外侧面有内踝关节面，下端有下关节面，二者与距骨相关节；外侧面有腓切迹，与腓骨构成韧带连结。

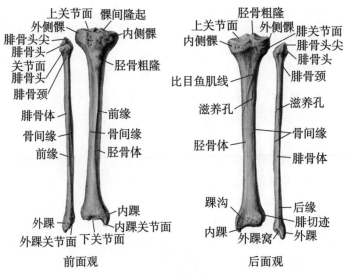

图1-33　胫骨和腓骨

3.腓骨 位于小腿外侧,分为一体两端(图1-33)。上端稍膨大,称为腓骨头(fibular head),其内上方有关节面,与胫骨相关节;头下方缩窄,称为腓骨颈(neck of fibula)。腓骨体内侧缘称为骨间缘。下端膨大,向外下突出形成外踝(lateral malleolus),其内侧有外踝关节面,关节面后下方的小窝称为踝窝。

4.髌骨 为人体最大籽骨,位于股骨下端前面,在股四头肌腱内(图1-34)。上宽下尖,上为髌底(base of patella),下为髌尖(apex of patella);前面粗糙,后面有关节面,与股骨髌面相关节。

5.足骨 足骨(bone of foot)包括7块跗骨、5块跖骨和14块趾骨,以及数目不定的籽骨(图1-35)。

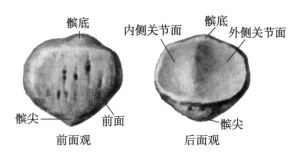

图1-34 髌骨

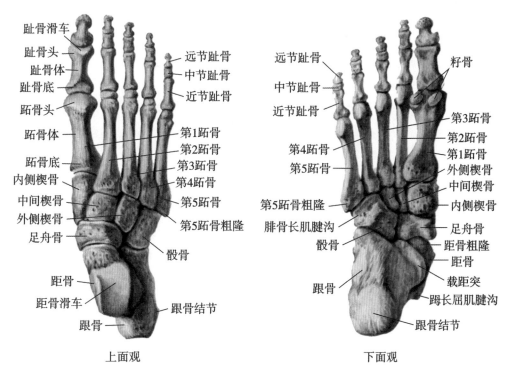

图1-35 足骨

(1)跗骨 属短骨,分为前列、中列、后列。后列包括上方的距骨(talus)和下方的跟骨(calcaneus);中列为位于距骨前方的足舟骨(navicular bone);前列由内向外依次为内侧楔骨(medial cuneiform bone）、中间楔骨（intermediate cuneiform bone）、外侧楔骨（lateral cuneiform bone），以及位于跟骨前方的骰骨（cuboid bone）。跟骨后端隆突，称为跟骨结节（calcaneal tuberosity）；其内侧面的前上部有一突起，支撑上方的距骨，称为载距突（sustentaculum tail），为跟骨容易发生骨折的部位。距骨前接足舟骨，距骨体上面及两侧面的上份均为关节面，称为距骨滑车（trochlea of talus），与胫骨下关节面及内、外踝关节面相关节。舟骨内下方的隆起，称为舟骨粗隆（navicular tuberosity）。

（2）跖骨　属小的长骨，位于足骨中间部，形似掌骨。由内侧向外侧，分别称为第 1～5 跖骨，分为底、体和头。足的籽骨位于第一跖骨头下面，一般有 2 块，即腓侧籽骨和胫侧籽骨。人处于直立位时，足底形成可维持人体平衡和稳定的 3 个支点，称为足底三角，后支点为跟骨结节，前内侧支点为第 1 跖骨头，前外侧支点为第 5 跖骨头。

（3）趾骨　属小的长骨。姆趾 2 节，其余各趾均有 3 节，由近向远依次为近节、中节和远节趾骨。

强化训练

一、名词解释

1. 外科颈（surgical neck）　2. 闭孔（obturator foramen）

二、思考与讨论

1. 上、下肢骨各由哪些骨组成？各部位的骨属于哪种形态分类？为什么上肢骨与下肢骨形态有异同？

2. 肱骨上有哪些关节面？分别与什么骨的哪个关节面形成什么关节？

3. 尺、桡骨上有哪些相应骨点？分别位于何处？有何对应关系？

4. 肱骨骨折好发于哪些部位？可损伤哪些血管和神经？

5. 股骨上有哪些关节面？分别与什么骨的哪个关节面形成什么关节？

6. 腕骨和跗骨分别有哪些？如何排列？

第二章　骨连结

第一节　概　述

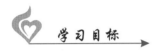
学习目标

掌握关节的定义和基本构造;熟悉关节的辅助结构和运动方式;了解骨连结的定义和分类,关节的分类及其作用。

骨与骨之间借纤维结缔组织、软骨或骨相连形成的装置,称为骨连结(articulation)。按连结的方式,骨连结分为直接连结和间接连结两类(图2-1)。

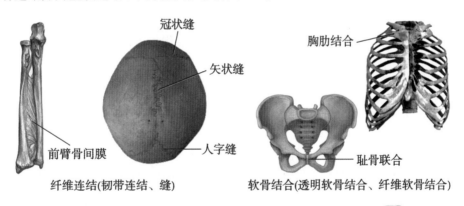

纤维连结(韧带连结、缝)　　　　软骨结合(透明软骨结合、纤维软骨结合)

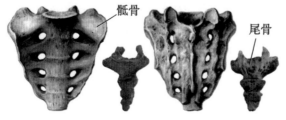

骨性结合(骶骨、尾骨)

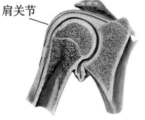

滑膜关节(肩关节)

图2-1　骨连结的类型

一、直接连结

两骨相对面或缘借结缔组织、软骨或骨直接相连，称为直接连结。其特点为骨间无间隙，连结比较牢固，不活动或仅有少许活动。按连结组织的不同，又分为纤维连结、软骨连结和骨性结合3种类型。

（一）纤维连结

两骨之间借纤维结缔组织相连，称为纤维连结（fibrous joint），分为韧带连结（syndesmosis，如骨间膜、闭孔膜、棘间韧带、骶结节韧带等）和缝（suture，如颅的矢状缝、冠状缝、人字缝等）两种形式。

（二）软骨连结

两骨之间借软骨相连，称为软骨连结（cartilaginous joint），分为纤维软骨结合（symphysis）（如椎间盘和耻骨联合）、透明软骨结合（synchondrosis）（如第1肋骨与胸骨相连处的软骨、骺软骨、蝶枕结合的软骨、耳郭软骨、鼻软骨、气管和喉的软骨）两种形式。

（三）骨性结合

两骨之间借骨组织相连，称为骨性结合（synostosis），常由缝或透明软骨骨化而成（如颅底骨、骶骨、尾骨、髋骨）。

二、间接连结

间接连结为人体常见的连结方式，又称为滑膜关节（synovial joint），简称关节（joint），骨与骨之间仅借其周围的纤维结缔组织囊相连结。其特点为分化程度最高，骨面间有充以滑液的腔隙，一般具有较大的活动性。

（一）关节的基本结构

关节包括关节面（articular surface）、关节囊（articular capsule）和关节腔（articular cavity）（图2-2）。

1. 关节面　构成关节各骨的相对面，多呈一凸一凹，凸者称为关节头，凹者称为关节窝。关节面表面覆盖有光滑而具弹性的透明软骨，称为关节软骨（articular cartilage），有减少摩擦和缓冲震荡作用。

2. 关节囊　为纤维结缔组织膜构成，附着于关节面周围的骨面上，并与骨膜融合，密闭关节腔。分为内、外两层。外层为纤维层（fibrous membrane），由致密纤维结缔组织构成，厚韧而富于血管和神经，主要有负重、增强关节稳固性、限制过度运动等作用；内层为滑膜层（synovial membrane），衬贴于纤维层内面，疏松而富含血管、神经和淋巴管，可产生滑液（synovial fluid），可增加关节灵活性和参与关节内结构的新陈代谢。

3. 关节腔　为关节软骨和关节囊滑膜层共同围成的密闭腔隙，内呈负压，充以滑液。

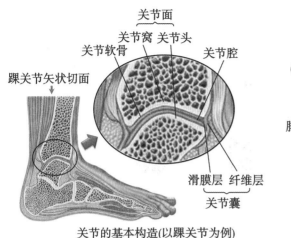

关节的基本构造(以踝关节为例)

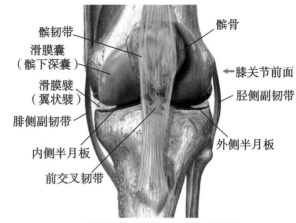

关节的辅助结构(以膝关节为例)

图2-2 关节的基本构造和辅助结构

(二)关节的辅助结构

除基本构造外,关节还形成一些可增加稳定性或灵活性的辅助结构,包括韧带(ligament)、关节盘(articular disc)、关节唇(articular labrum)、滑膜囊(synovial bursa)和滑膜襞(synovial fold)(图2-2)。

1.韧带 是连于相邻两骨之间的致密纤维结缔组织束,具有增强关节稳定性或限制其过度运动的作用。位于关节囊外的称为囊外韧带,位于关节囊内的称为囊内韧带。

2.关节盘和关节唇 为关节腔内的纤维软骨板。关节盘的周缘附着于关节囊内,为垫于两骨面之间的盘状软骨板,可使关节面更为适配,以减少外力对关节的冲击和震荡;并将关节腔分隔成两个腔,可增加关节运动的形式和范围。如果关节盘增厚并呈半月形,则称为半月板(meniscus)。关节唇是附于关节窝周缘的纤维软骨环,可稍增大关节面,加深关节窝,以增加关节的稳固性。

3.滑膜囊和滑膜襞 在某些部位,关节囊滑膜层从纤维层的缺如或薄弱处呈囊状膨出,充填于肌腱与骨面之间,形成滑膜囊,可减少肌腱与骨面之间的摩擦。有些较大关节的滑膜层向关节腔延伸并重叠卷折,形成滑膜襞,可扩大滑膜面积,有利于滑液的分泌和吸收;有时滑膜襞内含较多脂肪,则形成滑膜脂垫,对关节腔进行填充和调节,以增加关节的稳定性和灵活性。

(三)关节的运动方式

关节的基本运动按3种运动轴,可划分为3对拮抗性的运动方式和1个组合运动方式(图2-3)。

1.屈和伸 关节通常围绕冠状轴在矢状面上进行运动。运动时,两骨靠拢,角度变小,称为屈或前屈(flexion);相反,两骨远离,角度增大,称为伸或后伸(extension)。

2.收和展 关节通常围绕矢状轴在冠状面上进行运动。运动时,骨向人体中轴靠拢,称为收或内收(adduction);反之,远离身体正中轴,称为展或外展(abduction)。

3.旋内和旋外 关节围绕垂直轴在水平面上进行运动,称为旋转。骨的前面旋向内侧者,称为旋内(medial rotation);反之,旋向外侧者,称为旋外(lateral rotation)。

4.环转 关节围绕二轴或三轴进行运动,通常表现为骨的近侧端做原位转动,而远侧端做圆周运动,称为环转(circumduction)。分为两种情况,一是四肢关节的环转运动,为屈、展、伸、收的连续运动;二是脊柱或头部的环转运动,为屈、侧屈、伸和侧屈的连续运动。

此外,还有平移、脊柱的左右旋转、骨盆的倾斜(前倾、后倾、左倾和右倾)等运动方式。

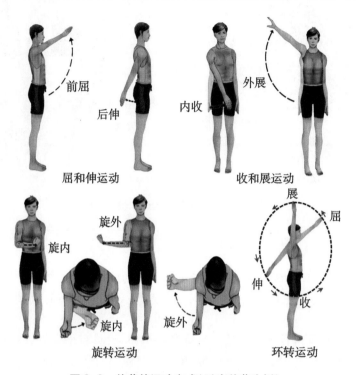

图2-3 关节的运动方式(以肩关节为例)

(四)关节的分类

解剖学上,多按关节的运动轴数目进行综合分类(图2-4)。

1.单轴关节 只有一个运动轴,关节仅能沿此轴做一组运动。包括屈戌关节(又称为滑车关节,如指骨间关节)和车轴关节(如桡尺近侧关节)。

2.双轴关节 有两个相互垂直的运动轴,关节可沿此两轴做两组运动,也可进行环转运动。包括椭圆关节(如桡腕关节)和鞍状关节(如拇指腕掌关节)。

3.多轴关节 具有3个互相垂直的运动轴,可做屈、伸、收、展、旋转和环转各种运动。包括球窝关节(如髋关节和肩关节)和平面关节(如肩锁关节、胸锁关节和腕骨间关节)。

也可按参与关节的骨数,分为单关节(如肩关节)和复关节(如肘关节);或者按关节的运动形式,分为单动关节(如肩关节)和联动关节(如颞下颌关节)。

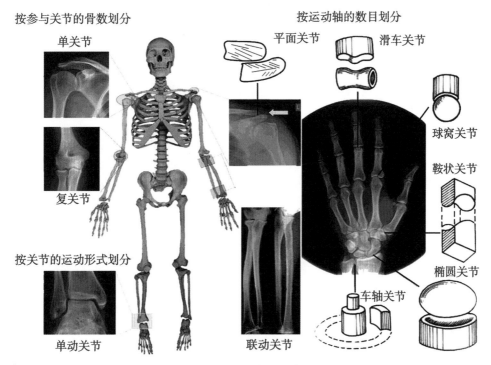

图2-4 关节的分类

强化训练

一、名词解释

1. 骨连结(articulation)　2. 滑膜关节(synovial joint)

二、思考与讨论

1. 何谓骨连结？按连结的方式,骨连结分为几类？各有何结构和功能特点？

2. 滑膜关节有哪些基本结构和辅助结构？它们各有何作用？

3. 骨连结形式为何多样？

4. 不同的滑膜关节为何有不同的运动形式？

5. 人体颞下颌关节、肩锁关节、肩关节、肘关节、髋关节、腕关节和拇指腕掌关节分别属于哪类关节？

第二节 中轴骨连结

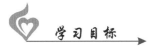

学习目标

掌握脊柱的组成及生理弯曲,椎间盘的构造特点和功能意义,胸廓的构成、运动及其与呼吸的关系;熟悉脊柱的骨连结、运动和主要功能,胸廓的骨连结,颞下颌关节的组成、特点和运动;了解脊柱其他整体观特征,颅骨的其他连结。

一、躯干骨的连结

躯干骨的连结主要包括椎骨之间的连结、肋与胸椎的连结、肋与胸骨的连结。通过骨连结构成脊柱和胸廓两个功能整体。另外,骶骨和尾骨的连结也参与下肢骨盆的构成。

(一)脊柱

脊柱(vertebral column)由 24 块椎骨、1 块骶骨和 1 块尾骨及其骨连结共同构成。脊柱的骨连结包括椎骨间的连结及椎骨与周围枕骨、肋骨、髂骨等形成的寰枕关节、肋椎关节、骶髂关节等。

1. 椎骨间的连结 分为椎体间的连结和椎弓间的连结。

(1)椎体间的连结 包括椎间盘和韧带连结(前纵韧带和后纵韧带)。

椎间盘(intervertebral disc)是连结除第 1、2 颈椎之外相邻两个椎体之间的纤维软骨盘,主要由中央部和周围部构成。中央部为富有弹性的胶冻状物质,称为髓核(nucleus pulposus),可增加脊柱的伸缩性和运动的幅度;周围部由多层呈同心圆状排列的纤维软骨环组成,纤维交叉致密而坚韧,称为纤维软骨环(annulus fibrocartilagineus),可保护髓核并限制其向周围膨出。椎间盘充填支撑于椎体之间,具有"弹性垫"样缓冲震动保护作用,也可增加脊柱的运动幅度。椎间盘的厚薄各不相同,腰部最厚,颈部为次,所以颈、腰椎的活动度较大。纤维软骨环的后外侧比较薄弱,因强力挤压、打击或自身病变导致纤维软骨环破裂时,髓核易向后外侧脱出,进入椎管或椎间孔,压迫脊髓或脊神经,临床称为椎间盘突出症(图 2-5)。此外,第 5 骶椎体与第 1 尾椎体之间借纤维性椎间盘构成骶尾关节(sacrococcygeal joint),其前面和后面分别有前纵韧带和后纵韧带加强。随着年龄增长,该关节逐渐骨化,变成不动关节。

前纵韧带(anterior longitudinal ligament)和后纵韧带(posterior longitudinal ligament)分别位于椎体和椎间盘的前面和后面,几乎纵贯整个脊柱。前纵韧带比较宽而坚韧,可限制脊柱过度后伸和防止椎间盘向前脱出;后纵韧带则比较窄而坚韧,可限制脊柱过度前屈和防止椎间盘向后突出。

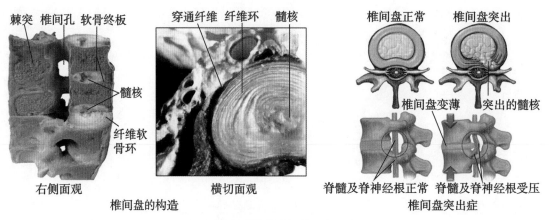

图 2-5 椎间盘的构造及椎间盘突出症

（2）椎弓间的连结 包括关节突关节和韧带连结（棘间韧带、棘上韧带、横突间韧带和黄韧带）（图2-6）。

关节突关节（zygapophysial joints）由相邻椎骨的上、下关节突的关节面构成，运动幅度微小。但在第5腰椎和第1骶椎之间的关节突关节，又称为腰骶关节（lumbosacral joint），运动幅度较大。

黄韧带（ligamentum flavum）连于相邻椎弓板之间，由黄色的弹力纤维构成；棘间韧带（interspinal ligament）连于相邻各棘突之间；棘上韧带（supraspinal ligament）纵行连于颈、胸、腰、骶椎各棘突尖处，在颈部向后增厚扩展成三角形板状的弹性膜，又称为项韧带（nuchal ligament）；横突间韧带（intertransverse ligament）是连于相邻椎骨横突之间的多条小韧带。上述韧带以黄韧带最为宽厚，均有限制脊柱过度前屈的作用。此外，黄韧带附于椎管的后、外侧壁，后纵韧带附于椎管的前壁，可保护脊髓。

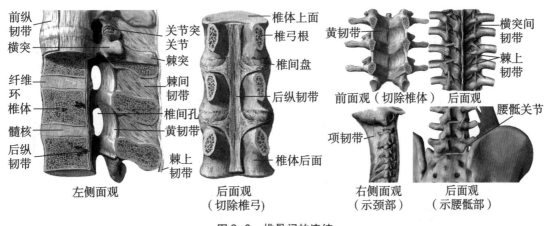

图2-6 椎骨间的连结

（3）其他关节：寰枕关节（atlantooccipital joint）是由寰椎侧块的上关节面和枕髁关节面构成的椭圆状关节，属联动关节，使头在寰椎之上做俯仰、侧屈和环转运动。寰枢关节（atlantoaxial joint）由3个独立但必须联动的关节构成，其中2个由寰椎侧块的下关节面和枢椎的上关节面构成，称为寰枢外侧关节（图2-7）；另一个由枢椎齿突的前关节面和寰椎前弓后面的齿突凹构成，称为寰枢正中关节（图2-8）。钩椎关节（uncovertebral joint）位于第3~7颈椎体之间，又称为Luschka关节，由椎体上面两侧缘的椎体钩和上位椎体下面两侧的唇缘构成（图2-9）。此关节增生可压迫脊神经、椎动脉等，导致颈椎病。

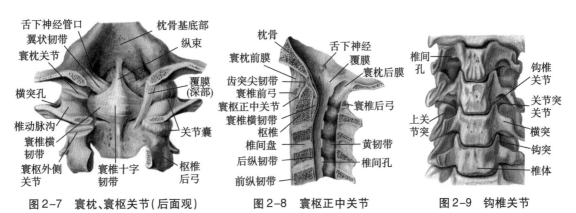

图2-7 寰枕、寰枢关节（后面观）　图2-8 寰枢正中关节　图2-9 钩椎关节

2.脊柱的整体观及其运动

(1)脊柱的整体观 脊柱位于躯干后部中线上,侧面呈"S"形弯曲(图2-10),参与构成胸、腹、盆腔的后壁,且中央部的椎管内容纳有脊髓、脊神经根、脊髓被膜、血管等,起支撑、负重及保护腔内脏器、脊髓、脑等作用。脊柱前面观可见椎体自上而下逐渐增宽,到第2骶椎为最宽,这与椎体的负重逐渐增加有关。脊柱后面观可见各部椎骨棘突呈不同的形态,且连贯形成纵嵴。脊柱侧面观可见成人脊柱有颈、胸、腰、骶4个生理性弯曲。其中,颈曲(cervical curvature)和腰曲(lumbar curvature)凸向前(其形成分别与婴幼儿的抬头、坐位有关),胸曲(thoracic curvature)和骶曲(sacral curvature)凸向后。脊柱的这些生理弯曲可增大脊柱的弹性和运动范围,扩大胸、腹、盆腔的容量,对维持人体的重心稳定和减轻震荡有重要意义。

(2)脊柱的运动 脊柱可做前屈、后伸、左右侧屈、左右旋转和环转运动。腰部因关节突的关节面几乎呈矢状位,故屈伸运动灵活,而旋转运动幅度小。颈、腰部运动比较灵活,故损伤也多。

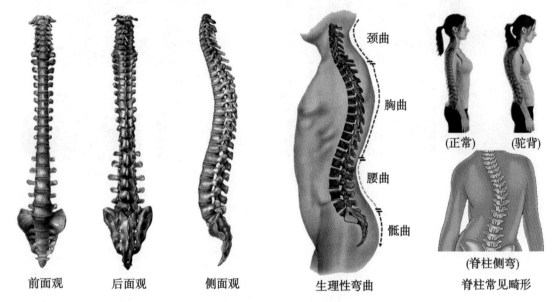

| 前面观 | 后面观 | 侧面观 | 生理性弯曲 | 脊柱常见畸形 |

图2-10 脊柱的整体观及常见畸形

(二)胸廓

胸廓(thoracic cage)由12块胸椎、12对肋、1块胸骨及其连结共同构成(图2-11)。

1.胸廓的骨连结 主要关节有胸肋关节和肋椎关节,均属平面关节和联动关节。此外,还有软骨结合、骨性结合和肋弓。

(1)肋与胸骨的连结 第1肋与胸骨柄之间为软骨结合;第2~7肋软骨与胸骨肋切迹上的肋凹构成微动的胸肋关节(sternocostal joint);第8~10肋的前端借肋弓与胸骨相连;第11、12肋的前端游离,不与胸骨连接。此外,在剑突骨化之间,剑突与胸骨柄之间的连结,称为剑胸结合(xiphosternal synchondrosis)。

(2)肋椎关节 肋骨后端与胸椎之间有两处关节,称为肋椎关节(costovertebral joint),属平面关节,包括肋头关节与肋横突关节。肋头关节(joint of costal head)由肋头与椎体的上、下肋凹组成;肋横突关节(costotransverse joint)由肋骨结节关节面与横突肋凹组成。

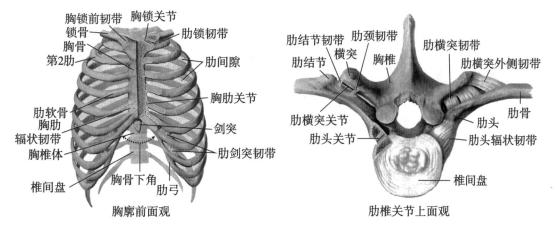

图 2-11　胸廓及其骨连结

2.胸廓的整体观及其运动

（1）胸廓的整体观　成人胸廓上窄下宽，前后较扁，近似圆锥形，有上、下两口和前外侧、后壁。上口较小，由胸骨柄上缘、第 1 肋和第 1 胸椎体围成；下口宽而不规整，由剑突、肋弓、第 11 肋前端、第 12 肋下缘和第 12 胸椎体围成。两侧肋弓在中线汇合形成的夹角，称为胸骨下角（infrasternal angle）；角尖的剑突向下将胸骨下角分成左、右剑肋角（xiphocostal angle）。前外侧壁较短，由胸骨、肋软骨及肋骨体构成；后壁较长，由胸椎体及其与两侧肋角之间的肋骨构成。相邻两肋之间的间隙称肋间隙（intercostal space）。

（2）胸廓的运动　胸廓容纳心、肺等重要器官，有支持、保护作用。同时，胸廓带动胸膜和肺，主要参与呼吸运动。吸气时，在肌的作用下，肋上提，胸骨上升，并向外扩展，胸廓前后径和横径加大，使胸腔容积增大，肺扩张；呼气时，在重力和肌的作用下，胸廓做反相运动，使胸腔容积减小和肺回缩。

二、颅骨的连结

大多数颅骨以缝、软骨和骨相连结，彼此之间结合较为牢固。颅骨间唯一的关节为一对颞下颌关节。

1.颞下颌关节的构成及特点　颞下颌关节（temporomandibular joint）简称下颌关节（mandibular joint），由下颌骨的下颌头与颞骨的下颌窝和关节结节构成（图 2-12）。其关节面表面覆盖有纤维软骨，关节囊松弛；囊外有外侧韧带予以加强；囊内有关节盘，将关节腔分成上、下两部。

2.颞下颌关节的运动　两侧颞下颌关节必须同时运动，属联动关节。颞下颌关节运动时，下颌骨可做上提和下降、前进和后退及侧方运动。其中，下颌骨的上提和下降运动发生在下关节腔，前进和后退运动发生在上关节腔。颞下颌关节的运动均为复合运动，通常将其简化为开闭口运动、前伸后退运动和侧方运动 3 种基本形式。侧方运动是一侧的下颌头对关节盘做旋转运动，而对侧的下颌头和关节盘一起对关节窝做前进运动；张口运动是下颌骨下降并伴有前进的运动；反之，闭口运动是下颌骨上提并伴有后退的运动；双侧交替反复进行前伸、后退和侧方运动，组成咀嚼运动。关节囊前份较薄弱，颞下颌关节处于张口位且受到打击时，易导致关节前脱位。

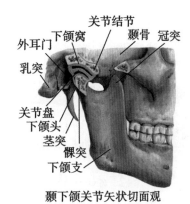

外耳门 乳突
关节结节 下颌窝 颞骨 冠突
关节盘 下颌头 茎突 髁突 下颌支
颞下颌关节矢状切面观

颞下颌外侧韧带 关节囊 翼外肌 茎突下颌韧带
颞下颌关节外面观

翼棘韧带 关节囊 翼突内侧板
蝶下颌韧带 茎突下颌韧带 翼突外侧板 翼下颌韧带 下颌舌骨沟
颞下颌关节内面观

图2-12 颞下颌关节

强化训练

思考与讨论

1. 脊柱如何构成？简述其形态和功能。

2. 椎骨间的连结方式有哪些？

3. 简述椎间盘的结构和功能。椎间盘突出症发生的解剖学基础是什么？

4. 腰椎穿刺经过哪些椎弓间的韧带到达椎管内？

5. 胸廓如何构成？上口和下口如何围成？在呼吸运动时，其形态如何改变？

6. 颞下颌关节由哪些结构组成？可做哪些运动？为什么颞下颌关节容易向前方脱位？

第三节 四肢骨连结

学习目标

掌握喙肩弓的组成，肩关节、肘关节、髋关节、膝关节的组成和运动方式，骨盆的构成、分部和界线的围成；熟悉桡腕关节、距小腿关节的组成和运动方式，骶髂关节、耻骨联合和足弓的组成，前臂骨和小腿骨的连结及骨盆的其他连结；了解四肢主要关节的结构特点，其他关节的组成和运动方式，骨盆的性别差异和运动方式，足弓的结构特点和功能。

四肢骨的主要功能是支持和运动，故其连结以滑膜关节为主。人类由于直立，上肢进化为以灵活运动功能为主；下肢则依然保持支持身体的重要作用，兼顾运动的稳固性和灵活性。

一、上肢骨的连结

（一）上肢带骨的连结

上肢带骨的连结包括胸锁关节（sternoclavicular joint）、肩锁关节（acromioclavicular joint）和喙

肩韧带(图2-13)。

1. 胸锁关节　由锁骨的胸骨端与胸骨的锁切迹及第1肋软骨的上面构成,是上肢骨与躯干骨连结的唯一关节。关节周围有坚韧的囊外韧带加强,囊内有关节盘,将关节腔分为两个腔。

2. 肩锁关节　由锁骨的肩峰端与肩峰的关节面构成,属平面关节。

3. 喙肩韧带　连于肩胛骨的喙突与肩峰之间,并与其附着的喙突、肩峰共同构成弓状保护性结构,称为喙肩弓(coracoacromial arch),架于肩关节上方,有防止肱骨头向上脱位的作用。

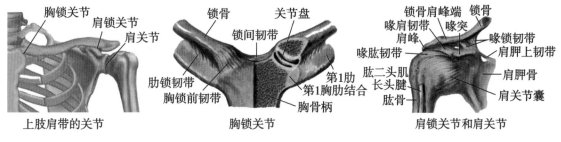

图2-13　上肢带骨的连结

(二)自由上肢骨的连结

自由上肢骨的连结包括肩关节(shoulder joint)、肘关节(elbow joint)、桡骨和尺骨的连结及手关节(joint of hand)。

1. 肩关节　又称为盂肱关节(glenohumeral joint),由肱骨头与肩胛骨的关节盂构成,是典型的球窝关节(图2-14)。其特点是肱骨头大,关节盂浅小而周缘附有盂唇,以略加深关节窝;关节囊薄而松弛,囊内有肱二头肌长头腱穿过,囊外的上、前、后方分别有喙肩弓、喙肱韧带、肩袖等包绕,以增加关节的稳定性,但囊的下部薄弱。故肩关节脱位时,肱骨头易从下壁脱出,导致前下脱位。

肩关节是全身最灵活、运动幅度最大的关节,可做屈、伸、收、展、旋内、旋外、环转运动。

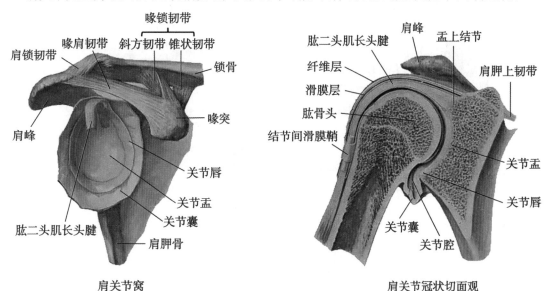

图2-14　肩关节

2.肘关节 由肱骨下端与尺、桡骨上端构成,是由包含在1个关节囊内的3个关节组成的复关节(图2-15)。肱尺关节(humeroulnar joint)由肱骨滑车和尺骨滑车切迹构成;肱桡关节(humeroradial joint)由肱骨小头和桡骨头凹构成;桡尺近侧关节(proximal radioulnar joint)由桡骨头环状关节面和尺骨桡切迹构成。肘关节的特点是关节囊前、后薄而松弛,易向后脱位;囊外两侧有桡侧副韧带(radial collateral ligament)和尺侧副韧带(ulnar collateral lingament)加强;囊内有桡骨环状韧带(annular ligament of radius)包绕桡骨头环状关节面周围,防止桡骨头脱出。4岁以前,桡骨头尚在发育之中,环状韧带松弛,因此,在肘关节伸直位猛力牵拉前臂时,桡骨头被环状韧带卡住,发生桡骨头半脱位。肘关节主要围绕冠状轴做屈、伸运动,其桡尺近侧关节也参与前臂的旋转运动。

肱骨内、外上髁和尺骨鹰嘴尖在体表易被扪到,当肘关节伸直时,此三点同处于一条横线上;当屈肘呈直角时,上述三点的连线构成一尖端,指向鹰嘴的等腰三角形,称为肘后三角(图2-16)。肘关节脱位时,鹰嘴尖发生移位,三点的等腰关系发生改变,但肱骨髁上骨折时,此三点位置关系不变,临床常用来鉴别肘关节后脱位与肱骨髁上骨折。此外,屈肘呈直角时,从桡侧观察肱骨外上髁、桡骨头与尺骨鹰嘴尖同样构成一等腰三角形,称为肘外侧三角(图2-16)。该三角形的尖端指向前方,其中心点可作为肘关节穿刺的进针点。

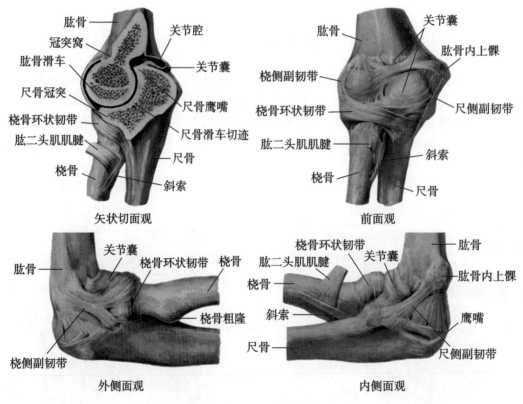

图2-15 肘关节

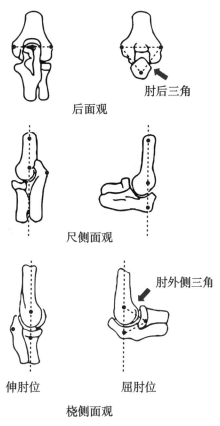

后面观

尺侧面观

伸肘位　　　　屈肘位

桡侧面观

图 2-16　肘后三角和肘外侧三角

　　3. 桡、尺骨的连结　桡、尺骨借桡尺近侧关节、桡尺远侧关节和前臂骨间膜相连（图 2-17）。桡尺远侧关节（distal radioulnar joint）属车轴关节，由桡骨的尺骨切迹与尺骨头的环状关节面，以及尺骨头与桡腕关节盘的近侧面构成。前臂骨间膜（interosseous membrane of forearm）为膜状韧带，连于尺骨和桡骨的骨间缘之间。桡尺近侧和远侧关节是联动关节，共同完成前臂的旋前和旋后运动。

　　4. 手关节　包括桡腕关节和腕骨间关节，腕掌关节和掌骨间关节，以及掌指关节和指骨间关节（图 2-18、图 2-19）。桡腕关节（radiocarpal joint）简称腕关节（wrist joint），由桡骨的腕关节面和尺骨头下方的三角形关节盘构成关节窝，手舟骨、月骨和三角骨的近侧关节面构成关节头。桡腕关节属于典型的椭圆关节，关节囊松弛，关节腔宽广，可做屈、伸、收、展及环转运动。拇指腕掌关节（carpometacarpal joint of thumb）由大多角骨与第 1 掌骨底构成，属典型的鞍状关节，为人类及灵长目所特有，其关节囊松弛，可做屈、伸、收、展、环转和对掌运动。对掌运动是拇指向掌心，拇指尖与其余 4 个指的指尖掌侧面相接触的运动（图 2-20）。这一运动加深了手掌的凹陷，是人类进行握持和精细操作时所必需的主要动作。

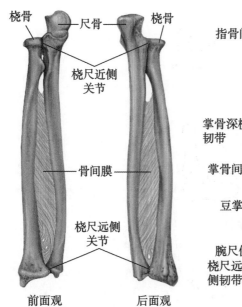

图 2-17 前臂骨的连结

前面观 后面观

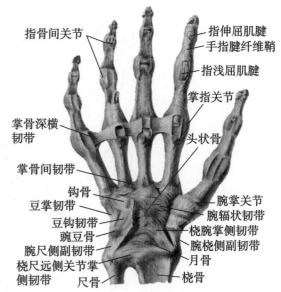

图 2-18 手关节(掌面观)

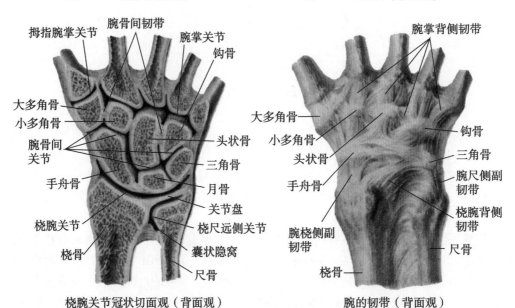

桡腕关节冠状切面观(背面观) 腕的韧带(背面观)

图 2-19 桡腕关节

力性抓握运动

精确抓握运动

手指对掌运动

图 2-20 手的抓握与对掌运动

二、下肢骨的连结

(一)下肢带骨的连结

下肢带骨的连结包括骶髂关节(sacroiliac joint)、耻骨联合(pubic symphysis)和韧带连结。由左、右髋骨和骶、尾骨及其连结共同构成的骨盆(pelvis),是支持躯干和保护盆腔脏器的重要结构。

1.骶髂关节　由骶骨和髂骨的耳状面构成,属微动的平面关节(图2-21)。其特点是关节面凸凹不平,彼此咬合紧密,具有相当大的稳固性;关节囊紧张,关节腔狭小,因而活动性非常小;周围有骶髂前、后韧带和骶髂骨间韧带加强。孕妇骶髂关节的活动度可稍增大。

2.耻骨联合　由两侧耻骨联合面借纤维软骨构成的耻骨间盘连结构成(图2-22)。女性耻骨间盘较男性厚,其中有较大的裂隙,在妊娠和分娩过程中裂隙可增宽,以便胎儿生长和顺利娩出;耻骨联合上、下分别有耻骨上韧带和耻骨弓状韧带加强。

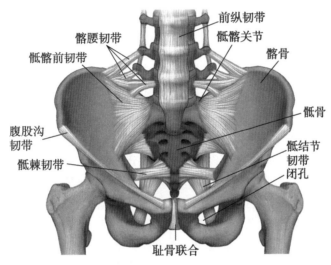

图2-21　下肢带骨的连结

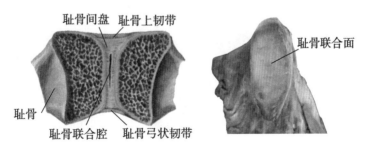

图2-22　耻骨联合

3.髋骨与脊柱间的韧带连结　包括髂腰韧带(iliolumbar ligament)、骶结节韧带(sacrotuberous ligament)和骶棘韧带(sacrospinous ligament)。骶棘韧带与坐骨大切迹围成坐骨大孔(greater sciatic foramen);骶棘韧带、骶结节韧带和坐骨小切迹围成坐骨小孔(lessor sciatic foramen)(图2-23)。

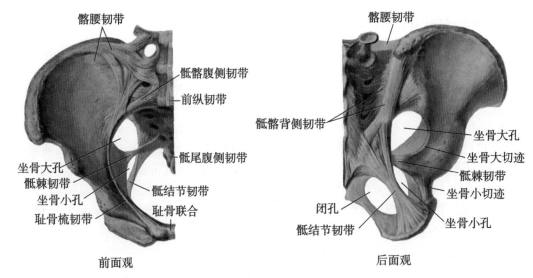

图2-23　骨盆的韧带

4.髋骨的固有韧带　即闭孔膜(obturator membrane),封闭闭孔并供闭孔内外肌肉附着。膜上部与闭孔切迹围成闭膜管(obturator canal),有闭孔血管、神经通过。

5.骨盆　是躯干和下肢之间的骨性连结。骨盆以界线为界,分为上方的大骨盆(假骨盆)和下方的小骨盆(真骨盆)。界线(terminal line)是骶骨岬向两侧经骶髂关节、弓状线、耻骨梳、耻骨结节、耻骨嵴至耻骨联合上缘构成的环形线。小骨盆分为骨盆上口、骨盆下口和骨盆腔,其上口即骨盆入口,由界线围成;下口即骨盆出口,呈菱形,由耻骨联合下缘(附有耻骨弓状韧带)、耻骨下支、坐骨支、坐骨结节、骶结节韧带和尾骨尖围成。两侧耻骨下支与坐骨支连成耻骨弓(pubic arch),它们之间的夹角为耻骨下角(subpubic angle),男性为70°~75°,女性为90°~100°;骨盆上、下口之间的腔称为骨盆腔,它是一前壁短,侧壁及后壁长的弯曲的管道,其前、后壁各直径中点的连线称为骨盆轴,分娩时,胎儿循此轴娩出。骨盆的主要功能是支持体重和保护盆腔脏器,女性骨盆还是胎儿娩出的产道。因此,女性骨盆具有与此相适应的特点,表现为外形宽短,上、下口和耻骨下角均较大,骶岬突出不明显,骶、尾骨的弯曲度小,骨盆腔呈桶状(图2-24)。

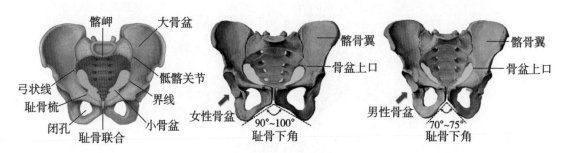

图2-24　骨盆的分部及性别差异

(二)自由下肢骨的连结

自由下肢骨的连结包括髋关节(hip joint)、膝关节(knee joint)、胫骨和腓骨的连结及足关节(joints of foot)。此外,足骨及其连结还参与构成足弓(arch of foot)。

1.髋关节 由髋臼与股骨头构成(图2-25)。其特点为股骨头大而髋臼窝深;髋臼周缘附有髋臼唇(acetabular labrum)以增加髋臼的深度,髋臼切迹被髋臼横韧带(transverse acetabular ligament)封闭以紧抱股骨头;关节囊坚韧而紧张,后面仅包围股骨颈的内侧2/3,故股骨颈骨折上、中部骨折属囊内骨折,而下1/3属囊外骨折;关节囊周围有髂股韧带(iliofemoral ligament)、耻股韧带(pubofemoral ligament)、坐股韧带(ischiofemoral ligament)等进行加强,囊后下部较薄弱,故髋关节易向后下脱位;关节腔内有连结于股骨头凹和髋臼横韧带之间的股骨头韧带(ligamentum capitis femoris),内含营养股骨头的血管;轮匝带(orbicular zone)是关节囊的深层纤维围绕股骨颈,约束股骨头向外脱出。

髋关节可做三轴运动,即在额状轴上的屈、伸,在矢状轴上的收、展,在垂直轴上的旋内、旋外,以及环转。虽其运动幅度远不及肩关节,但具有较大的稳固性。

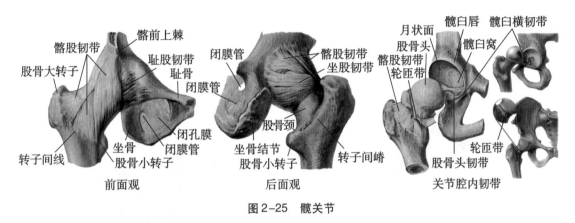

图2-25 髋关节

2.膝关节 由股骨下端、胫骨上端和髌骨构成。其特点是关节囊薄而松弛,周围有髌骨、股四头肌腱、韧带予以加固和滑膜囊进行保护,囊内也有韧带、半月板、翼状襞和脂肪垫充填和加固,以增加关节的稳定性和灵活性(图2-26)。因此,膝关节是人体最大、最复杂的关节。

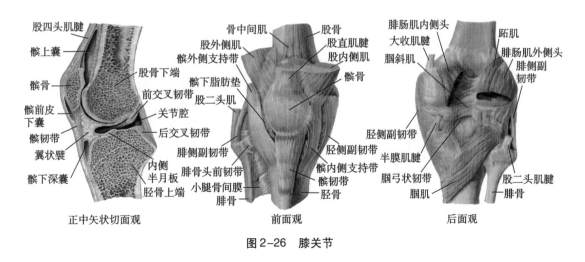

图2-26 膝关节

(1)膝关节的韧带 囊的前方有髌韧带(patellar ligament),起于髌骨下缘,止于胫骨粗隆的;囊的外侧有腓侧副韧带(fibular collateral ligament),连于股骨外上髁和腓骨头之间;囊的内侧有胫侧副韧带(tibial collateral ligament),连于股骨内上髁和胫骨内侧髁之间;囊的后方有腘斜韧带(oblique popliteal ligament),起自胫骨内侧髁,止于股骨外上髁。关节腔内有前交叉韧带(anterior cruciate ligament),起自胫骨髁间隆起的前方,止于股骨外侧髁,伸膝时最紧张,能防止胫骨前移;后交叉韧带(posterior cruciate ligament)起自胫骨髁间隆起的后方,止于股骨内侧髁,屈膝时最紧张,可防止胫骨后移(图2-27)。

(2)膝关节的滑膜囊 滑膜层宽阔,可形成人体最大的3个滑囊。在髌骨上方,滑膜沿股骨下端和股四头肌腱之间形成髌上囊;滑膜还在髌韧带与皮肤和胫骨上端之间分别形成髌下浅囊和髌下深囊(图2-27)。

(3)膝关节的半月板 在股骨内、外侧髁与胫骨内、外侧髁的关节面之间,垫有由纤维软骨构成的"C"形内侧半月板(medial meniscus)和近似"O"形的外侧半月板(lateral meniscus)(图2-27)。内侧半月板较大,与关节囊和胫侧副韧带紧密相连,因而易遭受损伤;外侧半月板较小,与关节囊和腓侧副韧带分离,活动度较大,故不易遭受损伤。急性半月板撕裂常为运动损伤所致。

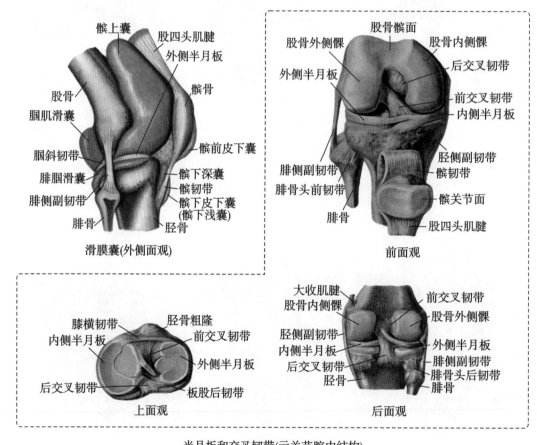

图2-27 膝关节的滑膜囊、半月板和交叉韧带

(4)膝关节的滑膜襞和脂肪垫 在髌骨下方中线的两侧,滑膜层延伸突向关节腔内,形成一对滑膜皱襞,称为翼状襞(alar fold)。两侧的翼状襞向上方合成一带状皱襞,称为髌滑膜襞,伸至

股骨髁间窝前缘。翼状襞内含有大量脂肪组织,称为脂肪垫(fat pad),充填于关节腔内的空隙(图2-28)。

　　膝关节属于屈戌关节,主要做屈、伸运动;膝在半屈位时,可协助小腿做少许旋内、旋外运动。

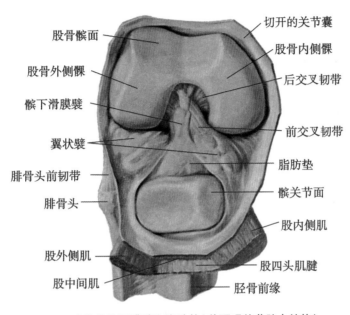

图2-28　膝关节的滑膜襞和脂肪垫(前面观关节腔内结构)

　　3.胫、腓骨的连结　胫、腓骨的连结紧密(图2-29),上端有胫骨外侧髁的腓关节面与腓骨头构成的微动的胫腓关节(tibiofibular joint);两骨干间有坚韧的小腿骨间膜(crural interosseous membrane)连结;下端借胫腓前、后韧带(anterior or posterior tibiofibular ligament)构成坚强的韧带连结。

　　4.足关节　包括距小腿关节、跗骨间关节、跗跖关节和跖骨间关节,以及跖趾关节和趾骨间关节(图2-30)。距小腿关节(talocrural joint),又称为踝关节(ankle joint),由胫、腓骨的下端与距骨滑车构成。其特点是关节囊前、后壁薄而松弛,两侧有韧带加强。踝的内侧韧带比较坚韧,又称为三角韧带(deltoid ligament);踝的外侧韧带为3条独立的韧带,前为距腓前韧带(anterior talofibular ligament),中为跟腓韧带(calcaneofibular lisament),后为距腓后韧带(posterior talofibular ligsment),均较薄弱(图2-31)。踝关节属屈戌关节,能做背屈(伸)和跖屈(屈)运动,尚能做微小的侧方(收、展)运动。距骨滑车前宽后窄,背屈时关节较稳定,跖屈时则变得不够稳定,故踝关节扭伤多发生在跖屈(如下山、下楼梯)时。

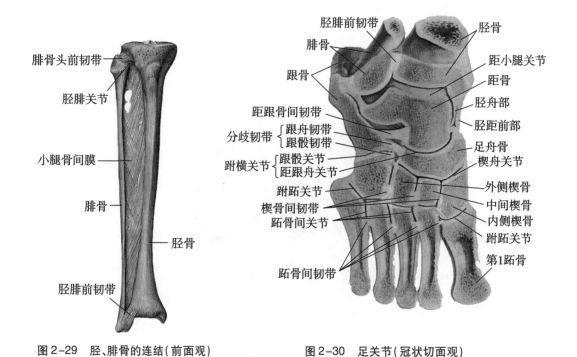

腓骨头前韧带
胫腓关节
小腿骨间膜
腓骨
胫骨
胫腓前韧带

图 2-29 胫、腓骨的连结(前面观)

胫腓前韧带
腓骨
跟骨
距跟骨间韧带
分歧韧带 { 跟舟韧带 跟骰韧带
跗横关节 { 跟骰关节 距跟舟关节
跗跖关节
楔骨间韧带
跖骨间关节
跖骨间韧带
胫骨
距小腿关节
距骨
胫舟部
胫距前部
足舟骨
楔舟关节
外侧楔骨
中间楔骨
内侧楔骨
跗跖关节
第1跖骨

图 2-30 足关节(冠状切面观)

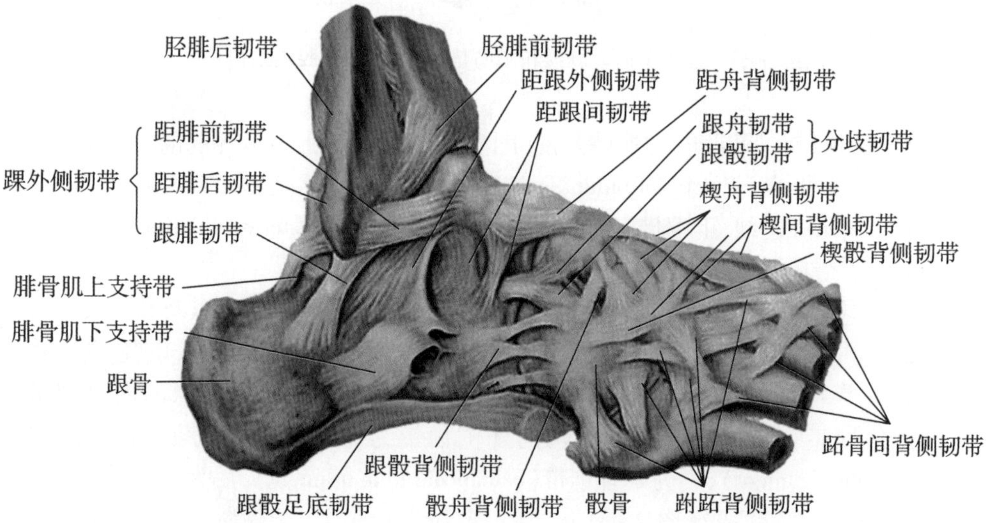

胫腓后韧带
距跟外侧韧带
距跟间韧带
胫腓前韧带
距腓前韧带
距腓后韧带
跟腓韧带
踝外侧韧带
腓骨肌上支持带
腓骨肌下支持带
跟骨
距舟背侧韧带
跟舟韧带
跟骰韧带 } 分歧韧带
楔舟背侧韧带
楔间背侧韧带
楔骰背侧韧带
跖骨间背侧韧带
跟骰足底韧带
骰舟背侧韧带
骰骨
跗跖背侧韧带
跟骰背侧韧带

外侧面观

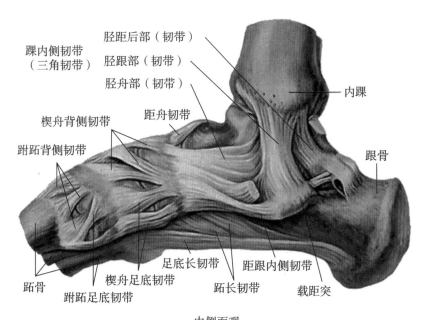

踝内侧韧带（三角韧带）
胫距后部（韧带）
胫跟部（韧带）
胫舟部（韧带）
内踝
楔舟背侧韧带
距舟韧带
跗跖背侧韧带
跟骨
跖骨
楔舟足底韧带
足底长韧带
距跟内侧韧带
跗跖足底韧带
跖长韧带
载距突

内侧面观

图 2-31　足的韧带

5. 足弓　是由跗骨和跖骨借助骨连结共同形成凸向上方的弓,包括前后方向的内、外侧纵弓和内外侧方向的横弓。内侧纵弓较高,由跟骨、距骨、足舟骨、3 块楔骨和第 1 ~ 3 跖骨构成,有较大的弹性,故又称为弹性足弓,主要起缓冲震荡的作用。外侧纵弓较低,由跟骨、骰骨和第 4、5 跖骨构成,弹性较差,主要与维持身体直立姿势有关,故又称为支持弓。横弓由 3 块楔骨、骰骨和 5 块跖骨的后部构成。内、外侧纵弓在足底形成具有弹性的"三脚架",进一步增强人体直立的稳定性。此外,足弓可保护足底的血管、神经免受压迫,并减少地面对身体的冲击,以保护体腔内的器官,特别是使颅内的脑免受震荡和冲击。足弓的维持,除了依靠各骨的连结之外,足底的韧带、肌腱等也起着重要作用。当足弓高度降低,称为扁平足;反之,足弓高度增加,称为高弓足(图 2-32)。

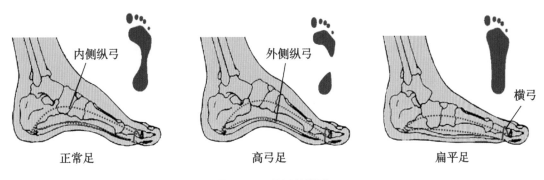

内侧纵弓
外侧纵弓
横弓

正常足
高弓足
扁平足

图 2-32　足弓的类型

强化训练

一、名词解释

1. 喙肩弓(coracoacromial arch)　2. 界线(terminal line)　3. 骨盆(pelvis)　4. 足弓(arch of foot)

二、思考与讨论

1. 肩关节和髋关节各由哪些结构组成？为什么肩关节脱位较髋关节脱位多见？请示范一下这两个关节的运动。

2. 肘关节和膝关节各由哪些结构组成？分别做何运动？膝关节在急骤伸直和强力旋转时可造成什么结构损伤？

3. 儿童为什么容易发生桡骨小头半脱位？

4. 前臂的旋前、旋后动作在哪些关节上进行？

5. 髋关节发生骨折的常见部位是哪里？为什么？髋关节常见向哪个方向脱位？为什么？

6. 骨盆由哪些结构组成？又有哪些连结？大、小骨盆如何分界？在性别上又有哪些区别？

7. 为什么足跖屈时容易发生踝关节扭伤，而且外侧更容易扭伤？

8. 足弓由什么组成？有何意义？

9. 某足球运动员踢球时，因用力过猛引起膝关节疼痛，随之运动受限。请考虑：①膝关节有哪些囊内韧带？各韧带有什么作用？②膝关节半月板的形态特点和作用是什么？③为什么踢球时容易造成半月板尤其是内侧半月板损伤？

第三章　骨骼肌

第一节　概　述

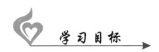

掌握骨骼肌的构造和形态分类；熟悉骨骼肌的起止、辅助结构和功能；了解骨骼肌的配布和命名原则。

人体的肌（muscle）包括心肌、平滑肌和骨骼肌3类。运动系统的肌绝大多数附于骨的表面，故称为骨骼肌（skeletal muscle）。其肌纤维在显微镜下有明显的横纹，收缩力强，并受意识控制，故骨骼肌既属横纹肌，又属随意肌。骨骼肌分布广泛，数量最多，共有600多块，约占体重的40%。每块肌都具有一定的位置、形态和结构，含有丰富的血管和淋巴管，并受躯体神经的支配，故每块肌都可视为一个独立的器官。

一、骨骼肌的构造和形态

1. 骨骼肌的构造　每块骨骼肌均由中间的肌腹和两端的肌腱构成（图3-1）。肌腹（muscle belly）由肌纤维（即肌细胞）组成，具有收缩和舒张作用。肌腱（tendon）由致密的胶原纤维构成，强韧而无收缩功能，可将肌腹固定于两端的骨面上。阔肌的肌腱宽扁而呈膜状，称为腱膜（aponeurosis）。

2. 骨骼肌的形态　根据形状大致分为长肌、短肌、扁肌（阔肌）和轮匝肌4种。长肌多见于四肢，收缩引起的运动灵活且幅度大；短肌多位于躯干深层，收缩时运动幅度较小；扁肌（阔肌）多分布于胸腹壁，运动同时兼有保护内脏的作用；轮匝肌一般位于孔裂周围，由环形肌纤维构成，收缩时可关闭孔裂。另外，骨骼肌按照所在位置，分为头肌、颈肌、躯干肌和四肢肌（图3-1）。

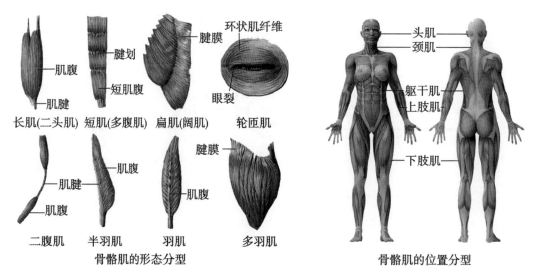

骨骼肌的形态分型　　　　　　骨骼肌的位置分型

图 3-1　骨骼肌的构造及形态、位置分型

二、骨骼肌的起止点、配布和命名

1. **骨骼肌的起止点**　是指肌的两端在骨上的附着点。通常将接近身体正中面或四肢近端的附着点视为起点,而将远离身体正中面或肢体近侧端的附着点视为止点。肌的起止点固定不变。在肌收缩过程中,将不发生位移的附着点称为定点,而将发生位移的附着点称为动点。由于运动的复杂多样化,肌的定点和动点在一定条件下可发生转变,即在某一运动(如负重屈肘)中起点即定点,止点即动点;而在另一运动(如引体向上)中,起点变为动点,止点变为定点(图 3-2)。

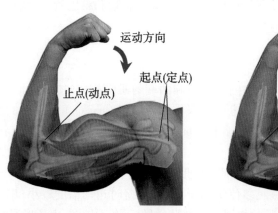
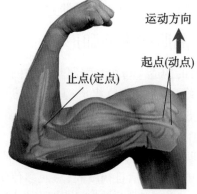

屈肘时,肱二头肌的起点即定点,　　　引体向上时,肱二头肌的起点即动点,
　　　止点即动点　　　　　　　　　　　　　止点即定点

图 3-2　骨骼肌的起、止点和定、动点的关系

2. **骨骼肌的配布和功能**　在运动过程中,完成一个动作通常需要许多骨骼肌参加,而且各自发挥不同的作用,故肌的配布方式与关节的运动轴及其作用有关。在一个运动轴的相对侧至少配布两组作用相反的肌,它们互为拮抗肌(又称为对抗肌);在完成某一动作过程中,配布于运动

轴的同一侧且主动收缩以发挥主要作用的肌,称为原动肌(又称为主动肌);与原动肌运动方向相同且可加强其作用的肌,称为协同肌;配布在同一关节运动轴两侧且作用相反的肌,称为拮抗肌;对附近关节起固定作用,以防止原动肌产生不必要动作的肌,称为固定肌。原动肌、拮抗肌、协同肌和固定肌互相协调又互相配合共同完成某动作。

3.骨骼肌的命名原则　通常根据其形状、大小、位置、起止点、作用、肌束走向等原则进行命名。

三、骨骼肌的辅助结构

骨骼肌的辅助组织包括筋膜(fascia)、滑膜囊(synovial bursa)、腱鞘(tendinous sheath)、籽骨(sesamoid bone)等。

1.筋膜　遍布全身,分为浅筋膜和深筋膜(图3-3),主要保护人体内的肌肉、血管、神经等组织和器官。浅筋膜(superficial fascia)主要由疏松结缔组织构成,位于真皮下,包被全身,又称为皮下筋膜、皮下组织或皮下脂肪等。深筋膜(deep fascia)主要由致密结缔组织构成,位于浅筋膜的深面,包被躯干和四肢的骨骼肌、腺体、血管、神经等,又称为固有筋膜,包括肌筋膜、骨筋膜鞘、腺鞘、神经血管鞘等。

2.滑膜囊　为封闭的结缔组织小囊,壁内衬有滑膜,腔内含有少量滑液,多位于肌腱与骨面相接触处,以减少两者之间在运动过程中产生的摩擦。

3.腱鞘　是套在长肌腱外面的鞘管,多存在于手、足等经常活动且活动性较大的受力部位,分为纤维层和滑膜层(图3-3)。纤维层:又称为腱纤维鞘(fibrous sheath of tendon),为深筋膜增厚所形成的骨性纤维管道,对肌腱起滑车和约束作用。滑膜层:又称为腱滑膜鞘(synovial sheath of tendon),位于腱纤维鞘内,由滑膜构成,为双层圆筒形鞘。其外层贴在纤维层的内面,为壁层;内层包在肌腱的表面,为脏层,脏、壁两层之间含少量滑液,可保证肌腱能在鞘内自由滑动。若肌腱不恰当地做长期、过度而快速的活动,可导致腱鞘损伤,产生疼痛并影响肌腱的滑动,临床上称为腱鞘炎。壁、脏两层相互移行处称为腱系膜(mesotendon),内有供应肌的血管和神经通过。由于肌腱经常运动,腱系膜大部分消失。

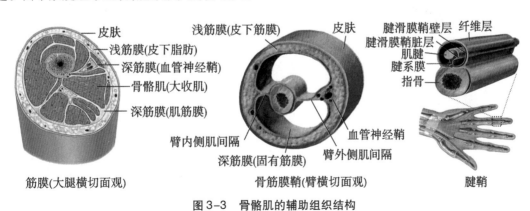

图3-3　骨骼肌的辅助组织结构

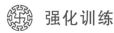 强化训练

思考与讨论

1. 简述骨骼肌的构成和形态分类。

2. 何谓肌的起、止点？起点和止点是如何规定的？

3. 腱鞘的构造是怎样的？分布于何处？有何作用？

第二节 头 肌

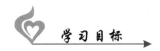 学习目标

掌握颅顶肌和咀嚼肌的名称和位置,帽状腱膜的概念;熟悉头肌的分群,表情肌的特点,眼轮匝肌和口轮匝肌的位置;了解面肌和咀嚼肌的起止和功能。

头肌分为面肌和咀嚼肌(图3-4)。面肌(facial muscle)位置浅表,为扁薄的皮肌,有开、闭面部孔裂并牵拉皮肤以产生各种表情的作用,故又称为表情肌。咀嚼肌(masticatory muscle)收缩强而有力,可牵引下颌骨,参与咀嚼运动。

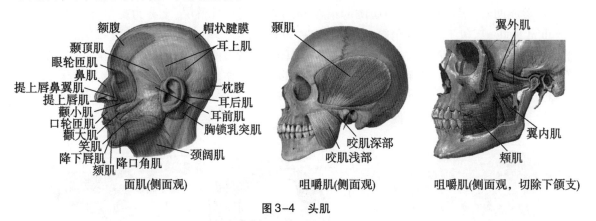

图3-4 头肌

一、面肌

面肌包括颅顶肌(epicranius)、眼轮匝肌(orbicularis oculi)、口周围肌等。多起自颅骨,止于面部皮肤,分布于面部的孔裂周围。

1. 颅顶肌 由前方的额腹和后方的枕腹借中间的帽状腱膜(galea aponeurotica)连接而成,故又称为枕额肌(occipitofrontalis)。枕腹可向后牵拉帽状腱膜,额腹收缩时可提眉并使额部皮肤出现皱纹。

2. 眼轮匝肌 位于眼裂周围皮下,呈扁的椭圆形。此肌可使眼裂闭合,同时参与眼部及眼周的各种动作如降眉、提颊等。

3.口周围肌 位于口裂周围皮下,包括环形肌和辐射状肌。口裂周围的环形肌,称为口轮匝肌(orbicularis oris),收缩时可闭合口裂。口唇上、下方的辐射状肌多,收缩时可提上唇、降下唇,也可向上、下、外不同方向牵拉口角。在面颊深部有一对颊肌(buccinator),紧贴口腔侧壁,收缩时使唇、颊贴紧牙齿,帮助咀嚼和吸吮;也可外拉口角,与口轮匝肌共同作用,完成吹口哨动作。

二、咀嚼肌

咀嚼肌包括颞肌(temporalis)、咬肌(masseter)、翼外肌(medial pterygoid)和翼内肌(lateral pterygoid),主要分布于颞下颌关节的周围。

1.颞肌 起自颞窝,为扇形扁肌。肌束向下汇聚,通过颧弓深面,止于下颌骨的冠突。
2.咬肌 起自颧弓的下缘和内面,为方形肌,肌束斜向后下,止于下颌角外侧面的咬肌粗隆。
3.翼外肌 起自蝶骨大翼下面和翼突的外侧面,肌束斜向后外,止于下颌颈。
4.翼内肌 起自翼突窝及上颌结节,肌束斜向下外方,止于下颌角内侧面的翼肌粗隆。

咬肌、颞肌和翼内肌收缩时,均可上提下颌骨;两侧翼外肌同时收缩,可拉颞下颌关节盘连同下颌头向前至关节结节的下方,故翼外肌为张口肌;一侧翼外肌和翼内肌同时收缩使下颌骨向对侧方向移动,若两侧轮换收缩,则形成研磨运动。

强化训练

思考与讨论

1.简述颅顶肌的组成和位置。何为帽状腱膜?
2.围绕眼裂和口裂分布的环形肌名称是什么?有什么作用?
3.运动下颌关节的肌有哪些?张口、闭口和研磨运动,各有哪些肌参与?

第三节 颈 肌

学习目标

掌握胸锁乳突肌的位置和作用,斜角肌的位置,斜角肌间隙的构成和穿行结构;熟悉颈肌的分群,颈阔肌、椎前肌的位置和作用;了解颈肌的起止,舌骨上、下肌群的名称、位置和功能。

颈肌通常指固有颈部肌,不包括项肌,分为颈浅群肌、颈前群肌和颈深群肌3组。

一、颈浅群肌

颈浅群肌包括颈阔肌(platysma)和胸锁乳突肌(sternocleidomastoid)两块(图3-5)。

1.颈阔肌 位于颈部浅筋膜中,为薄而宽阔的皮肌,起自胸大肌和三角肌表面的筋膜,向上止于口角。可下拉口角,并使颈部皮肤出现皱褶。

2.胸锁乳突肌 斜位于颈部两侧,起自胸骨柄上缘和锁骨的胸骨端,肌束汇合后斜向后上方,止于颞骨的乳突。一侧肌收缩,使头向同侧屈,面转向对侧;双侧同时收缩,可使头后仰。

二、颈前群肌

颈前群肌分为舌骨上肌群和舌骨下肌群(图3-5),共计8块。

1. 舌骨上肌群 位于舌骨、下颌骨与颅底之间,每侧由4块肌组成,分别为二腹肌(分为前、后腹)、下颌舌骨肌、茎突舌骨肌和颏舌骨肌。

2. 舌骨下肌群 位于颈前正中线两侧,喉、气管和甲状腺的前方,每侧也有4块肌,分别为胸骨舌骨肌、肩胛舌骨肌(分为上、下腹)、胸骨甲状肌和甲状舌骨肌。舌骨上、下肌群有固定舌骨和喉或使之上、下移动,配合张口、吞咽、发音等作用。

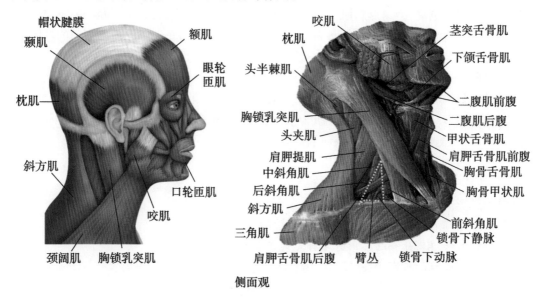

侧面观

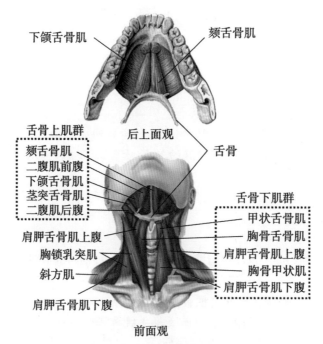

后上面观

前面观

图3-5 颈浅群肌和颈前群肌

三、颈深群肌

颈深群肌分为内侧群和外侧群(图3-6)。

1. 内侧群　位于脊柱颈段的前方,又称为椎前肌,有头长肌和颈长肌。椎前肌能屈头和屈颈。

2. 外侧群　位于脊柱颈段的两侧,包括前、中、后斜角肌(anterior, middle or posterior scalene),均起自颈椎横突,其中前、中斜角肌止于第1肋,后斜角肌止于第2肋。前、中斜角肌和第1肋围成的间隙,称为斜角肌间隙(scalene space),内有锁骨下动脉和臂丛通过。一侧斜角肌收缩,使颈侧屈;双侧同时收缩可上提第1、2肋,以助深吸气。如肋骨固定,则可使颈前屈。

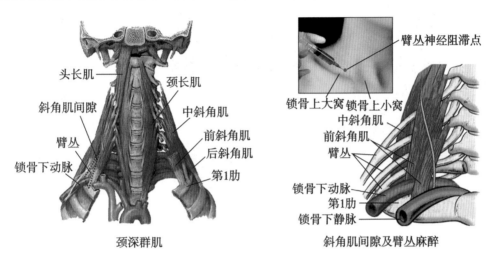

图3-6　颈深群肌及臂丛麻醉

 强化训练

一、名词解释

斜角肌间隙(scalene space)

二、思考与讨论

1. 颈肌可依其所在位置分为哪些群? 各群都有哪些主要肌?

2. 颈部有哪块肌可参与表情形成? 主要作用是什么?

3. 胸锁乳突肌起止于哪些部位? 有什么主要作用?

第四节　躯干肌

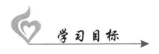 学习目标

掌握斜方肌、背阔肌、竖脊肌、胸大肌、前锯肌、肋间肌、腹前外侧群肌、腰大肌、肛提肌的位置

和功能,膈的位置、形态特点、裂孔和功能;熟悉躯干肌的分群,胸腰筋膜、肩袖、腹直肌鞘、腹股沟管的形成;了解躯干肌的起止,躯干其他肌的位置和功能,躯干肌形成的其他结构。

躯干肌分为背肌、胸肌、膈肌、腹肌和盆底肌。肩部被颈肌、胸肌和上肢肌覆盖,无独立分群。

一、背肌

背肌分为浅、深两群。背浅群肌主要有斜方肌(trapezius)和背阔肌(latissimus dorsi),背深群肌主要有竖脊肌(erector spinae)(图 3-7)。

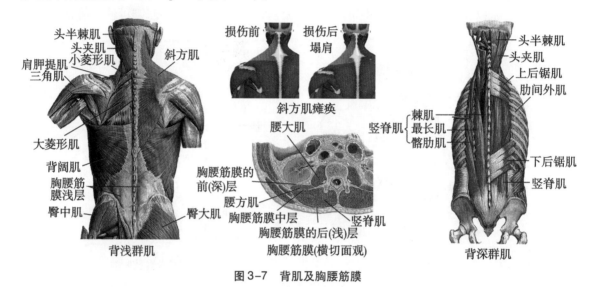

图 3-7 背肌及胸腰筋膜

1. 斜方肌 位于项部和背上部的浅层,单侧呈三角形,双侧呈斜方形。起自枕骨上项线、枕外隆凸、项韧带、第 7 颈椎和全部胸椎的棘突,上部肌束斜向外下方,中部肌束平行向外,下部肌束斜向外上方,止于锁骨外侧 1/3 部、肩峰和肩胛冈。上部肌束收缩可提肩胛骨;下部肌束收缩可降肩胛骨;中部或全部肌束收缩可拉肩胛骨向脊柱靠拢。如果肩胛骨固定,一侧肌收缩使头向同侧屈、面转向对侧,两侧同时收缩可使头后仰,类同胸锁乳突肌的作用。肌痉挛时,容易发生"落枕";肌瘫痪时,可致塌肩畸形。

2. 背阔肌 为全身最大的扁肌,位于背下部和胸外侧的浅层,起自下 6 个胸椎及全部腰椎的棘突、骶正中嵴、髂嵴后部等处,肌束向外上方集中,止于肱骨小结节嵴。收缩时可使肩关节内收、内旋和后伸。若上肢上举固定,可引体向上。

3. 竖脊肌 为背肌中最长、最强大的长肌,位于脊柱两侧的脊柱沟内。起自骶骨背面和髂嵴的后部及下位椎骨棘突、横突,故又称为骶棘肌。肌束向上分出 3 群,沿途止于椎骨和肋骨,最后达枕骨和颞骨乳突。一侧收缩可使脊柱向同侧屈,两侧收缩可使脊柱后伸和头后仰,是维持直立姿势的重要肌。被覆于竖脊肌和腰方肌周围的肌筋膜特别发达,在腰部筋膜明显增厚,称为胸腰筋膜(thoracolumbar fascia),分为浅、中和深层。腰部在剧烈运动中,胸腰筋膜常可发生扭伤,为腰背劳损病因之一。

二、胸肌

胸肌分为胸上肢肌和胸固有肌(图3-8)。胸上肢肌均起自胸廓,止于上肢带骨或肱骨,主要有胸大肌(pectoralis major)、胸小肌(pectoralis minor)和前锯肌(serratus anterior)。胸固有肌起止均在胸廓,参与胸壁构成,主要有肋间内肌(intercostales externi)和肋间外肌(intercostales interni),参与胸式呼吸。

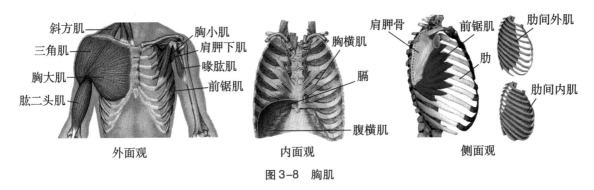

图3-8 胸肌

1.胸大肌 覆盖胸前壁大部分,起自锁骨内侧半、胸骨、第1~6肋软骨等处,肌束呈扇形向外聚合,止于肱骨大结节嵴。收缩时与背阔肌作用类似,可使肩关节内收、旋内,但使肩关节前屈。在上肢固定时,可与背阔肌一起引体向上,此外,还可上提肋以助吸气。

2.胸小肌 位于胸大肌深面,呈三角形,起自第3~5肋,肌束向上止于肩胛骨的喙突。收缩时可拉肩胛骨向前下方。当肩胛骨固定时,可上提肋以助吸气。

3.前锯肌 位于胸外侧壁,以数个肌齿起自上8或9个肋外面,肌束多横行向后内方,经肩胛骨前面,止于肩胛骨内侧缘和下角。收缩时可拉肩胛骨向前并紧贴胸廓;下部肌束可使下角旋外,助臂上举。当肩胛骨固定时,可上提肋助深吸气。前锯肌瘫痪可导致"翼状肩",臂不能上举或前推。

4.肋间外肌 位于肋间隙浅面,肌束由外上斜向前下,收缩时可提肋以助吸气。

5.肋间内肌 位于肋间外肌深面,肌束走向与其相反,收缩时可降肋以助呼气。

三、膈肌

1.膈的位置和分部 膈(diaphragm)位于胸、腹腔之间,由膈肌及其上、下表面的被膜构成(图3-9),封闭胸廓下口。膈肌为上凸的穹隆形扁肌,起自胸廓下口的内面和腰椎前面,分为3个部分:胸骨部起自剑突后面;肋部起自下6对肋骨和肋软骨内面;腰部以左、右膈脚起自上2~3个腰椎前面。各部肌束向中央汇聚,腱膜形成膈中心腱(diaphragmatic central tendon)。

2.膈的裂孔和间隙 膈有3个裂孔:主动脉裂孔(aortic hiatus),位于左右膈脚与脊柱之间,约在第12椎的前方,有降主动脉和胸导管通过;食管裂孔(esophageal hiatus),位于主动脉裂孔的左前上方,约平第10胸椎,有食管和迷走神经通过;腔静脉孔(vena caval foramen),位于食管裂孔的右前上方,约平第8胸椎,有下腔静脉通过。在胸骨部与肋部之间及肋部与腰部之间,常各有一呈三角形无肌束的小间隙,分别称为胸肋三角和腰肋三角,为膈的薄弱区。腹部脏器有时可经此突入胸腔,形成膈疝。

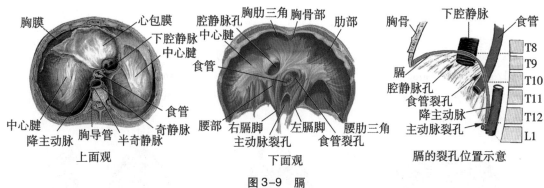

图 3-9 膈

3.膈的功能 膈是主要的呼吸肌,与腹肌共同参与腹式呼吸。收缩时膈穹下降,胸腔容积扩大,以助吸气;反之,以助呼气。膈与腹肌同时收缩,还可增加腹压,以协助排便、呕吐、分娩等活动。

四、腹肌

腹肌向上附着于胸廓,向下连于骨盆,分为腹前外侧群肌和腹后群肌(图 3-10)。

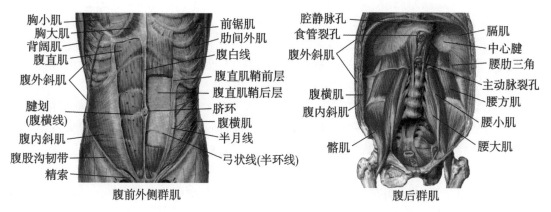

图 3-10 腹肌

（一）腹前外侧群肌

腹前外侧群肌包括 3 块扁肌和 1 块直肌,分别为腹外斜肌(obliquus externus abdominis)、腹内斜肌(obliquus internus abdominis)、腹横肌(transversus abdominis)和腹直肌(rectus abdominis)。这些肌共同参与腹腔前外侧壁的构成,保护腹内脏器;腹肌收缩时,可升高腹内压,以协助排便、分娩、呕吐、咳嗽等活动;且能使脊柱前屈、同侧屈和旋转。当骨盆固定时,还可降肋以助呼气。

1.腹外斜肌 位于腹前外侧壁浅面,起自下位 8 个肋的外面,肌束斜向前下,后部肌束向下止于髂嵴前部,其余肌束移行为腱膜,越过腹直肌的前面,至腹正中线处止于腹白线。

2.腹内斜肌 位于腹外斜肌深面,起自胸腰筋膜、髂嵴和腹股沟韧带外侧半,后部肌束向上止于下位 3 个肋骨,其余肌束呈扇形向前上方移行为腱膜,在腹直肌外侧缘分前、后两层包裹腹直肌,并至腹正中线处止于腹白线。

3.腹横肌 位于腹内斜肌深面,起自下位 6 个肋软骨的内面、胸腰筋膜、髂嵴和腹股沟韧带外侧1/3,肌束横行向前移行为腱膜,在腹直肌后面与腹内斜肌腱膜后层愈着,止于腹白线。

4.腹直肌　位于腹前壁正中线的两旁,被腹直肌鞘包裹。起自耻骨联合和耻骨嵴,肌束向上止于胸骨剑突和第5~7肋软骨的外面。全长被3~4条横行的腱(又称为腹横线)划分成几个肌腹。

（二）腹后群肌

腹后群肌主要有腰大肌(在下肢肌中叙述)和腰方肌。腰方肌(quadratus lumborum)参与腹后壁的构成,位于脊柱两侧,腰大肌的外侧。起自髂嵴的后部,向上止于第12肋和第1~4腰椎的横突。收缩时使脊柱同侧屈,并可下降第12肋。

（三）腹肌形成的结构

腹肌及其肌腱形成的结构主要包括腹直肌鞘(sheath of rectus abdominis)、腹壁肌线、腹壁韧带、腹壁薄弱区、提睾肌(cremaster)等。

1.腹直肌鞘　由包裹腹直肌的3块阔肌的腱膜构成,分为前、后两层(图3-11)。前层由腹外斜肌腱膜与腹内斜肌腱膜的前层愈着而成;后层由腹内斜肌腱膜的后层与腹横肌腱膜愈着而成;但在脐以下4~5 cm处,鞘的后层消失,前层完全由3块扁肌的腱膜愈着而成。

2.腹壁肌线　包括腹白线、半月线和弓状线。腹白线(linea alba)位于腹前壁正中线上,由腹直肌鞘内侧的纤维交织而成,起自剑突,止于耻骨联合。约在腹白线中点处,腱膜围绕脐孔形成脐环,在胎儿时期,有脐血管通过。腹壁3块扁肌的腱膜沿腹直肌外侧缘融合成弧形线,称为半月线(linea semilunaris),又称为腹直肌线(rectus abdominis line)。腹直肌鞘后层的游离下缘形成凸向上的弧形线,称为弓状线(arcuate line),又称为半环线(semicircular Line)。

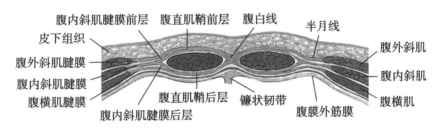

弓状线以上切面

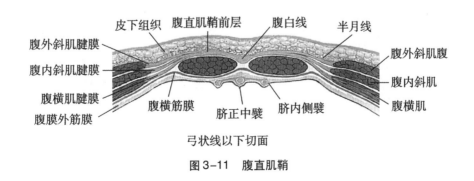

弓状线以下切面

图3-11　腹直肌鞘

3.腹壁韧带　主要由腹外斜肌的腱膜延续而成(图3-12)。腹外斜肌腱膜的下缘卷曲增厚,连于髂前上棘与耻骨结节之间,称为腹股沟韧带(inguinal ligament);腹股沟韧带的内侧端有一小束腱纤维向下后方返折至耻骨梳,称为腔隙韧带,又称为陷窝韧带;腔隙韧带向外侧延伸并附着于耻骨梳,称为耻骨梳韧带。

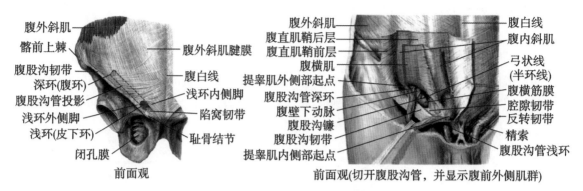

图3-12 腹股沟管及腹股沟镰

4.腹壁薄弱区 除脐环之外,还包括腹股沟管(inguinal canal)、腹股沟镰(inguinal falx)、腹股沟三角(inguinal triangle)、股环(femoral ring)等腹下部薄弱区(图3-13)。这些薄弱区是脐疝、腹股沟斜疝、直疝和股疝形成的解剖基础。

(1)腹股沟管和腹股沟镰 腹股沟管位于腹股沟韧带内侧半的上方,由2个口和4个壁构成。内口称为腹股沟管深环,位于腹壁内面,又称为腹环;外口称为腹股沟管浅环,位置表浅,又称为皮下环。腹股沟管内,男性有精索,女性有子宫圆韧带通过。腹内斜肌的下部肌束呈凸向上的弓形,越过精索浅面,延为腱膜,并与腹横肌的腱膜汇合形成腹股沟镰,又称为联合腱(conjoint tendon),止于耻骨梳的内侧端及耻骨结节附近。腹股沟管和腹股沟镰是腹股沟管斜疝形成的解剖基础,疝囊(肠管及其内容物)从深环正对的腹股沟镰处突出,向内前下斜行穿经腹股沟管,再出皮下环突入阴囊内或大阴唇上部。

(2)腹股沟三角 位于腹前壁下部,是由腹直肌外侧缘、腹股沟韧带和腹壁下动脉围成的三角区。疝囊直接从腹股沟三角处向前膨出,形成腹股沟直疝。

(3)股环 为股管的上口,由腹股沟韧带、耻骨梳韧带、腔隙韧带和股静脉内侧的纤维隔围成的卵圆形裂隙。疝囊经股环进入股管向股三角内的卵圆窝处突出,形成股疝。

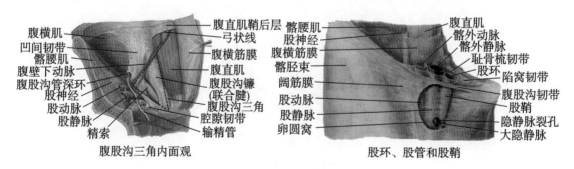

图3-13 腹股沟三角及股环

5.提睾肌 腹内斜肌和腹横肌的最下部发出一些细散的肌束,形成提睾肌,收缩时可上提睾丸。

五、盆底肌

盆底肌封闭小骨盆下口,分为浅、中、深3层(图3-14)。浅层肌包括球海绵体肌、坐骨海绵体肌、会阴浅横肌和肛门外括约肌;中层肌包括会阴深横肌和尿道括约肌;深层肌主要有肛提肌和尾骨肌。肛提肌(levator ani)为一对宽的扁肌,两侧汇合成漏斗状,参与盆底构成,可承托盆腔器官,并对肛管和阴道有括约作用。肛提肌起自耻骨后面、坐骨棘及张于两者之间的肛提肌腱弓(tendinous arch of levator ani),止于会阴中心腱、肛尾韧带和尾骨。两侧肛提肌的前内侧之间留有一三角形裂隙,称为盆膈裂孔(pelvic diaphragmatic hiatus),其下方有尿生殖膈封闭。

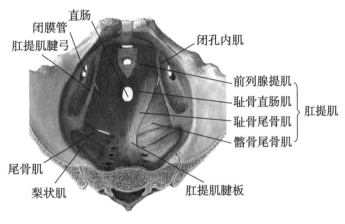

内面观(男性骨盆)

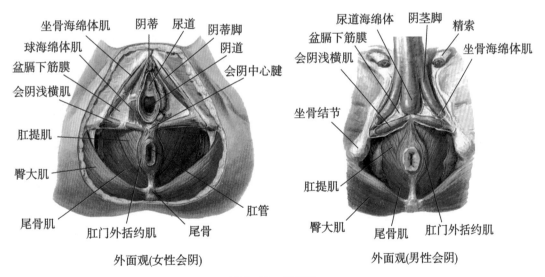

外面观(女性会阴)　　　　外面观(男性会阴)

图3-14　盆底肌

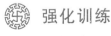 强化训练

一、名词解释

1.胸腰筋膜(thoracolumbar fascia)　2.腹股沟三角(inguinal triangle)

二、思考与讨论

1. 胸肌有哪些? 哪些肌参与呼吸运动? 哪些肌与维持和增加腹压有关?

2. 试述膈的位置、形态、裂孔及通过的结构。

3. 腹前外侧壁有哪些肌? 腹直肌鞘由什么构成? 在弓状线上、下,鞘后壁有何不同?

4. 试述腹股沟管的位置和穿行结构。

第五节 上肢肌

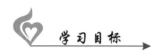
学习目标

掌握三角肌、肱二头肌、肱三头肌和肱桡肌的位置和主要作用;熟悉上肢肌的分群,下肢其他肌的名称、位置和作用,肌腱袖的组成和作用;了解下肢肌的起止,三边孔、四边孔和腕管的围成和穿行结构。

上肢肌分为上肢带肌、臂肌、前臂肌和手肌。

一、上肢带肌

上肢带肌,又称为肩带肌,均起自上肢带骨,止于肱骨(图 3-15),主要有三角肌(deltoid)和构成肩袖的肌群。具有运动肩关节并增强关节稳固性的作用。

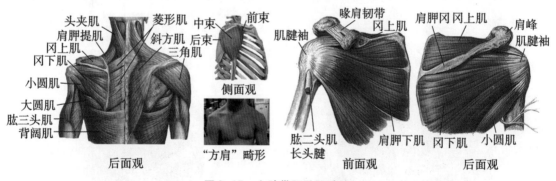

图 3-15 上肢带肌及肌腱袖

1. 三角肌 位于肩部,并从前、外、后包裹肩关节。起自锁骨的外侧段、肩峰和肩胛冈,肌束向外下方集中,止于肱骨的三角肌粗隆。全部或中间肌束收缩使肩关节外展;前部肌束收缩可使肩关节屈和旋内;后部肌束收缩则使肩关节伸和旋外。三角肌瘫痪萎缩时,肩峰突于皮下,形成"方肩"畸形(图 3-15)。

2. 其他肩带肌 包括肩胛下肌(subscapularis)、冈上肌(supraspinatus)、冈下肌(infraspinatus)、小圆肌(teres minor)和大圆肌(teres major),分别位于肩胛下窝、冈上窝、冈下窝及其下方。肩胛下肌、冈上肌、冈下肌和小圆肌的肌腱分别从肩关节的前、上和后方包绕,紧贴关节囊,部分腱纤维与关节囊相交织,形成"肌腱袖",又称为肩袖,具有保护和稳固肩关节的作用。

二、臂肌

臂肌位于肱骨周围,分为前、后两群。前群包括肱二头肌(biceps brachii)、肱肌(brachialis)和喙肱肌(coracobrachialis),后群为肱三头肌(triceps brachii)(图 3-16)。

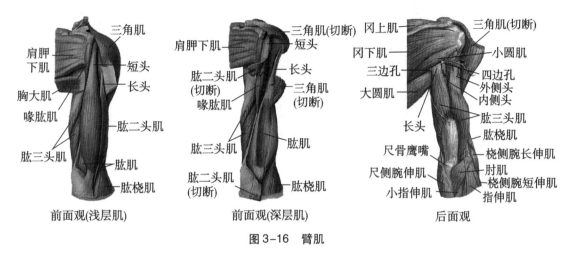

图 3-16　臂肌

前面观(浅层肌)　　前面观(深层肌)　　后面观

（一）臂前群肌

1. 肱二头肌　位于臂前群肌的浅层,呈梭形,有长、短两个头。长头起自肩胛骨的盂上结节,短头起自肩胛骨的喙突,两头合并成一个肌腹,止于桡骨粗隆。收缩时可屈肘关节,协助屈肩关节,且能使旋前位的前臂发生旋后。长头腱通过肩关节囊,向外经结节间沟下降,可从上方和外侧加固肩关节。

2. 肱肌　位于肱二头肌深面,起自肱骨下半部的前面,止于尺骨粗隆,收缩时可屈肘关节。

3. 喙肱肌　位于肱二头肌上半部的内侧,短头的深面,起自肩胛骨喙突,止于肱骨内侧,收缩时可前屈和内收肩关节。

（二）臂后群肌

肱三头肌位于肱骨后面,上端有 3 个头。长头起自肩胛骨的盂下结节,内、外侧头分别起自肱骨后面桡神经沟的内、外侧,3 个头向下汇合成 1 个腱,止于尺骨鹰嘴。收缩时可向后伸肘关节,长头尚可使肩关节后伸和内收。

腋腔(axillary cavity)位于臂上部和胸外侧壁之间的锥形腔隙,其内有臂丛、锁骨下血管、腋淋巴结、脂肪组织等。小圆肌(或肩胛下肌)、大圆肌和肱骨上端外科颈之间的间隙被肱三头肌长头分成两个间隙,内侧为三边孔,内有旋肩胛动、静脉通过;外侧为四边孔,有腋神经和旋肱后动、静脉通过。

三、前臂肌

位于桡骨和尺骨周围,分为前、后两群(图 3-17)。前群主要为屈肌群,后群主要为伸肌群。除伸肌和屈肌外,前臂还有回旋肌和展肌,回旋肌包括前群的旋前圆肌、旋前方肌和后群的旋后肌;展肌为后群的拇长展肌。这些肌对于手的灵巧活动具有重要意义。

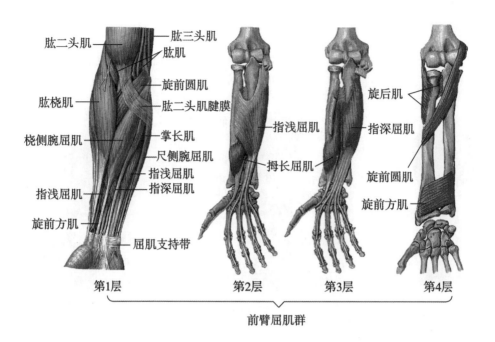

第1层　　　　第2层　　　　第3层　　　　第4层

前臂屈肌群

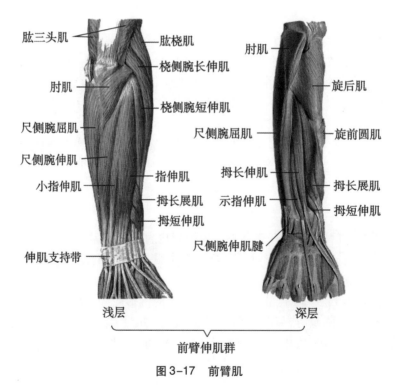

浅层　　　　　　　深层

前臂伸肌群

图3-17　前臂肌

1.前臂屈肌群　位于前臂前面,共9块,分为4层,具有屈腕关节、肘关节和指关节及使前臂旋前和展拇指关节的作用。第1层有5块肌,自桡侧向尺侧依次为肱桡肌(brachioradialis)、旋前圆肌(pronator teres)、桡侧腕屈肌、掌长肌(palmaris longus)、尺侧腕屈肌;第2层有1块肌,即指浅屈肌;第3层有2块肌,桡侧有拇长屈肌,尺侧有指深屈肌;第4层有1块肌,即旋前方肌(pronator quadratus)。

2.前臂伸肌群　位于前臂后面,共 10 块,分为 2 层,具有伸腕关节、指关节及使前臂旋后的作用。浅层有 5 块肌,自桡侧向尺侧依次为桡侧腕长伸肌、桡侧腕短伸肌、指伸肌、小指伸肌和尺侧腕伸肌;深层也有 5 块肌,自桡侧向尺侧依次为旋后肌(supinator)、拇长展肌、拇短伸肌、拇长伸肌和示指伸肌。

四、手肌

全部位于手的掌侧面,由许多小块肌组成,主要进行手指的运动,分为外侧、中间和内侧 3 群(图 3-18)。

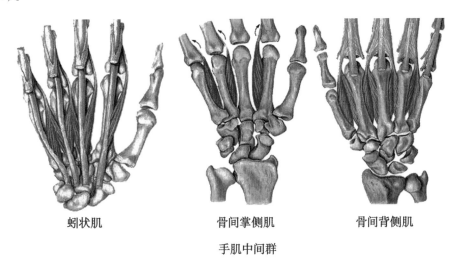

蚓状肌　　　　骨间掌侧肌　　　　骨间背侧肌

手肌中间群

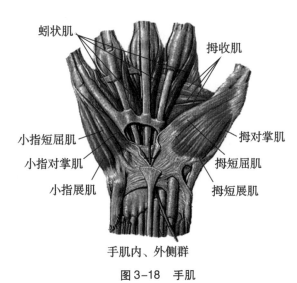

蚓状肌　　　　　　　　　　拇收肌

小指短屈肌　　　　　　　　拇对掌肌

小指对掌肌　　　　　　　　拇短屈肌

小指展肌　　　　　　　　　拇短展肌

手肌内、外侧群

图 3-18　手肌

1.外侧群　又称为鱼际肌(thenar muscles),较为发达,在手掌拇指侧形成一隆起,称为大鱼际或鱼际(thenar),包括拇短展肌、拇短屈肌、拇对掌肌和拇收肌共 4 块,可使拇指做展、屈、对掌、收等动作。

2.内侧群　又称为小鱼际肌(hypothenar muscles),在手掌小指侧也形成一隆起,称为小鱼际

（hypothenar），包括小指展肌、小指短屈肌和小指对掌肌共 3 块，可使小指做展、屈、对掌等动作。

3. 中间群 位于掌心，由蚓状肌（lumbricalis）和骨间肌（interosseus）组成。蚓状肌有 4 块，可屈掌指关节，伸指间关节。骨间肌有 7 块，其中骨间掌侧肌 3 块，可使手指向中指靠拢（内收）；骨间背侧肌 4 块，使手指向中指分开（外展）。骨间肌也能协同蚓状肌完成屈掌指关节、伸指间关节。

强化训练

一、名词解释

1. 肌腱袖（rotator cuff） 2. 三边孔（trilateral foramen） 3. 四边孔（quadrilateral foramen）
4. 腕管（carpal tunnel）

二、思考与讨论

1. 运动肩关节的肌有哪些？
2. 前臂的旋前、旋后运动各有哪些肌参加？

第六节 下肢肌

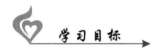

学习目标

掌握髂腰肌、臀大肌、梨状肌、缝匠肌、股四头肌、股二头肌、大腿内收肌和小腿三头肌的位置及主要作用；熟悉下肢肌的分群，下肢其他肌的名称、位置和作用，坐骨大孔、坐骨小孔、髌韧带和跟腱的形成；了解下肢肌的起止，梨状肌上孔、梨状肌下孔、股三角和踝管的围成及通过结构。

下肢肌分为下肢带肌、大腿肌、小腿肌和足肌。下肢以支持体重和行走为主，故下肢肌比上肢肌更粗壮强大，但数量少，大腿和小腿的肌分群增加，即除分为前、后群外，大腿肌还有内侧群，小腿肌还有外侧群。

一、下肢带肌

下肢带肌，又称为髋肌或盆带肌，多起于骨盆内外，止于股骨，分为前、后两群，可运动髋关节和骨盆。

（一）前群

前群止于股骨前面，包括髂腰肌（iliopsoas）和阔筋膜张肌（tensor fascia lata）（图 3-19），部分人有腰小肌（psoas minor），主要为屈髋肌。

1. 髂腰肌 由髂肌（psoas major）和腰大肌（iliacus）组成。腰大肌起自腰椎体侧面和横突，髂肌起自髂窝，两肌汇合后，经腹股沟韧带的深面行向下方，止于股骨小转子。收缩时可使髋关节屈和旋外；下肢固定时，可使躯干（脊柱）前屈和骨盆前倾（屈）。

2. 阔筋膜张肌 位于股上部的前外侧，起自髂前上棘，肌腹被阔筋膜包裹，向下移行于髂胫束（iliotibial tract），止于胫骨上端外侧。收缩时可紧张阔筋膜，并屈髋关节。

（二）后群

后群止于股骨后面,多位于臀部,可统称为臀肌,主要包括 3 块臀肌(gluteus)、2 块闭孔肌(obturator)、梨状肌(piriformis)和股方肌(quadratus femoris)(图 3-19),可使髋关节后伸、旋转和外展。3 块臀肌为臀大、中、小肌,2 块闭孔肌为闭孔内、外肌。

1. 臀肌 臀大肌(gluteus maximus)位于臀部浅层,起自髂骨翼外面和骶骨背面,止于髂胫束和股骨的臀肌粗隆,收缩时可使髋关节后伸和旋外,是维持身体直立的重要肌之一;臀中肌(gluteus medius)位于臀大肌的深面,臀小肌(gluteus minimus)位于臀中肌的深面,二者均起自髂骨翼外面,肌束向下止于股骨大转子,同时收缩可使髋关节外展,前部肌束能使髋关节旋内,后部肌束则使髋关节旋外。

2. 梨状肌 跨越盆内外,起自骶前孔的外侧,肌束穿坐骨大孔出骨盆,行于臀大肌深面,止于股骨大转子尖,收缩时使髋关节旋外和外展。该肌将坐骨大孔分为梨状肌上孔和梨状肌下孔,上孔有臀上血管、神经通过;下孔有坐骨神经、股后皮神经、臀下神经和血管、阴部内血管和阴部神经通过。

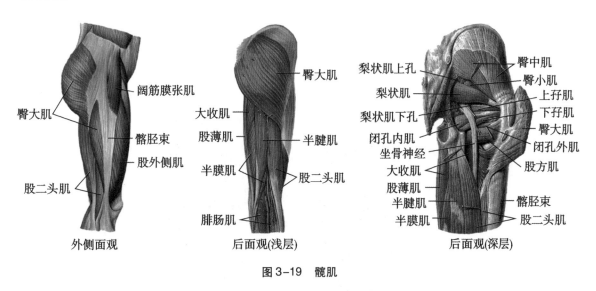

图 3-19 髋肌

二、大腿肌

大腿肌位于股骨周围,分为前群、后群和内侧群(图 3-20)。

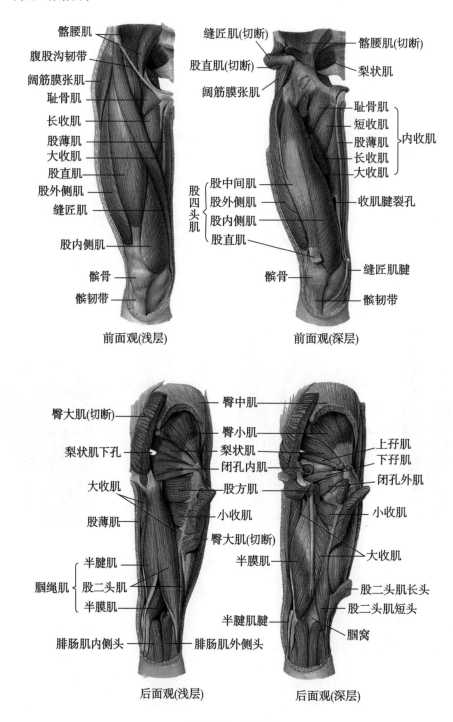

髂腰肌
腹股沟韧带
阔筋膜张肌
耻骨肌
长收肌
股薄肌
大收肌
股直肌
股外侧肌
缝匠肌
股内侧肌
髌骨
髌韧带

前面观(浅层)

缝匠肌(切断)
股直肌(切断)
阔筋膜张肌

髂腰肌(切断)
梨状肌
耻骨肌
短收肌
股薄肌 内收肌
长收肌
大收肌

股四头肌
股中间肌
股外侧肌
股内侧肌
股直肌

收肌腱裂孔

髌骨
缝匠肌腱
髌韧带

前面观(深层)

臀大肌(切断)
梨状肌下孔
大收肌
股薄肌
半腱肌
腘绳肌 股二头肌
半膜肌
腓肠肌内侧头

臀中肌
臀小肌
梨状肌
闭孔内肌
股方肌
小收肌
臀大肌(切断)
半膜肌
半腱肌腱
腓肠肌外侧头

后面观(浅层)

上孖肌
下孖肌
闭孔外肌
小收肌
大收肌
股二头肌长头
股二头肌短头
腘窝

后面观(深层)

图3-20 大腿肌

（一）前群肌

前群肌包括缝匠肌（sartorius）和股四头肌（quadriceps femoris）。缝匠肌为全身中最长的肌，跨越髋关节和膝关节；股四头肌为全身最粗大的肌，下端跨越膝关节，上端仅有股直肌跨越髋关节。

1.缝匠肌　呈扁带状,斜位于大腿前面,起于髂前上棘,经大腿前面转向膝关节内侧向下,止于胫骨上端的内侧面。收缩时可屈髋关节和屈膝关节,并使已屈的膝关节旋内。

2.股四头肌　上端有4个头,包括股直肌、股内侧肌、股外侧肌和股中间肌。股直肌起自髂前下棘;股内侧肌和股外侧肌均起自股骨粗线内、外侧唇;股中间肌位于股直肌的深面,在股内、外侧肌之间,起自股骨体的前面,四头汇合后向下形成股四头肌腱包绕髌骨,继而下延为髌韧带(patellar ligament),止于胫骨粗隆。收缩时可强有力伸膝关节,股直肌还可屈髋关节。

（二）内侧群肌

内侧群肌位于大腿内侧,可内收髋关节,故又称为内收肌群,包括大收肌(adductor magnus)、长收肌(adductor longus)、短收肌(adductor brevis)、耻骨肌(pubis)和股薄肌(gracilis)共5块肌。浅层由内向外为股薄肌、长收肌和耻骨肌,在耻骨肌和长收肌的深面为短收肌,最深层有宽厚的大收肌。内收肌群均起自闭孔周围的骨面,仅股薄肌止于胫骨上端内侧面,其他内收肌大都止于股骨粗线。

大收肌还有一个腱止于股骨内上髁上方的收肌结节,此腱与股骨之间形成一裂孔,称为收肌腱裂孔(adductor hiatus),内有股血管通过。此外,在大腿前上部,由腹股沟韧带、缝匠肌内侧缘和长收肌内侧缘围成的三角形凹陷,称为股三角(femoral triangle),内有股神经、股动脉及其分支、股静脉及其属支、股管及其内的腹股沟深淋巴结等结构;在缝匠肌的深面,由大收肌、股内侧肌及架于二者之间的腱板围成三棱形管,称为收肌管(adductor canal),其上口通股三角,下口经收肌腱裂孔通腘窝,管内主要有隐神经、股动脉和股静脉通过。

（三）后群肌

后群肌位于大腿后面,包括股二头肌、半腱肌和半膜肌,下部细长的肌腱包绕腘窝,合称为"腘绳肌"。股二头肌(biceps femoris)位于股后外侧,长头起自坐骨结节,短头起自股骨粗线,两头合并,以股二头肌腱止于腓骨头。半腱肌(semitendinosus)和半膜肌(semimembranosus)均位于股后内侧,并起自坐骨结节,分别止于胫骨上端的内侧面和后面。半腱肌的肌腱细长,约占肌的一半,故得此名;半膜肌在半腱肌的深面,其腱膜约占肌的一半,故得此名。腘绳肌收缩时可屈膝关节,伸髋关节;在屈膝位时,股二头肌收缩还可使小腿旋外,而半腱肌和半膜肌还可使小腿旋内。

三、小腿肌

小腿肌位于胫骨、腓骨的周围,分为前群肌、外侧群肌和后群肌。

（一）前群肌

由胫侧向腓侧排列,依次为胫骨前肌(tibialis anterior)、踇长伸肌和趾长伸肌(图3-21),它们均可伸踝关节(背屈)。胫骨前肌位于胫骨外侧,起自胫骨外侧面,经踝关节前方至足的内侧缘,止于内侧楔骨和第1跖骨的底。此外,胫骨前肌可使足内翻,踇长伸肌能伸踇趾,趾长伸肌能伸第2~5趾。

（二）外侧群肌

外侧群肌包括浅层的腓骨长肌和深层的腓骨短肌(图3-21)。腓骨短肌位于腓骨长肌的深面。两肌皆起自腓骨的外侧面,肌腱经外踝的后方转向前,止于足底,可屈踝关节(跖屈)和使足外翻。此外,腓骨长肌和胫骨前肌的肌腱共同形成"腱环",具有维持足横弓、调节足内外翻等重要作用。

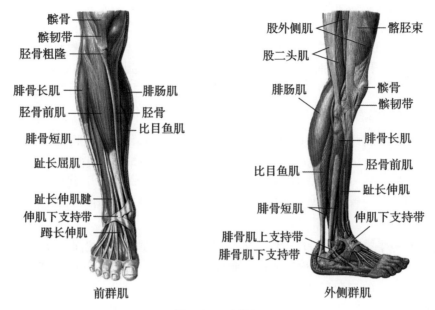

图 3-21　小腿肌

（三）后群肌

后群肌分为浅层肌和深层肌。浅层肌为小腿三头肌，深层肌主要有腘肌和胫骨后肌（图 3-22）。

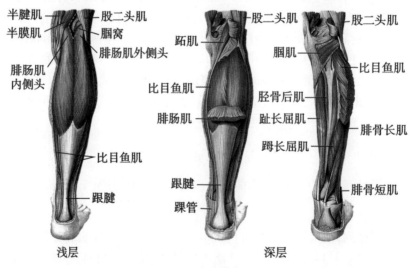

图 3-22　小腿后群肌

1. 浅层肌　小腿三头肌（triceps surae）由浅表有内、外侧两个上头的腓肠肌（gastrocnemius）及其深面有一个上头的比目鱼肌（soleus）组成。腓肠肌内、外侧头分别起自股骨内、外侧髁的后面，比目鱼肌上头起自腓骨上部后面和胫骨后面的比目鱼肌线，3 个头汇合后形成膨隆的肌腹（小腿肚），并向下续为跟腱（tendo calcaneus），止于跟骨结节。收缩时可屈踝关节（跖屈）和屈膝关节。在站立时,能固定踝关节和膝关节,防止身体前倾,对维持直立姿势具有重要的作用。

　　腘窝(popliteal fossa)位于膝关节的后方,呈菱形,其上内侧界为半腱肌和半膜肌,上外侧界为股二头肌,下内、外侧界分别为腓肠肌的内侧头和外侧头。内有胫神经、腓总神经、腘动脉及其分支、腘静脉及其属支和腘淋巴结。

　　2. 深层肌　有4块肌,上方有斜位于腘窝底的腘肌,可屈膝关节并使小腿旋内;下方自胫侧向腓侧依次有趾长屈肌、胫骨后肌(tibialis posterior)和𧿹长屈肌,均可屈踝关节(跖屈)。胫骨后肌起自胫骨、腓骨和小腿骨间膜的后面,长腱经内踝之后,到足底止于足舟骨和3块楔骨。此外,趾长屈肌还可屈第2~5趾;𧿹长屈肌屈𧿹趾,胫骨后肌使足内翻。

　　踝管(malleolar canal)位于内踝后下方,由屈肌支持带与内踝、跟骨内侧面共同构成,其内容纳有趾长屈肌腱、胫骨后肌腱、𧿹长屈肌腱(小腿后群肌深层的肌腱)及胫后动、静脉和胫神经。

四、足肌

　　足肌分为足背肌和足底肌(图3-23)。足背肌较薄弱,包括伸𧿹趾的𧿹短伸肌和伸第2~4趾的趾短伸肌。足底肌的配布类似手肌,也分为内侧群、外侧群和中间群,但没有与拇指和小指相当的对掌肌,主要作用在于维持足弓和协助足趾运动。

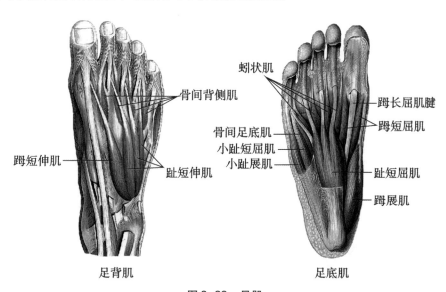

足背肌　　　　　　　　足底肌

图3-23　足肌

 强化训练

一、名词解释

1. 梨状肌下孔(infrapiriform foramen)　2. 股三角(femoral triangle)　3. 踝管(malleolar canal)

二、思考与讨论

1.哪些肌参与髋关节运动?哪些肌参与膝关节运动?

2.既跨过髋关节又跨过膝关节的肌有哪些?它们对这两个关节各起什么作用?

3.股四头肌、小腿三头肌的上端分别由哪些头组成?它们的下端又分别形成何种结构?

第二篇

内 脏 学

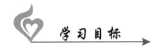 学习目标

掌握胸部的标志线和腹部的分区;熟悉内脏的概念、组成及其共同特征;了解内脏的一般形态和构造。

内脏(viscera)由消化、呼吸、泌尿和生殖4个系统的全部器官组成,且具有共同的特点:大部分位于胸腔、腹腔和盆腔内;主要功能是进行物质代谢和生殖繁殖;由于各系统必须由外界摄入物质并且将某些代谢产物排出体外,因此都有孔裂直接或间接与外界相通。由于胸膜、纵隔、腹膜、乳房和会阴在发生、形态和功能上关系密切,均属于内脏学的范畴,故放在一起进行讲述。

内脏各器官虽然各有其特征,但从基本构造上来看,大致分为中空性器官和实质性器官两大类。①中空性器官:呈长管或囊袋状,由具有分层结构的壁围成腔,如胃、肠、气管、膀胱、子宫等,其壁通常由内向外依次为黏膜、黏膜下层、肌层和外膜。内脏肌为平滑肌,内层为环形肌,外层为纵行肌。②实质性器官:无特点的内腔,多属腺组织,如肝、胰、肾、睾丸、前列腺、卵巢等,表面包以结缔组织被膜,且被膜伸入器官内,将器官的实质分为若干个小的功能单位,称为小叶;分布于器官的血管、神经、淋巴管及其导管出入处常形成一凹陷,称为门(hilum),如肝门、肺门、肾门、卵巢门等。

为了便于描述胸、腹、盆腔内器官的位置及其体表投影,以及临床准确记录体征、病变和损伤的部位,通常在胸、腹壁表面人为制定若干标志线,借以将胸、腹部划分为若干个区域。

1.胸部的标志线　见图Ⅱ-1。

(1)前正中线　沿身体前面正中所作的垂直线。

(2)胸骨线　经胸骨外侧缘最宽处所作的垂直线。

(3)锁骨中线　经锁骨中点所作的垂直线,在男性大致与通过乳头的乳头线相当。

(4)胸骨旁线　经胸骨线与锁骨中线之间的中点所作的垂直线。

(5)腋前线　经腋前襞与胸壁的交点(腋前襞最低点)向下所作的垂直线。

(6)腋后线　经腋后襞与胸壁的交点(腋后襞最低点)向下所作的垂直线。

（7）腋中线　经腋前线与腋后线连线的中点所作的垂直线。

（8）肩胛线　经肩胛骨下角所作的垂直线。

（9）后正中线　沿身体后面正中所作的垂直线。

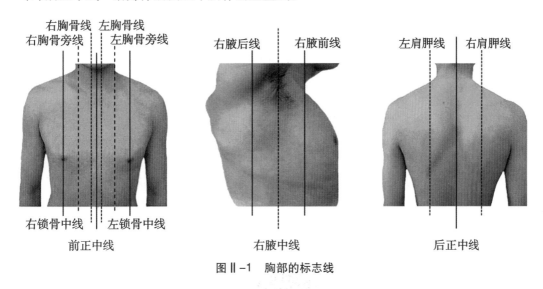

图Ⅱ-1　胸部的标志线

2.腹部的标志线和分区　临床上,常采用简便的四分法(图Ⅱ-2),即通过脐作一水平线和一垂直线,将腹部分为左上腹、右上腹、左下腹和右下腹4个区。解剖学上,常采用定位更明确的九分法(图Ⅱ-2),即一般用两条横线和两条垂直线,将腹部划分成3部和9区。上横线为通过两侧肋弓(或第10肋)最低点所作的连线;下横线为通过两侧髂结节所作的连线;左、右垂直线为通过两侧腹股沟韧带中点所作的垂直线。两条横线将腹部分成上腹部、中腹部和下腹部3部。两条垂直线与两条横线相交,又将上腹部分为中间的腹上区和两侧的左、右季肋区;将中腹部分为中间的脐区和两侧的左、右外侧区(腰区);将下腹部分为中间的腹下区(耻区)和两侧的左、右腹股沟区(髂区)。

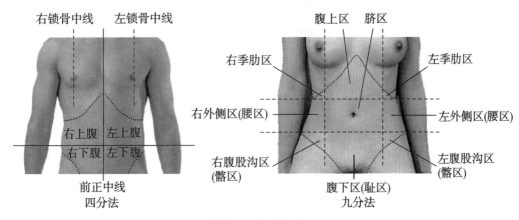

图Ⅱ-2　腹部分区

第四章　消化系统

消化系统(alimentary system)由消化管和消化腺构成(图4-1)。消化管(alimentary canal)包括口、咽、食管、胃、小肠(包括十二指肠、空肠和回肠)和大肠(包括盲肠、阑尾、结肠、直肠和肛管)。临床上通常将口至十二指肠段,称为上消化道;将空肠及其以下消化管段,称为下消化道。消化腺(alimentary gland)包括大消化腺(如大唾液腺、肝、胰)及散在于整个消化道管壁上的小腺体,它们的分泌物均借导管排入消化管腔内。消化系统的功能是摄取、消化和吸收食物,最后将食物残渣以粪便形式排出体外。

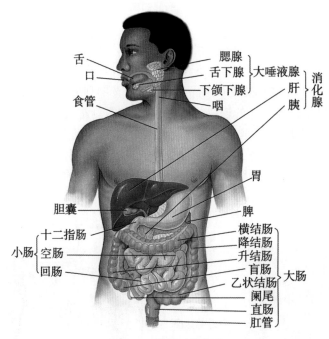

图4-1　消化系统构成

第一节 口

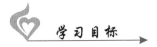 学习目标

掌握咽峡的组成,三大唾液腺的名称、位置及其导管的开口部位;熟悉消化系统的组成和功能,牙的种类、数目和形态结构,舌的形态结构、舌乳头的名称和功能;了解唇、颊、腭的形态结构,舌肌的作用。

口(mouth)由口腔及腔内的牙、舌等器官构成,为消化管的起始部。口腔(oral cavity)由5个壁围成,其前壁为上、下唇(oral lips),两侧壁为颊(cheek),上壁为腭(palate),下壁为口腔底;向前经口裂通外界,向后经咽峡通口咽;并借上、下牙弓分为口腔前庭和固有口腔,二者之间借第3磨牙后方的间隙相通(图4-2)。

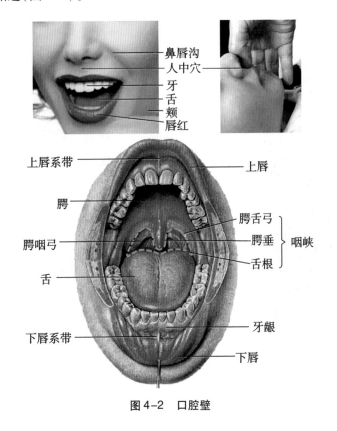

图4-2　口腔壁

一、口腔壁

1. 唇　分为上唇和下唇,由口轮匝肌外被皮肤、内衬黏膜构成。口唇的游离缘是皮肤与黏膜的移行部,称为唇红,平时呈红色,缺氧时则呈绛紫色,即为临床所称的发绀。上唇表面正中有一

浅沟,称为人中(philtrum),其上、中 1/3 交接处为人中穴,可作为暂时性晕厥或浅昏迷患者使之清醒的刺激穴位。在上唇的两侧,各有一条浅沟,称为鼻唇沟(nasolabial sulcus),面神经麻痹患者,患侧鼻唇沟变浅或消失。

2. 颊 由颊肌外被皮肤、内衬黏膜构成,在其上颌第 2 磨牙牙冠相对的颊黏膜上有乳头状的小突起,称为腮腺导管乳头(papilla of parotid duct),其上有腮腺导管的开口。

3. 腭 分隔鼻腔与口腔,分为硬腭和软腭。硬腭位于腭的前 2/3,主要由骨腭表面覆以黏膜构成;软腭位于腭的后 1/3,主要由腭肌、韧带和黏膜构成。软腭后份中部形成垂向下方的突起,称为腭垂(uvula),又称为悬雍垂;其向两侧向下分出一前一后的两条黏膜皱襞,分别称为腭舌弓与腭咽弓;两弓之间的凹陷,称为扁桃体窝(tonsillar fossa),容纳有腭扁桃体。腭垂、两侧腭舌弓及舌根共同围成咽峡(isthmus of fauces),咽峡为口和咽之间的狭窄通道,也是口与咽的分界标志。

二、口腔内器官

(一) 牙

牙(teeth)是人体最坚硬的器官,嵌于上、下颌骨的牙槽内,具有咀嚼食物、辅助发音等作用(图 4-3)。

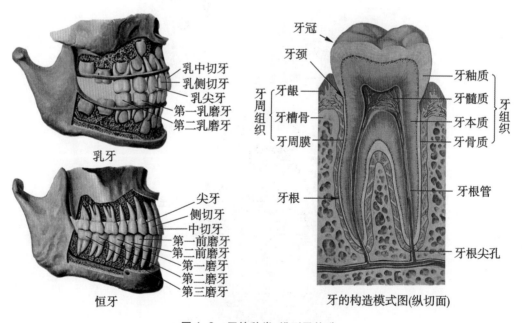

图 4-3 牙的种类、排列及构造

1. 牙的种类和排列 人的一生先后有两套牙,按萌出时间分为乳牙和恒牙。乳牙(deciduous teeth)共有 20 颗,分为乳切牙、乳尖牙和乳磨牙,由内前向后外依次排列为乳中切牙、乳侧切牙、乳尖牙、第一乳磨牙和第二乳磨牙。生后 6 个月开始萌出,3 岁出齐,6 岁左右开始脱落,被恒牙替代。恒牙(permanent teeth)共 32 颗,分为切牙、尖牙、前磨牙和磨牙,由内前向后外依次排列为中切牙、侧切牙、尖牙、第一前磨牙、第二前磨牙、第一磨牙、第二磨牙和第三磨牙。6～7 岁第一磨牙萌出,至 14 岁左右出齐,但第三磨牙(又称为智牙或迟牙)成年后才长出,有人终生不出。

2.牙的形态和结构 牙按形态分为牙冠、牙颈和牙根。牙冠(crown of tooth)露于口腔内、牙龈以外;牙根(root of tooth)嵌入牙槽内;牙颈(neck of tooth)介于牙冠与牙根之间,被牙龈所包绕。牙冠内部的腔隙,称为牙冠腔(pulp chamber);牙根内的细管称为牙根管(root canal),此管开口于牙根尖端的根尖孔(apical foramen);牙的血管和神经通过根尖孔和牙根管进入牙冠腔。牙根管与牙冠腔合称为牙髓腔(pulp cavity),其内容纳牙髓。

3.牙的组织和牙周组织 牙由牙本质、牙釉质、牙骨质、牙髓质组成,其中牙釉质(dental enamel)是人体最为坚硬的组织。牙周组织包括牙龈、牙槽骨及牙周膜,对牙起保护、固定和支持作用。

(二)舌

舌(tongue)位于口腔底,由舌肌外被黏膜构成,有协助咀嚼、搅拌、吞咽食物、感受味觉、辅助发音等功能(图4-4)。

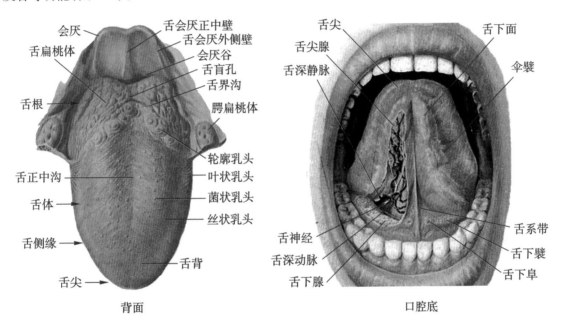

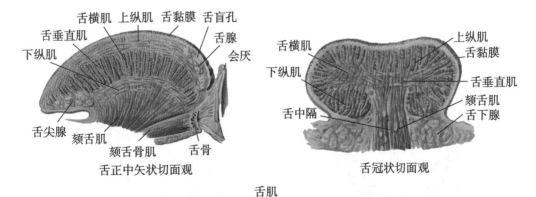

图4-4 舌背面、口腔底和舌肌

1. 舌的形态 舌有上、下两面,其上面为舌背,以向前开放的"V"字形界沟为界,将舌分为舌体和舌根。舌体占舌的前 2/3,其前端为舌尖,向后续为上、下面移行的两侧缘,称为舌侧缘。

2. 舌黏膜 舌背面的黏膜主要形成舌乳头(papillae of tongue)和舌扁桃体(lingual tonsil),舌下面的黏膜主要形成舌系带(frenulum of tongue)、舌下阜(sublingual caruncle)和舌下襞(sublingual fold)。

(1)舌乳头 为舌背和舌侧缘黏膜形成的许多小突起,分为丝状乳头、菌状乳头、叶状乳头和轮廓乳头。丝状乳头数目最多,呈白色,遍布于舌背前 2/3;菌状乳头散在于丝状乳头之间,呈红色,多见于舌尖和舌侧缘;叶状乳头位于舌侧缘的后部;轮廓乳头最大,排列于界沟的前方。轮廓乳头、菌状乳头、叶状乳头及软腭、会厌、喉口周围等处的黏膜上皮中含有味蕾,具有感受酸、甜、苦、咸等味觉功能。由于丝状乳头中无味蕾,故只接受一般感觉的刺激,而无味觉功能。

(2)舌扁桃体 位于舌根背部黏膜内,是由淋巴组织形成许多大小不等的小突起。

(3)舌下面 舌下面正中线上的黏膜皱襞,向下连于口腔底前部,称为舌系带;在舌系带根部的两侧各有一小黏膜隆起,称为舌下阜,为下颌下腺管和舌下腺大管的开口部位;由舌下阜向口底后外侧延续形成的带状黏膜皱襞,称为舌下襞,其深面藏有舌下腺,表面则有许多舌下腺小管的开口。

3. 舌肌 均为骨骼肌,分为舌内肌和舌外肌。舌内肌有纵肌、横肌、垂直肌 3 种收缩时,收缩时使舌变形,以辅助搅拌。舌外肌有颏舌肌、舌骨舌肌、茎突舌肌和腭舌肌 4 对,以颏舌肌最为重要。颏舌肌(genioglossus)起自下颌体后面的颏棘,肌束呈扇形行向后上,止于舌中线两侧。两侧颏舌肌同时收缩,可拉舌向前下,即伸舌;单侧收缩时,可将舌尖推向对侧。当一侧颏舌肌瘫痪,伸舌时舌尖偏向患侧。

三、大唾液腺

大唾液腺位于口腔周围,有腮腺(parotid gland)、下颌下腺(submandibular gland)和舌下腺(sublingual gland)3 对,其导管均开口于口腔,分泌唾液(图 4-5)。

1. 腮腺 分为浅部和深部。浅部位于外耳道前下方,深部位于咬肌后表面和下颌后窝内。腮腺导管开口开于上颌第二磨牙相对应的颊黏膜上的腮腺管乳头。

2. 下颌下腺 位于下颌下三角深面,其导管开口于舌下阜。

3. 舌下腺 位于口底黏膜的深面,其导管分为一根主导管(又称为大导管)和许多的副导管(又称为小导管),主导管开口于舌下阜,副导管开口于舌下襞。

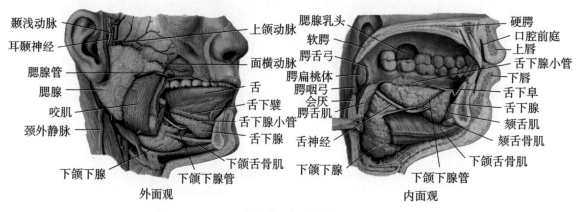

图 4-5 大唾液腺

强化训练

一、名词解释

咽峡（isthmus of fauces）

二、思考与讨论

1. 咽峡由哪些结构围成？有何功能？

2. 简述牙的种类、数目、形态和构造。

3. 舌乳头有哪几种类型？如何分布？

4. 颏舌肌收缩有何作用？一侧瘫痪会怎样？双侧瘫痪又会导致什么结果？

5. 试述 3 对大唾液腺的名称、位置及开口部位。

第二节　咽

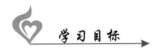 **学习目标**

掌握咽的位置和分部；熟悉咽的交通和各部的形态结构；了解咽肌及其作用。

咽（pharynx）为上宽下窄、前后略扁的肌性管道，位于第 1～6 颈椎的前方。上端起自颅底，向下至第 6 颈椎体（C_6）下缘平面移行为食管。

一、咽的分部及咽腔的交通

咽的前壁不完整，其内的咽腔（cavity of pharynx）自上而下分别借鼻后孔、咽峡和喉口，与鼻腔、口腔和喉腔相通，故咽是消化道和呼吸道的共同通道，并按其前方的毗邻分为鼻咽（nasopharynx）、口咽（oropharynx）和喉咽（laryngopharynx）。此外，鼻咽部有咽鼓管咽口，咽腔由此经咽鼓管与中耳的鼓室相通（图 4-6）。因此，咽与鼻腔、口腔、喉腔、中耳鼓室和食管相通，感染和其他疾病可借此相互蔓延。

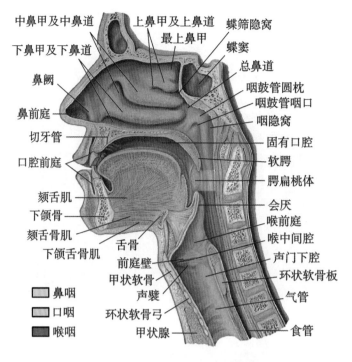

中鼻甲及中鼻道　上鼻甲及上鼻道　蝶筛隐窝
下鼻甲及下鼻道　最上鼻甲　蝶窦
鼻阙　总鼻道
咽鼓管圆枕
鼻前庭　咽鼓管咽口
咽隐窝
切牙管　固有口腔
口腔前庭　软腭
腭扁桃体
颏舌肌　会厌
下颌骨　喉前庭
颏舌骨肌　喉中间腔
下颌舌骨肌　声门下腔
舌骨　环状软骨板
前庭壁　气管
甲状软骨　食管
声襞
环状软骨弓
甲状腺

鼻咽
口咽
喉咽

鼻、口、咽和喉的正中矢状切面观

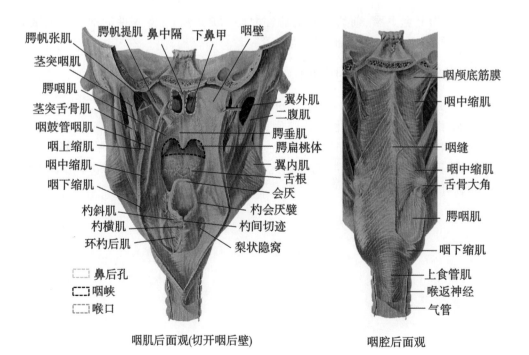

腭帆张肌　腭帆提肌　鼻中隔　下鼻甲　咽壁
茎突咽肌　咽颅底筋膜
腭咽肌　翼外肌　咽中缩肌
茎突舌骨肌　二腹肌
咽鼓管咽肌　腭垂肌
咽上缩肌　腭扁桃体　咽缝
咽中缩肌　翼内肌　咽中缩肌
咽下缩肌　舌根　舌骨大角
杓斜肌　会厌　腭咽肌
杓横肌　杓会厌襞
环杓后肌　杓间切迹　咽下缩肌
梨状隐窝　上食管肌
喉返神经
气管

鼻后孔
咽峡
喉口

咽肌后面观(切开咽后壁)　　咽腔后面观

图4-6　咽

二、咽各部的形态结构

1. **鼻咽** 位于鼻腔后方,颅底与软腭之间。向前借鼻后孔通鼻腔。在其两侧壁上,正对下鼻甲后方有一小口,称为咽鼓管咽口(pharyngeal opening of auditory tube)。此口平时关闭,当吞咽或用力张口时,空气通过咽鼓管进入鼓室,可维持鼓膜两侧的气压平衡,起保护鼓膜的作用。小儿咽鼓管较宽短而直,略呈水平位,故儿童患咽部感染时,细菌可经咽鼓管波及中耳,较成人更易引起急性中耳炎。咽鼓管咽口前、上、后方的黏膜形成弧形隆起,称为咽鼓管圆枕(tubal torus of auditory tube)。在圆枕后方与咽后壁之间有一纵行凹陷,称为咽隐窝(pharyngeal recess),为鼻咽癌的好发部位。

2. **口咽** 位于口腔后方,介于软腭与会厌之间。舌根后份正中有一呈矢状位连于会厌的黏膜皱襞,称为舌会厌正中襞;其两侧较深的陷窝,称为会厌谷(epiglottic vallecula)。口咽侧壁上有位于扁桃体窝内的腭扁桃体,其表面有许多深陷的小凹,称为扁桃体小窝(tonsillar fossulae);扁桃体窝上份未被腭扁桃体充填的空隙,称为扁桃体上窝(supratonsillar fossa)。会厌谷、扁桃体上窝和扁桃体小窝均为异物和细菌常滞留的部位,易导致咽和扁桃体的感染。此外,咽扁桃体、咽鼓管扁桃体、腭扁桃体和舌扁桃体,共同构成咽淋巴环,对消化道和呼吸道具有防御功能。

3. **喉咽** 位于喉的后方,会厌上缘至第6颈椎体下缘平面之间,向下续为食管。喉口的两侧各有一隐窝,称为梨状隐窝(piriform recess),异物也常滞留于此窝内。

三、咽肌

咽肌为骨骼肌,由上、中、下咽缩肌和咽提肌交织而成。吞咽时,咽缩肌(pharyngeal constrictor)自上而下依次收缩,将食团推向食管;咽提肌(pharyngeal levator)则收缩以上提咽和喉,引起舌根后压,会厌向后封闭喉口,食团越过会厌滑入食管。

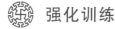 **强化训练**

思考与讨论

1. 咽位于何处?分为哪几个部?简述各部的主要结构与交通。
2. 异物常滞留在咽的哪些部位?

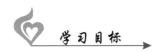

第三节 食 管

学习目标

掌握食管3个狭窄的位置及其意义;熟悉食管的起止位置和分段;了解食管肌的特征。

食管(esophagus)为一前后扁平的肌性管道,可运送食物入胃,是最狭窄的消化管部分。

一、食管的位置和分部

食管上端平第6颈椎体下缘续于喉咽部,下端平第11胸椎体高度续为胃的贲门。全长沿脊柱前方下行,长约25 cm,依据行程分为颈、胸、腹3段(图4-7)。颈段经胸廓上口入胸腔,胸段穿膈的食管裂孔入腹腔。在胸骨角水平以上部位,颈、胸段食管的前方毗邻气管;胸骨角水平以下的胸段前方为心包。腹段最短,其前方邻近肝左叶。

二、食管的狭窄部位

食管有3个生理性狭窄,是异物滞留和食管癌的好发部位。第1狭窄位于食管起始处,约平第6颈椎体下缘,距中切牙约15 cm;第2狭窄位于食管与左主支气管交叉处,约平第4胸椎体下缘(胸骨角水平),距中切牙约25 cm;第3狭窄位于食管穿膈的食管裂孔处,约平第10胸椎体下缘,距中切牙约40 cm(图4-7)。

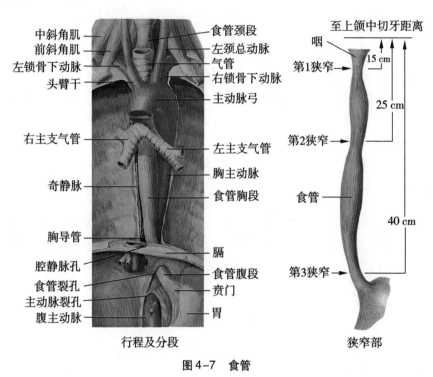

中斜角肌	食管颈段
前斜角肌	左颈总动脉
左锁骨下动脉	气管
头臂干	右锁骨下动脉
	主动脉弓
右主支气管	左主支气管
奇静脉	胸主动脉
	食管胸段
胸导管	膈
腔静脉孔	食管腹段
食管裂孔	贲门
主动脉裂孔	胃
腹主动脉	

行程及分段

至上颌中切牙距离
咽
第1狭窄 15 cm
25 cm
第2狭窄
食管
40 cm
第3狭窄

狭窄部

图4-7 食管

三、食管肌

食管壁的肌层,在上1/3段为骨骼肌,下1/3段属平滑肌,中1/3段由骨骼肌和平滑肌混合组成。

✿ 强化训练

思考与讨论

1. 简述食管的位置和分段。
2. 简述食管的狭窄部位及其临床意义。

第四节　胃

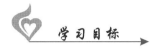

学习目标

掌握胃的形态结构和分部;熟悉胃的位置和功能;了解胃的分型和胃壁结构。

胃(stomach)是消化管中最为膨大的部分,上连食管,下续十二指肠,具有容纳食物、分泌胃酸并初步消化食物、内分泌等功能。胃的形态和位置常因体型、体位、充盈程度等不同而发生较大变化(图4-8)。

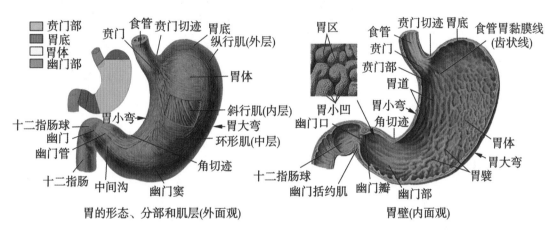

图4-8　胃

一、胃的位置

胃位于腹腔左上部,在中等充盈时,大部分位于左季肋区,小腹部位于腹上区。贲门约在第11胸椎左侧,幽门约在第1腰椎右侧。胃大弯最低点一般在脐平面,但在胃高度充盈时,可超过髂嵴平面。

二、胃的形态、分部和分型

1. 胃的形态　胃呈囊状,有出入两口、前后两壁和上下两缘。入口为贲门(cardia),接食管;出口为幽门(pylorus),续十二指肠。前壁朝向前上方,后壁朝向后下方。上缘称为胃小弯,凹向右上方,其最低点弯曲明显,其转折处称为角切迹(angular incisure);下缘称为胃大弯,大部分凸向左下方。

2. 胃的分部　分为4个部分。靠近贲门的部分称为贲门部(cardiac part),其内的黏膜皱襞与食管黏膜皱襞相续;贲门平面以上向左上膨出的部分称为胃底(fundus of stomach),临床又称为胃穹窿或胃泡;自胃底向下至角切迹之间的大部分,称为胃体(body of stomach);胃体以下至幽门的部分,称为幽门部(pyloric part)。幽门部有一浅沟,称为中间沟,其右侧为壁厚的幽门管

(pyloric canal)；左侧为壁薄的幽门窦(pyloric antrum)，简称胃窦。幽门部和胃小弯附近的胃体是胃溃疡和胃癌的好发部位。

　　3.胃的分型　胃在钡剂造影下分为4型(图4-9)。牛角型胃呈牛角形，横位于腹上部，多见于矮胖体型者；鱼钩型胃呈丁字形，胃角呈鱼钩状，多见于中等体型者；长型胃几乎均在中线左侧，多见于瘦弱体型者或女性；瀑布型胃的胃底向后倾折于胃体后方，胃泡较大而胃体较细小，钡剂在此两部分内可形成两个液面，多见于中等体型及矮胖者，系胃炎、胃溃疡等胃病患者常见的一种胃型。

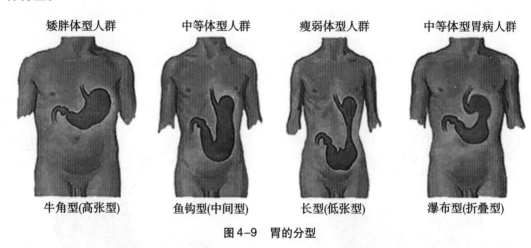

矮胖体型人群　　中等体型人群　　瘦弱体型人群　　中等体型胃病人群

牛角型(高张型)　　鱼钩型(中间型)　　长型(低张型)　　瀑布型(折叠型)

图4-9　胃的分型

三、胃壁的结构

　　胃壁分为黏膜层、黏膜下层、肌层和浆膜层。胃的黏膜层在幽门处形成环形皱襞，突向十二指肠腔内，称为幽门瓣(pyloric valve)，有阻止胃内容物进入十二指肠的功能。黏膜下层在胃扩张和蠕动时起缓冲作用。肌层较厚，分为3层：内层为斜行纤维，中层为环行纤维，外层为纵行纤维。浆膜层为腹膜。中层的环行肌在幽门瓣的深面明显增厚，称为幽门括约肌(pyloric sphincter)，有延缓胃内容物排空和防止肠内容物反流的作用。

 强化训练

思考与讨论

1.简述胃的位置、分型和分部。

2.食物从口吞咽至胃，依次经过哪些器官？首先降入胃的哪个部位？

3.胃一旦发生病变，常见于哪些部位？为什么？

第五节 小 肠

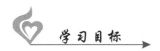

学习目标

掌握十二指肠的位置、分部和形态结构;熟悉小肠的分部,十二指肠大乳头的位置、构成和作用,空、回肠的位置和功能;了解空、回肠的主要区别。

小肠(small intestine)位于脐周,起自幽门,止于盲肠,是食物消化吸收的主要场所,并具有内分泌功能。成人的小肠全长5~7 m,是消化管中最长的一段,分为十二指肠、空肠和回肠。

一、十二指肠

十二指肠(duodenum)为小肠起始段,介于胃和空肠之间,全长25~30 cm,大部分位于腹上区,紧贴腹后壁。十二指肠呈"C"形包绕胰头,分为上部、降部、水平部和升部(图4-10)。

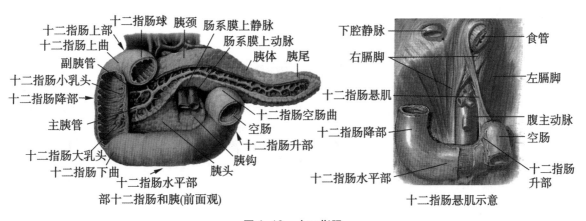

图4-10 十二指肠

1. 上部 在第1腰椎体右侧起于幽门,水平行向右后,至胆囊颈后下方急转直下,形成十二指肠上曲,并移行为降部。上部近幽门处较为膨大,管壁薄且黏膜面光滑无皱襞,临床常称此段为十二指肠球(duodenal bulb),可接受胃液,过多胃酸集聚于此不能被十二指肠液中和,易导致十二指肠溃疡。

2. 降部 起于十二指肠上曲,沿右肾内侧缘和第1~3腰椎体的右侧垂直下行,至第3腰椎体下缘处,呈直角转向左,形成十二指肠下曲,并移行为水平部。降部后内侧壁黏膜上有一纵行皱襞,称为十二指肠纵襞。纵襞末端的圆形隆起,称为十二指肠大乳头(major duodenal papilla),距中切牙约75 cm,其顶端有胆总管和胰管(二者汇合形成肝胰壶腹)的共同开口,故可接受胆汁和胰液的流入。在十二指肠大乳头稍上方,有时可见十二指肠小乳头(minor duodenal papilla),为副胰管的开口部位。

3. 水平部 又称为下部,起于十二指肠下曲,横过第3腰椎前方,向左移行为升部。

4.升部　自水平部末端斜向左上方,至第2腰椎左侧转向前下,形成十二指肠空肠曲,并续为空肠。十二指肠空肠曲的后上方由十二指肠悬肌(supensory muscle of duodenum)及其包被的腹膜皱襞连于右膈脚,称为十二指肠悬韧带(suspensory ligament of duodenum),又称为屈氏韧带(ligament of Treitz),可作为手术辨识空肠起始部的重要标志,也是十二指肠和空肠、上下消化道的分界标志。

二、空肠和回肠

空肠(jejunum)起于十二指肠空肠曲,回肠(ileum)与盲肠相连,两者无明显的界限(图4-11)。空肠和回肠一起被较为发达的肠系膜悬系于腹后壁,故合称为系膜小肠(mesenterial small intestine)。食物中的营养成分主要在十二指肠和空肠内被消化吸收。

1.空肠　为空、回肠的近侧段,约占全长的2/5,主要位于左外侧区和脐区(腹腔左上部),其特点是管径较粗,管壁较厚,血管丰富,色红润,黏膜面有高而密的环形皱襞,有散在的孤立淋巴滤泡。

2.回肠　为空、回肠的远侧段,约占全长的3/5,主要位于脐区和右腹股沟区(腹腔右下部),其特点是管径较细,管壁较薄,血管较少,色淡红,黏膜面的环形皱襞低矮而稀疏,除孤立淋巴滤泡增多外,还可见集合淋巴滤泡。肠伤寒常累及集合淋巴滤泡,容易发生肠壁溃疡、出血或穿孔。

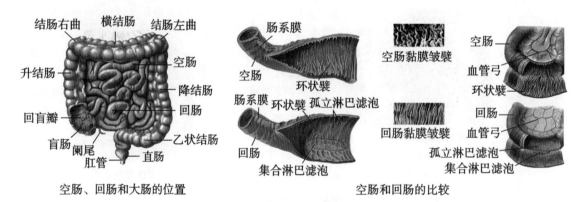

空肠、回肠和大肠的位置　　空肠和回肠的比较

图4-11　空肠、回肠的位置和比较

强化训练

一、名词解释

十二指肠悬韧带(suspensory ligament of duodenum)

二、思考与讨论

1.小肠分为几部? 在功能上各有何侧重?

2.十二指肠的分部及其形态特征如何? 可接受哪些消化液? 十二指肠大乳头有哪些管道连接? 又接受何种消化液?

3.空肠、回肠在形态和构造上有哪些区别?

第六节 大 肠

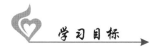
学习目标

掌握大肠的外形特征和分部,盲肠、阑尾的位置和阑尾根部的体表投影,肛齿状线的概念;熟悉大肠各段的特点及其功能,结肠、直肠和肛管的位置、形态结构和分部;了解齿状线的分界意义。

大肠(large intestine)围绕空、回肠分布,全长 1.5 m,分为盲肠、阑尾、结肠、直肠和肛管(图4-12)。在外观上,盲肠和结肠具有 3 种特征性结构,即结肠带(colic band)、结肠袋(colonic pouch)和肠脂垂(epiploic appendage),这是区分大、小肠的主要依据。大肠的主要功能为吸收水分、维生素和无机盐,并将食物残渣形成粪便,排出体外。

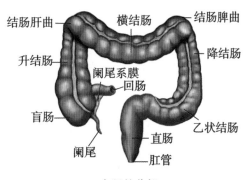
大肠的分部

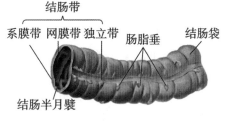
大肠的特征性结构

图 4-12 大肠

一、盲肠

盲肠(cecum)为大肠的起始部,位于右髂窝内,以盲端开始,向上续为升结肠(图4-13)。左侧与回肠相连接,在其左后壁上有回肠末端的开口,称为回盲口(ileocecal orifice)。口周的环形肌及其表面黏膜形成上、下两片半月形皱襞,称为回盲瓣(ileocecal valve),可阻止小肠内容物过快地流入大肠,以便食物在小肠内充分消化吸收,并可防止盲肠内容物逆流回小肠。在回盲口的下方有阑尾的开口,称为阑尾口(orifice of vermiform appendix)。

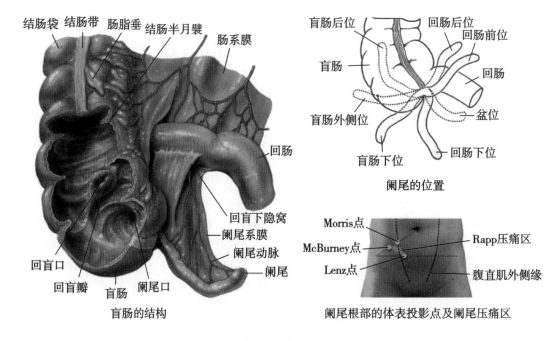

图4-13 盲肠和阑尾

二、阑尾

阑尾(vermiform appendix)位于右髂窝内,长7～9 cm,形似蚯蚓,其近侧端附于盲肠后内侧壁,远侧端为游离盲端(图4-12)。阑尾根部的位置比较固定,为3条结肠带下端的汇合处,沿这些结肠带向下追踪,可作为手术寻找阑尾的可靠方法;其体表投影点在右髂前上棘与脐连线的中、外1/3等分交界处,称为麦克伯尼点(McBurney point,简称麦氏点),又称为阑尾点,阑尾炎时该点常有压痛和反跳痛。

三、结肠

结肠(colon)介于盲肠与直肠之间,呈"M"形包绕于空、回肠周围,分为升结肠(ascending colon)、横结肠(transverse colon)、降结肠(descending colon)和乙状结肠(sigmoid colon)(图4-12)。升结肠与横结肠之间的转折处在肝右叶下方形成弯曲,称为结肠右曲(fight colic flexure),又称为肝曲(hepatic flexure);横结肠与降结肠之间的转折处在脾的下方形成弯曲,称为结肠左曲(left colic flexure),又称为脾曲(splenic flexure)。乙状结肠位于左髂窝内,全长呈"乙"字形弯曲,于第3骶椎平面续为直肠。阑尾、横结肠和乙状结肠分别有相应的系膜连于腹、盆腔的后壁,活动度较大,剧烈活动时容易发生这些肠段的肠扭转、肠套叠等急腹症。

四、直肠

直肠(rectum)位于盆腔内后部,沿骶、尾骨的前面下行,介于乙状结肠和肛管之间,形成1个膨大、2个弯曲和3个横襞(图4-14)。直肠的中下部肠腔显著扩大,称为直肠壶腹(ampulla of rectum);在矢状面上形成上、下2个弯曲,分别称为直肠骶曲和直肠会阴曲;壶腹内面的黏膜及环行肌构成上、中、下3条直肠横襞,有承托粪便的作用。直肠的前面,男性有膀胱、前列腺和精囊腺,女性有子宫和阴道。

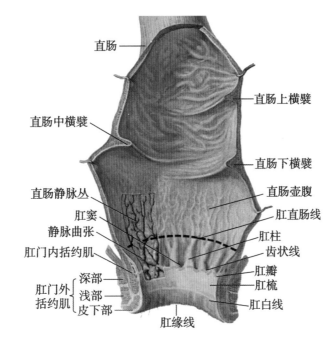

直肠——直肠

直肠中横襞——直肠上横襞

直肠下横襞

直肠静脉丛——直肠壶腹
肛窦——肛直肠线
静脉曲张——肛柱
肛门内括约肌——齿状线
肛瓣
肛门外{深部——肛梳
括约肌{浅部——肛白线
{皮下部——肛缘线

直肠和肛管的结构

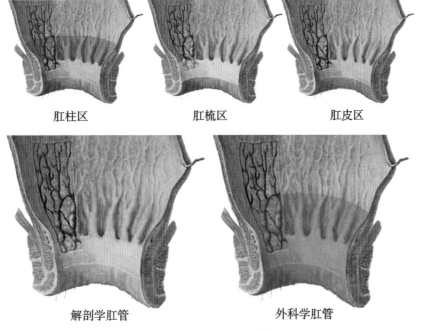

肛柱区　　　肛梳区　　　肛皮区

解剖学肛管　　　　外科学肛管

图 4-14　直肠和肛管

五、肛管

肛管(anal canal)在盆膈平面接直肠,下端终于肛门(图 4-14)。肛管被肛门括约肌所包绕,平时处于收缩状态,有控制排便的作用。肛管上段的黏膜形成 6～10 条纵行皱襞,称为肛柱(anal column);各柱的下端彼此借半月形的黏膜皱襞相连,称为肛瓣(anal valve);每个肛瓣与相邻两个肛柱之间形成开口向上的小窝,称为肛窦(anal sinuse),窦内易积存粪屑和细菌而导致肛窦炎。各柱上端的连线称为肛直肠线,为直肠和肛管的分界线;各肛柱的下端与肛瓣连成锯齿状的环形线,称为齿状线(dentate line),为肛周黏膜和皮肤的分界线,又称为肛皮线;在齿状线下方有一宽约 1 cm 的环状区域,表面光滑呈浅蓝色,称为肛梳(anal pecten),为外痔的好发部位,又称为痔环;在肛梳下缘有一不明显的浅白色环行线,称为白线,又称为 Hilton 线,为肛门内、外括约肌的分界线。齿状线可作为肛管的黏膜和皮肤、动脉来源、静脉回流、淋巴引流、神经支配等不同的分界标志。肛梳部的皮下组织和肛柱部的黏膜下层内含有丰富的静脉丛,有时可因某种病理原因而形成静脉曲张,向肛管腔内突起,称为痔。痔发生在齿状线以上称为内痔,发生在齿状线以下称为外痔,也有跨越于齿状线上、下的称为混合痔。由于神经分布的不同,所以内痔不痛,而外痔常感疼痛。

肛管周围有肛门内、外括约肌和肛提肌。肛门内括约肌为平滑肌,有协助排便但无括约肛门的作用;肛门外括约肌为骨骼肌,受意识支配,分皮下部、浅部和深部,有较强括约肛门以控制排便的功能。直肠下份的纵行肌,肛门内括约肌,肛门外括约肌的浅、深部,肛提肌的耻骨直肠肌,共同构成围绕肛管的强大肌环,称为肛直肠环(anorectal ring),对肛管起着极其重要的括约作用,若手术损伤将导致大便失禁。

强化训练

一、名词解释

1. 麦氏点(McBurney point)　2. 齿状线(dentate line)

二、思考与讨论

1. 打开腹膜腔如何区分大、小肠? 在哪些位置可找到不同的大肠段?

2. 急性阑尾炎患者需要进行阑尾切除手术,试问:阑尾位于何处? 如何准确、迅速地找到阑尾?

3. 齿状线如何组成? 可有哪些分界意义? 内痔、外痔和混合痔的划分依据是什么?

4. 括约肛门的肌有哪些? 形成什么结构? 为防止大便失禁,手术时最忌损伤哪块肌的哪些部位?

第七节　肝

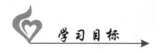
学习目标

掌握肝的位置和分叶,肝门和肝蒂的概念,胆囊的位置、分部、胆囊底的体表投影;熟悉肝的外形、结构和功能,肝外胆道的组成,胆总管的位置和开口部位;了解胆汁的产生和储存部位及其排出途径。

肝(liver)是人体最大的腺体和最大的消化腺。肝的血液供应十分丰富,活体呈棕红色,且质地柔软而脆弱,易受外力打击而破裂,引起腹腔内大出血。肝是机体新陈代谢最活跃的器官,主要功能是分泌胆汁,以促进脂肪的消化吸收;其次,参与蛋白质、脂类、糖类、维生素等营养物质的合成、转化和分解,以及激素、药物等活性物质的转化和解毒;此外,还有吞噬、防御、胚胎时期造血等功能。

一、肝的位置

肝主要位于右季肋区和腹上区,小部分位于左季肋区。肝大部分被胸前壁和膈所掩盖,仅在剑突下有一小部分直接与腹前壁相接触。肝上界与膈穹一致;肝下界即肝前缘,其左、右侧一般不超过肋弓,中部可在剑突下 1～3 cm,故体检时在两侧肋弓下不能触及肝,但在剑突下 3 cm 内可触及。7 岁以前的小儿肝体积相对较大,肝下界可超过右肋弓下 1.5～2.0 cm。肝借镰状韧带和冠状韧带连于膈下面和腹前壁,因而在呼吸时,肝可随膈上下移动。

二、肝的形态和分叶

肝呈楔形,分为上、下两面和前、后、左、右 4 个缘(图 4-15)。

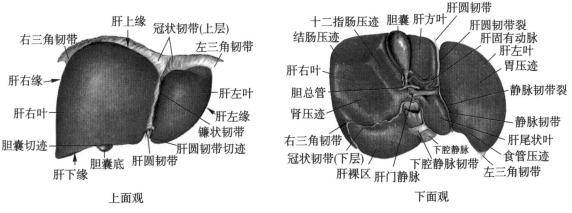

图 4-15　肝

1. 肝的膈面　肝的上面光滑膨隆,与膈相贴,称为膈面(diaphragmatic surface)。膈面上有矢状位的镰状韧带(falciform ligament);后部有呈冠状位的冠状韧带(coronary ligament),分为上、下两层。冠状韧带在肝右叶的后上面两层分开,缺乏腹膜被覆,称为肝裸区(bare area of liver)。肝裸区的左侧有一较宽的沟,称为腔静脉沟(sulcus for vena cava),内有下腔静脉通过。

2. 肝的脏面　肝的下面凹凸不平,邻接一些腹上部脏器,又称为脏面(visceral surface)。脏面中部有略呈“H”形的 3 条沟。横沟位于肝脏面中央,是左、右肝管,肝固有动脉左、右支(即左、右肝动脉),肝门静脉左、右支,以及肝的神经、淋巴管等出入的部位,称为肝门(porta hepatis),即第一肝门(图 4-16)。这些出入肝门的结构被结缔组织包绕,称为肝蒂(hepatic pedicle)。左侧纵沟的前部裂隙称为肝圆韧带裂,内有肝圆韧带;后部裂隙称为静脉韧带裂,容纳静脉韧带。右侧纵沟前部的浅窝,称为胆囊窝(gallbladder fossa),容纳胆囊;后部的浅沟称为腔静脉沟(sulcus for vena cava),有下腔静脉通过。肝左、中、右静脉在腔静脉沟的上部出肝后注入下腔静脉,故将此处称为第二肝门。

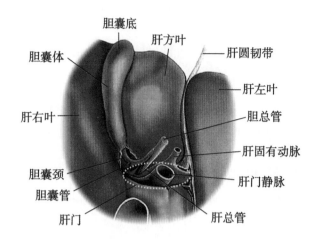

图 4-16　胆囊及肝门

3. 肝缘　肝前缘:又称为肝下缘,薄而锐利,是肝的脏面与膈面的分界线。肝后缘:钝圆,朝向脊柱。肝右缘:钝圆,为肝右叶的右下缘。肝左缘:薄而锐利,为肝左叶的左缘。肝前缘右侧有胆囊切迹(notch of gallbladder),胆囊底常在此处露出肝前缘;左侧有肝圆韧带切迹,又称为脐切迹,有肝圆韧带通过。

4. 肝叶　肝的膈面被镰状韧带分为小而薄的肝左叶和大而厚的肝右叶。肝的脏面被"H"形沟分为 4 叶:左纵沟的左侧为肝左叶(left lobe of liver);右纵沟的右侧为肝右叶(right lobe of liver);横沟前方为肝方叶(quadrate lobe of liver);横沟后方为肝尾状叶(caudate lobe of liver)。

三、肝外胆道系统

肝外胆道系统包括胆囊(gallbladder)和输胆管道(bile duct),与肝内胆道一起将肝分泌的胆汁运送至十二指肠腔内(图 4-17)。

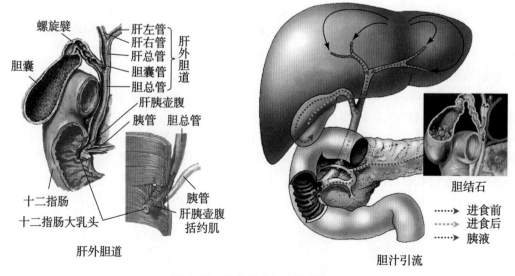

图 4-17　肝外胆道和胆汁引流

1.胆囊　位于肝下面的胆囊窝内,分为底、体、颈和管。胆囊底是胆囊突向前下方的盲端,充满胆汁时可贴近腹前壁,其体表投影在右锁骨中线(右腹直肌外侧缘)与右肋弓相交处,称为胆囊点(gallbladder point),又称为墨菲点(Murphy point),胆囊炎时该点可有压痛。胆囊体是胆囊的主体部分,向后逐渐变细,移行为胆囊颈。胆囊颈常以直角向左下弯转,移行于胆囊管。

2.输胆管道　包括肝内管道和肝外胆道。肝外胆道包括肝左管、肝右管、肝总管、胆囊和胆总管。肝左管和肝右管出肝门后汇合成肝总管(common hepatic duct);肝总管与胆囊管在肝十二指肠韧带内汇合成胆总管(common bile duct);胆总管向下经十二指肠上部的后方,降至胰头后部,再于十二指肠降部中份穿过其后内侧壁,并在壁内与胰管汇合形成局部的小膨大,称为肝胰壶腹,又称为法特壶腹(ampulla of Vater),开口于十二指肠大乳头。在肝胰壶腹周围有环形的平滑肌,称为肝胰壶腹括约肌,又称为奥迪括约肌(Oddi sphincter),可控制十二指肠大乳头口的开闭。胆囊管、肝总管和肝的脏面围成的三角形区域称为胆囊三角(cystic triangle),又称为卡洛三角(Calot's triangle),此三角内常有胆囊动脉通过,是胆囊手术中寻找胆囊动脉的重要标志。

3.胆汁的分泌、储存和排出路径　胆汁大部分由肝细胞分泌,少部分由胆管细胞分泌。肝分泌的胆汁经浓缩4~10倍后储存于胆囊内。在平时未进食状态下,肝胰壶腹括约肌保持紧张,十二指肠大乳头开口封闭,胆囊舒张,由肝分泌的胆汁经肝左、右管、肝总管、胆囊管进入胆囊内暂时储存并不断浓缩;进食后,尤其是摄入大量高脂肪食物,肝胰壶腹括约肌肌松弛,胆囊收缩,浓缩的胆汁经胆囊管、胆总管、肝胰壶腹和十二指肠大乳头开口,排入十二指肠腔内。若胆道因结石阻塞,胆汁潴留,压力增高,使毛细胆管破裂,胆汁进入血液中,引起阻塞性黄疸。

 强化训练

一、名词解释

1.肝门(porta hepatis)　2.胆囊三角(cystic triangle)

二、思考与讨论

1.简述肝的位置、分叶和功能。出入肝门的结构有哪些?

2.肝外胆道由哪几部分组成? 简述胆囊的位置、分部和胆囊底的体表投影。

第八节　胰

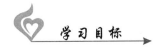 **学习目标**

掌握胰的位置和形态学分部;熟悉胰管的开口部位和胰腺的功能;了解副胰管的开口及胰头的毗邻关系。

胰(pancreas)是人体第二大的消化腺,头侧端被十二指肠包绕,尾侧端止于脾门附近。

一、胰的位置和形态

1.胰的位置　胰横卧于胃和腹后壁之间,平对第1、2腰椎体,大部分在腹上区和左季肋区。

2.胰的形态和分部　胰外形细长,呈条带状,分为头、颈、体和尾,各部界限不清。胰头为右侧端的膨大部分,被十二指肠包绕,其下份有向左上方突出的钩突(uncinate process),将肠系膜上动、静脉夹在胰头与钩突之间。胰头(如胰头癌)肿大时,可压迫胆总管和肝门静脉,导致阻塞性黄疸、胃肠淤血、脾大、腹腔积液等症状。胰颈位于胰头与胰体之间,常以后方的肠系膜上静脉和肝门静脉两侧缘为界。胰体占胰的大部分,横位于第1腰椎体前方,略呈三棱柱形。胰尾较细,行向左上方至左季肋区,触及脾门。

二、胰的结构和功能

1.胰的结构　在胰的实质内,有一自胰尾向胰头横贯全长的排泄管,称为胰管(pancreatic duct),沿途接受许多小叶间导管,最后与胆总管汇合成肝胰壶腹,共同开口于十二指肠大乳头。在胰头上部有时可见一小管,称为副胰管(accessory pancreatic duct),开口于十二指肠小乳头。

2.胰的功能　胰由外分泌部和内分泌部组成。外分泌部的腺细胞分泌胰液,内含多种消化酶(如胰蛋白酶、胰脂肪酶及胰淀粉酶),经胰管排入十二指肠腔内,分解为蛋白质、脂肪、糖类等;内分泌部为散在于胰实质内的细胞团,尾部较多,称为胰岛(pancreatic island),它主要分泌胰岛素和胰高血糖素,调节血糖的代谢。胰岛素是机体内仅由胰岛分泌的唯一降血糖激素,故重症糖尿病患者常需注射人工胰岛素。

 强化训练

思考与讨论

1.简述胰的位置、分部和功能。

2.胰头癌时,为什么会出现黄疸、肠梗阻、腹腔积液、脾大等症状?

第五章　呼吸系统

呼吸系统（respiratory system）由呼吸道和肺组成（图5-1）。呼吸道包括鼻、咽、喉、气管和支气管，临床上常将鼻、咽、喉合称为上呼吸道；气管和各级支气管合称为下呼吸道。肺由实质和间质组成，肺实质包括支气管树和肺泡；肺间质包括肺的血管、淋巴管、神经等。呼吸系统的主要功能是进行气体交换，即吸入富含氧的空气，排出机体代谢产生的二氧化碳。

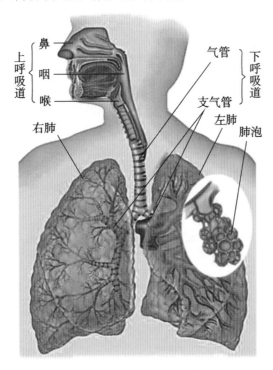

图5-1　呼吸系统构成

第一节　鼻

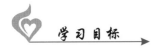

掌握上、下呼吸道的区分，鼻中隔的构造，嗅区的位置，以及鼻旁窦的开口；熟悉呼吸系统的组成和功能，鼻腔的分部和形态结构；了解外鼻的形态结构，鼻旁窦的功能。

鼻（nose）是呼吸道的起始部，分为外鼻（external nose）、鼻腔（nasal cavity）和鼻旁窦（paranasalsinus）。鼻既是呼吸器官，又是发音和嗅觉器官。

一、外鼻

外鼻居面部中央，以鼻骨和软骨为支架（图5-2）。上端突出于两眶之间且与额相连的部分，称为鼻根。鼻根向下延伸为鼻背，其末端称为鼻尖。鼻尖向两侧扩大形成鼻翼（nasal ala），儿童或老年人出现呼吸困难时，易出现鼻翼扇动。从鼻翼向外下至口角的浅沟，称为鼻唇沟（nasolabial sulcus），面瘫患者的患侧鼻唇沟可变浅或消失。鼻尖和鼻翼的皮肤因富含皮脂腺和汗腺，是痤疮、酒渣鼻和疖肿的好发部位。

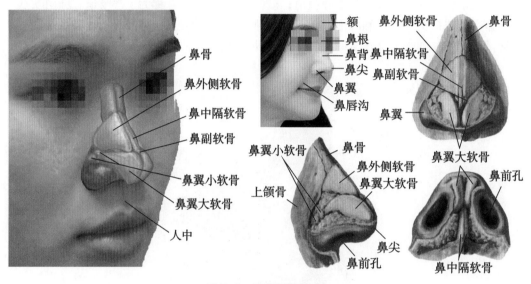

图5-2 外鼻及其构造

二、鼻腔

鼻腔被鼻中隔分成左、右两个腔。每侧鼻腔向前经鼻（前）孔通体外，向后经鼻后孔通鼻咽，并以皮肤与黏膜交界处的鼻阈（nasal limen）为界，分为前部的鼻前庭和后部的固有鼻腔（图5-3）。

1. 鼻前庭　位于鼻腔最前部，由鼻翼遮盖，内衬皮肤，富有皮脂腺和汗腺，并生有鼻毛，有过滤灰尘和净化吸入空气的作用。

2. 固有鼻腔　是鼻腔的主要部分，由鼻骨和鼻外侧软骨遮盖，内衬黏膜，形态结构类同骨性鼻腔。鼻腔的黏膜根据功能，分为嗅区和功能区。上鼻甲内侧面及其相对的鼻中隔部分的鼻黏膜，富有能感受嗅觉刺激的嗅细胞，称为嗅区（olfactory region）。鼻腔其余部分的黏膜则富含丰富的鼻腺、血管、神经等，能温暖、湿润吸入的空气，并可吸附其中的尘埃和病原体的作用，称为呼吸区（respiratory region）。鼻中隔前下部的黏膜含有丰富的毛细血管网，易受来自鼻前孔空气中的物理和化学刺激，在受外力碰撞或女性处于月经期时，易致此部破裂出血（鼻衄），故称为易出血区，又称为利特尔区（Little area）。

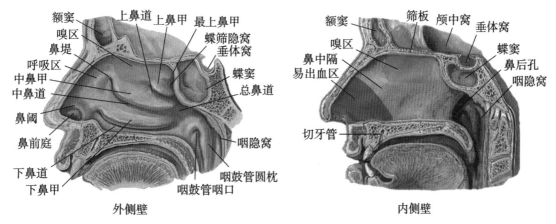

外侧壁　　　　　　　　　　　　　内侧壁

图 5-3　鼻腔

三、鼻旁窦

鼻旁窦,又称为副鼻窦,简称鼻窦,由骨性鼻旁窦覆以黏膜而成,各窦的位置和开口参见骨性鼻旁窦。鼻窦具有减轻头颅重量,温暖、湿润窦内空气,对发音起共鸣以使声音变得清晰而洪亮等作用。

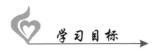 强化训练

一、名词解释

1. 嗅区(olfactory region)　　2. 利特尔区(Little area)

二、思考与讨论

1. 上、下呼吸道分别包括哪些器官? 上呼吸道感染包括哪些器官的炎症?

2. 简述鼻前庭的结构特点。固有鼻腔分为哪些功能区? 鼻出血好发于何处? 为什么?

3. 中鼻道积脓时,哪些鼻旁窦有炎症? 为什么鼻窦炎以上颌窦炎多见?

第二节　喉

学习目标

掌握喉的位置,喉软骨的名称,喉口的围成,喉腔的分部,声带的组成及功能;熟悉喉的连结,喉黏膜结构特点,喉腔的结构;了解喉肌,环甲膜穿刺术和气管切开术的临床应用与区别。

喉(larynx)位于颈前正中,喉咽的前方。成人的喉平第 3～6 颈椎高度,上界为会厌上缘,下界达环状软骨下缘。喉以软骨为支架,借关节、韧带和喉肌相连接而成,既是呼吸道,又是发音器官。

一、喉的软骨

喉的软骨包括不成对的甲状软骨(thyroid cartilage)、环状软骨(cricoid cartilage)、会厌软骨(epiglottic cartilage)和成对的杓状软骨(arytenoid cartilage)等(图5-4)。

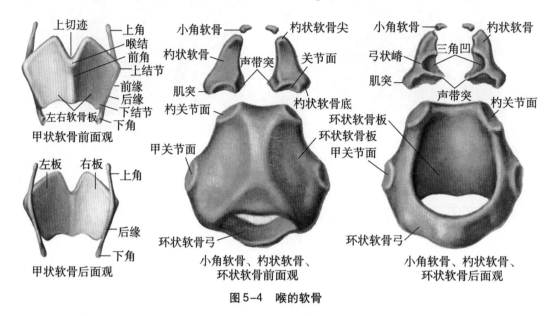

图5-4 喉的软骨

1. 甲状软骨 呈四边形，由左、右两侧的软骨板在前缘愈合而成，参与构成喉的前壁和侧壁。两侧板前缘的愈合处称为前角，其上部向前最凸出部分，称为喉结(laryngeal prominence)，为成年男性的重要性征。两板后缘游离分开，并向上、下形成突起，分别称为上角和下角。下角较短，与环状软骨相关节。

2. 环状软骨 呈环状，位于甲状软骨下方，构成喉底部的腔壁。其前部低窄，称为环状软骨弓(cricoid arch)，约平对第6颈椎，弓的下缘为咽和食管、喉和气管的分界；后部高阔，称为环状软骨板(cricoid lamina)，板上缘有关节面与杓状软骨相关节。弓与板交界处有甲关节面与甲状软骨相关节。环状软骨对支撑呼吸道保持其畅通有重要作用，损伤后能引起喉狭窄。

3. 会厌软骨 呈叶片状，位于舌根和舌骨体后上方。其下端借甲状会厌韧带连于甲状软骨前角的内面，上部则被覆黏膜形成喉口的活瓣，称为会厌(epiglottic)。吞咽时会厌封闭喉口，可引导食团入咽，阻止食团进入喉腔或气管而引起呛咳。

4. 杓状软骨 呈三棱锥形，位于环状软骨板上缘两侧，有一尖、一底和两突。尖朝上，底朝下；底部向前伸出突起，称为声带突，向外侧伸出突起，称为肌突，分别有声韧带和喉肌附着。

二、喉的连结

(一)喉的关节

喉的关节主要有环甲关节(cricothyroid joint)和环杓关节(cricoarytenoid joint)，在关节的周围有韧带保护，如环甲关节有角环韧带、环杓关节有环杓后韧带(图5-5)。

1. 环甲关节 由环状软骨弓、板交界处的甲关节面与甲状软骨下角构成，属联合关节。在环甲肌的牵引下，甲状软骨围绕冠状轴做前倾(声带紧张)和复位(声带松弛)运动。环甲关节周围有环甲前、环甲侧及环甲后韧带,合称为角环韧带(ceratocricoid ligament),可增强环甲关节的稳固性。

2.环杓关节　由环状软骨板上缘的杓关节面和杓状软骨底构成。杓状软骨可围绕垂直轴做旋内(声门裂缩小)和旋外(声门裂开大)运动。环杓关节还可做前、后、内、外等方向上的滑动。

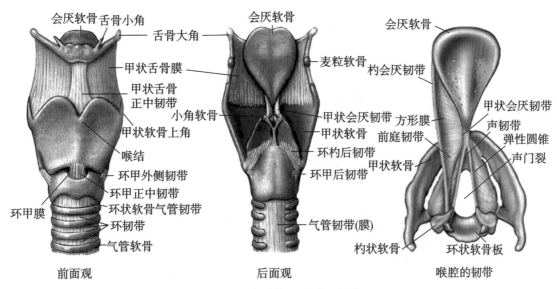

前面观　　　　　　　　后面观　　　　　　喉腔的韧带

图5-5　喉的软骨、关节和韧带

(二)喉的韧带

喉的韧带主要为膜状韧带如甲状舌骨膜(thyrohyoid membrane)、方形膜(quadrangular membrane)、环甲膜(cricothyroid membrane)、弹性圆锥(conus elasticus)等(图5-5)。这些膜状韧带在中部、外侧或上、下缘等部位增厚,可形成甲状舌骨正中韧带和甲状舌骨侧韧带、环甲膜正中韧带和环甲膜侧韧带、杓会厌韧带和前庭韧带、声韧带、环气管韧带等。

1.甲状舌骨膜　是位于舌骨与甲状软骨之间的结缔组织膜。前面正中增厚,称为甲状舌骨正中韧带;两外侧增厚,称为甲状舌骨侧韧带。

2.方形膜　呈斜方形,位于喉前庭腔壁的黏膜下,起于会厌软骨两侧缘和甲状软骨前角后面,向后附着于杓状软骨前内侧缘。此膜的上缘游离增厚,称为杓会厌韧带,其表面的黏膜皱襞称为杓会厌襞;其下缘也游离增厚,称为前庭韧带,又称为室韧带,此韧带表面的黏膜皱襞,称为前庭襞(vestibular fold)。

3.环甲膜　是位于甲状软骨下缘与环状软骨弓上缘之间的结缔组织膜。前面正中增厚,称为环甲正中韧带;两外侧增厚,称为环甲侧韧带。环甲膜穿刺或切开是临床上对于有呼吸道梗阻、严重呼吸困难的患者进行现场急救的方法之一,所建立的临时性通气道可为气管切开术赢得时间。

4.弹性圆锥　呈圆锥形,位于声门下腔壁的黏膜下,起自甲状软骨前角的后面,呈扇形向下、向后止于杓状软骨声带突和环状软骨,故又称为三角膜。此膜的上缘游离增厚,紧张甲状软骨前角的后面与声带突之间,称为声韧带(vocal ligament),其表面的黏膜皱襞,称为声襞(vocal fold);其下缘续为环气管韧带(cricotracheal ligament),是连于环状软骨与第1气管软骨环之间的结缔组织膜。

三、喉肌

喉肌均属于横纹肌,除杓横肌为单块外,均成对存在。按其部位不同分为喉外肌和喉内肌:喉外肌将喉与周围结构相连,包括舌骨上肌群和舌骨下肌群,可使喉固定或上升、下降,并对发音起辅助作用;喉内肌起止点均在喉部,收缩时可运动喉的关节和软骨(图5-6)。

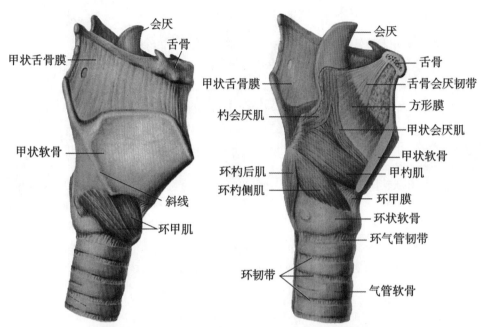

右侧面观(左:未切除甲状软骨右板。右:已切除甲状软骨右板)

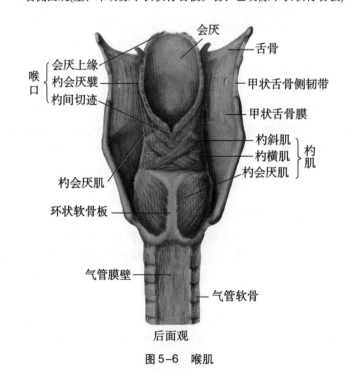

后面观

图5-6 喉肌

　　喉内肌依其功能分成4组:使声门裂开大的肌主要为环杓后肌;使声门裂关闭的肌有环杓侧肌和杓肌(由杓横肌、杓斜肌和杓会厌肌组成);使声带紧张和松弛的肌分别为环甲肌和甲杓肌;使会厌活动的肌主要有杓会厌肌和甲会厌肌。杓肌也有缩小和关闭喉口的作用。

　　甲杓肌的下部肌束位于声襞内,声韧带的外侧,称为声带肌(vocalis),其收缩使声襞变短而松弛。声韧带、声带肌和声襞共同构成声带(vocal cord),它是发声的主要结构。

四、喉腔

　　喉腔(laryngeal cavity)由喉壁围成,向上经喉口与咽相通,向下续为气管。喉口(aditus laryngis)为喉腔入口,由会厌上缘、杓会厌襞和杓间切迹围成。在喉咽部,喉口的两侧和甲状软骨内面之间,黏膜下陷形成的深窝,称为梨状隐窝(piriform recess),是异物易嵌顿停留的部位。喉腔被上、下两对由喉侧壁突入喉腔内的黏膜皱襞分为喉前庭(laryngeal vestibule)、喉中间腔(intermedial cavity of larynx)和声门下腔(infraglottic cavity)(图5-7)。

　　1.喉前庭　位于喉口与前庭襞之间,呈上宽下窄的漏斗状。其前壁中央部有会厌软骨柄附着,其上方呈结节状隆起处,称为会厌结节;其下缘两侧的前庭襞之间有狭窄裂隙,称为前庭裂。

　　2.喉中间腔　位于前庭襞与声襞之间,是喉腔中最小的部分。两侧声襞与杓状软骨的基底部和声带突之间的狭窄裂隙,称为声门裂(rima glottidis),是喉腔最狭窄的部位。声带和声门裂合称为声门或声门区(glottis)。喉中间腔向两侧延伸,并上翘突至前庭襞与声襞之间形成梭形隐窝,称为喉室(ventricle of larynx),为进入喉腔内的异物易滞留部位。

　　3.声门下腔　位于声门裂与环状软骨下缘之间的部分,上窄下宽,略成圆锥形。腔内黏膜下组织比较疏松,炎症时易引起喉水肿。婴幼儿更容易发生急性水肿而致喉梗塞,导致呼吸困难。

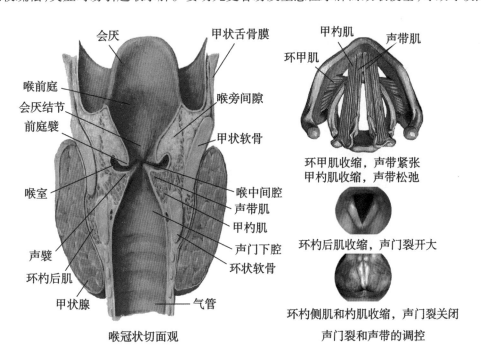

喉冠状切面观

声门裂和声带的调控

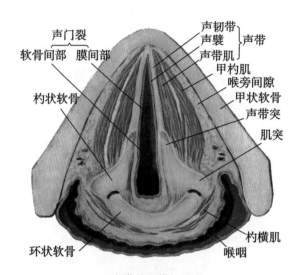

经声带的喉横切面观

图 5-7 喉腔和声带的运动

 强化训练

一、名词解释

1.声带（vocal cord） 2.喉口（aditus laryngis） 3.喉室（ventricle of larynx）

二、思考与讨论

1.喉位于何处？喉以哪些软骨作为支架？这些软骨是通过哪些结构连接起来？

2.喉镜检查时，可进入哪些腔？见到哪些结构？

3.声带由哪些结构组成？有什么功能？

4.为什么幼儿患喉炎时，易出现呼吸困难，甚至窒息？

5.急性喉梗阻时，常穿刺或切开何结构，以建立暂时性的呼吸通道？

第三节　气管和支气管

 学习目标

　　掌握气管的位置，气管杈的概念；熟悉气管和支气管的构造特点，左、右主支气管的形态区别；了解气管隆嵴。

一、气管

　　气管（trachea）位于食管的前方，起自环状软骨下缘即第6颈椎体下缘水平，向下止于第4胸椎体下缘水平,分为颈部和胸部(图5-8)。气管由14～18个"C"形软骨环及连接各环间的平滑肌和结缔组织构成。临床上常在第2～4气管软骨环处沿正中线行气管切开术。

气管在胸骨角平面分为左、右主支气管,其分叉处称为气管杈(bifurcation of trachea);其内面向上凸出的半月状纵嵴,称为气管隆嵴,是支气管镜检查的定位标志。

二、主支气管及支气管树

主支气管(main bronchus)为气管杈至肺门之间的气道,是气管树中的一级支气管。左主支气管较细长,走向趋于水平;右主支气管较粗短,走向近于垂直,故经气管坠入的异物多进入右侧肺内。主支气管进入肺内,进一步分支为二级支气管,称为肺叶支气管;后者继续在各肺叶内再分为三级支气管,称为肺段支气管;以后再经数级分支,依次为小支气管、细支气管、终末细支气管、呼吸性支气管、肺泡小管、肺泡囊,总计23级(不包括肺泡),使整个支气管呈树状,故称为支气管树(bronchial tree)(图5-9)。

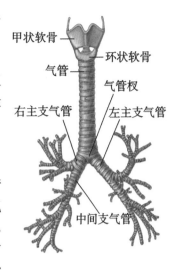

图5-8　气管和支气管

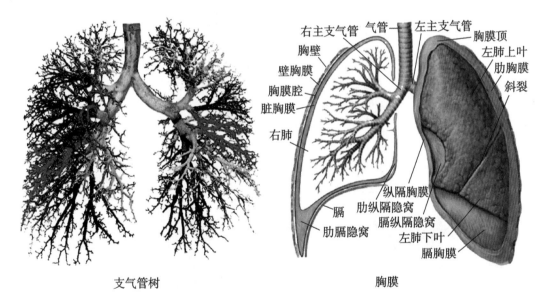

支气管树　　　　　　　胸膜

图5-9　支气管树和胸膜

✿ 强化训练

一、名词解释

气管杈(bifurcation of trachea)

二、思考与讨论

1. 气管与支气管有何构造特点?

2. 左、右主支气管在形态上有何区别?气管异物为什么易坠入右侧主支气管或右肺?

第四节　肺

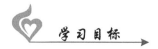
学习目标

　　掌握肺的位置和分叶,肺门的概念和出入肺门的结构,左肺上的心压痕;熟悉肺的形态特点和功能;了解肺内支气管和肺段的概念,肺的血管和神经。

　　肺(lung)是呼吸系统进行气体交换的场所,由肺内的各级支气管、肺泡和肺间质的血管、神经、淋巴管等组成(图5-10)。正常肺呈浅红色,质柔软呈海绵状,富有弹性。

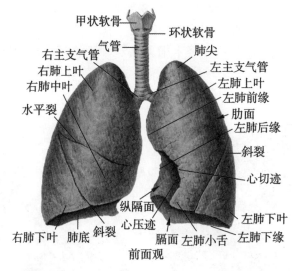

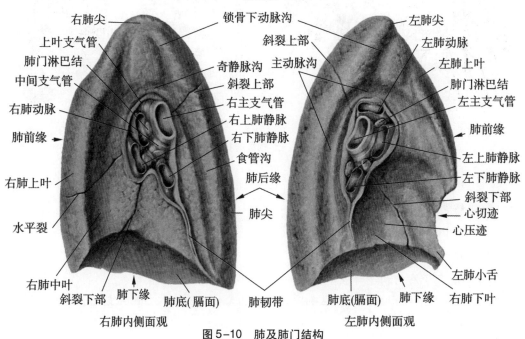

图5-10　肺及肺门结构

一、肺的位置

肺位于胸腔内,纵隔两侧,膈之上,分为左肺和右肺。肺尖可向上自胸廓上口突入颈根部,高于锁骨内侧 1/3 段上方 2~3 cm。胎儿肺因肺泡未扩张,肺的比重大,可沉于水底,这在法医鉴定上有重要价值。

二、肺的形态和分叶

1. 肺的形态　右肺因受肝位置的影响,较宽短;左肺因受心偏向左侧的影响,较狭长。肺近似半圆锥形,分为一尖、一底、两面和三缘。肺尖(apex of lung)钝圆,向上突至颈根部。肺底(base of lung)紧贴膈,向上凹陷,又称为膈面。肺的肋面向外侧凸隆且面积宽阔,与肋和肋间肌相邻,老年人或肺气肿患者可形成明显的肋压迹;纵隔面为肺的内侧面。肺的纵隔面中央处稍凹陷,有主支气管、肺血管、支气管血管、神经、淋巴管等结构的出入,称为肺门(hilum of lung);出入肺门的结构被结缔组织包绕,称为肺根(root of lung)。肺前缘薄锐,右前缘较垂直,左前缘则被心向外推开;肺后缘圆钝,位于脊柱两侧的肺沟中;肺下缘也较薄锐,伸入膈和胸壁之间。因心对肺的压迫,可在两肺纵隔面的前下方形成较大的窝,称为心压迹(cardiac impression);在左肺前缘下部形成弧形凹陷,称为心切迹(cardiac notch);在心切迹的下方又形成一突起,称为左肺小舌(lingula of left lung)。这些心的压痕以左侧肺最为明显。

2. 肺的分叶　左肺借由后上斜向前下的斜裂(oblique fissure)分为上、下 2 叶;右肺借斜裂和起自斜裂并水平前行的水平裂(horizontal fissure)分为上、中、下 3 叶。

三、肺内支气管和肺段

1. 肺内支气管　包括肺叶支气管和肺段支气管,进入相应的肺叶和肺段内。

2. 支气管肺段　由每一肺段支气管及其所属的肺组织组成支气管肺段(bronchopulmonary segment),简称肺段(pulmonary segment)。由于左肺受的压迫,通常右肺有 10 个肺段,左肺有 8 个肺段。相邻肺段之间有结缔组织及其内的肺静脉段间支分隔,故可视肺段为独立的结构和功能单位,手术中通常以肺段为单位进行定位诊断和肺段切除。

✿ 强化训练

一、名词解释

1. 肺门(hilum of lung)　2. 肺根(root of lung)　3. 肺段(pulmonary segment)

二、思考与讨论

1. 肺位于何处? 各分为几叶? 比较左、右肺的形态异同点。

2. 何为肺门? 何为肺根? 出入肺门的结构有哪些?

3. 心对肺的挤压形成的压痕有哪些?

4. 在法医上如何鉴别胎儿是出生前死亡还是出生后死亡?

5. 何为肺段支气管? 何为支气管肺段? 左肺和右肺各分为几个肺段?

第五节　胸　膜

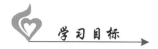

学习目标

掌握胸膜的层次,壁胸膜的分部,胸膜腔和肋膈隐窝的概念;熟悉胸膜腔和肋膈隐窝的特点及其临床意义,胸膜隐窝的分类;了解肺和胸膜的体表投影。

一、胸膜与胸膜腔

1.胸膜　胸膜(pleura)是衬贴于胸壁内面、膈上面和覆盖于肺表面的一层薄而光滑的浆膜(图5-11)。衬贴于胸壁内面者为壁层胸膜,又称为壁胸膜(parietal pleura);被覆于肺表面者为脏层胸膜,又称为脏胸膜(visceral pleura)或肺胸膜(pulmonary pleura)。脏、壁两层胸膜在肺根处互相移行,并在肺根的下方重叠形成三角形的皱襞,称为肺韧带(pulmonary ligament)。壁胸膜依其所在位置分为4个部分:包绕肺尖并随肺尖突出胸廓上口至颈根部的部分,称为胸膜顶(cupula of pleura),可高出锁骨内侧1/3段上方1~4 cm;衬贴于肋和肋间隙内面的部分,称为肋胸膜(costal pleura);衬覆于膈上面的部分,称为膈胸膜(diaphragmatic pleura);衬贴于纵隔两侧的部分,称为纵隔胸膜(mediastinal pleura)。

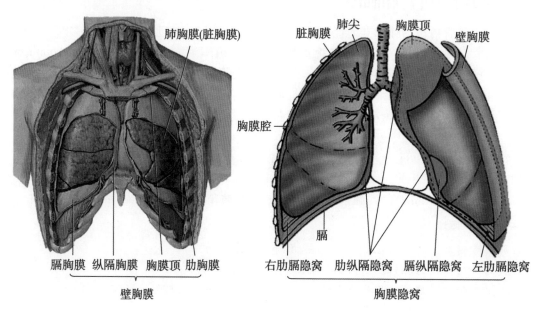

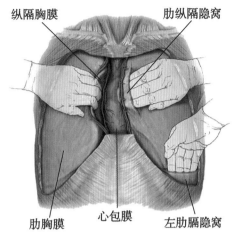

纵隔胸膜　　　　　肋纵隔隐窝

肋胸膜　　心包膜　　左肋膈隐窝

图5-11　胸膜、胸膜腔及胸膜隐窝

2.胸腔和胸膜腔　胸壁与膈围成的腔,称为胸腔(thoracic cavity),内有纵隔、肺和胸膜腔。脏、壁胸膜在肺周围和肺裂内形成潜在的密闭腔隙,称为胸膜腔(pleural cavity),左右各一,腔内呈负压,仅有少许浆液,可减少肺运动时的摩擦。胸膜腔的某些部位,即使在深吸气时,两层胸膜之间仍留有空隙,称为胸膜隐窝(pleural recesses),又称为胸膜窦,包括肋膈隐窝、肋纵隔隐窝和膈纵隔隐窝。肋胸膜与膈胸膜转折处的胸膜隐窝最大,称为肋膈隐窝(costodiaphragmatic recess),又称为肋膈窦(costodiaphragmatic sinus)(图5-10)。肋膈隐窝为胸膜腔的最低部位,深度可达两个肋间隙,是胸膜腔积液首先积存的部位,临床所作的胸膜腔穿刺或引流术均在此处进行。

二、胸膜和肺的体表投影

1.胸膜的体表投影　壁胸膜各部相互转折之处形成的返折线,称为胸膜返折线或胸膜界(图5-12)。胸膜界在体表的投影位置,标志着胸膜腔的范围。

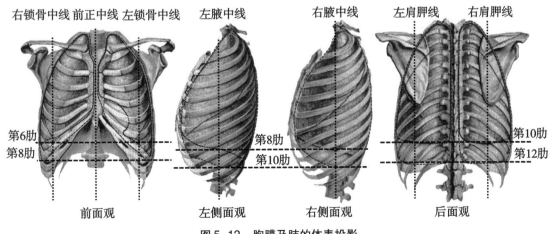

右锁骨中线　前正中线　左锁骨中线　　左腋中线　　　　右腋中线　　　左肩胛线　右肩胛线

第6肋　　　　　　　　　　　　　第8肋　　　　　　　　　　　　　第10肋
第8肋　　　　　　　　　　　　　第10肋　　　　　　　　　　　　第12肋

前面观　　　　　左侧面观　　　　右侧面观　　　　后面观

图5-12　胸膜及肺的体表投影

（1）胸膜前界　两侧均起自胸膜顶,向内下经胸锁关节后方,至第2胸肋关节水平互相靠拢,再沿中线稍左侧垂直下行;右侧至第6胸肋关节处向右转,移行为下界;左侧至第4胸肋关节水平斜向外下,沿胸骨外侧2.0～2.5 cm下行至第6肋软骨的后方左转,移行为下界。在第2胸肋关节平面以上,两侧胸膜前界在胸骨柄后方分开,形成一个倒三角形区,称为胸腺区;在第4胸肋关节平面以下,两侧胸膜前界也相互分开,于胸骨体下半和左侧第4～5肋软骨后方形成另一个无胸膜覆盖的三角形区,称为心包裸区。因在心包裸区内,心包的前方没有胸膜遮盖,临床通常作为心内注射和心包腔积液的穿刺部位。

（2）胸膜下界　两侧大致相同。右侧起自第6胸肋关节,左侧起自第6肋软骨;两侧均行向外下,在锁骨中线上与第8肋相交;在腋中线上与第10肋相交;在肩胛线上与第11肋相交;在接近后正中线处平第12胸椎棘突的高度。右侧因肝的影响,膈的位置较高,故胸膜下界略高于左侧。

2.肺的体表投影　肺尖的投影略低于胸膜顶。两肺前缘的投影与胸膜前界大致相同,但左肺前缘在左侧第4胸肋关节处,沿第4肋软骨下缘转向外,至胸骨旁线稍内侧转向下,至第6肋软骨中点处移行于下界。两肺下缘的投影大致相同,在锁骨中线处与第6肋相交;在腋中线处与第8肋相交;在肩胛线处与第10肋相交;再向内至第11胸椎棘突外侧约2 cm处向上与后缘相移行。

强化训练

一、名词解释

1.胸膜腔(pleural cavity)　2.肋膈隐窝(costodiaphragmatic recess)

二、思考与讨论

1.胸腔与胸膜腔、胸膜窦的含义有何不同?

2.胸膜腔积气、积液分别于何处进行穿刺?

3.胸膜分为多少层? 其中贴于胸壁的胸膜部分,按所在位置分为哪几个部分?

第六节　纵　隔

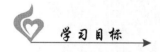
学习目标

掌握纵隔的定义和分部;熟悉纵隔的界限和中纵隔的内容;了解其他纵隔内器官和结构的分布。

一、纵隔的定义和界限

纵隔(mediastinum)为两侧纵隔胸膜之间全部器官、结构与结缔组织的总称。其两侧界为纵隔胸膜,前界为胸骨,后界为脊柱胸段,上界为胸廓上口,下界为膈。

二、纵隔的分部

解剖学常用四分法。纵隔以胸骨角平面为界,分为上纵隔(superior mediastinum)和下纵隔(inferior mediastinum),下纵隔又以心包为界分为前、中、后纵隔(图5-13)。

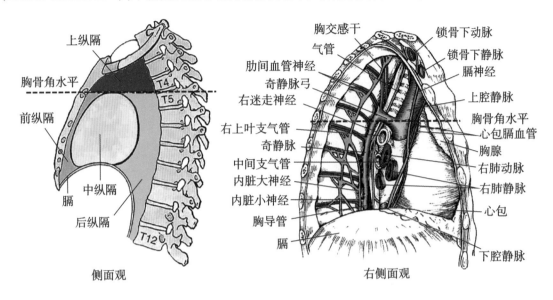

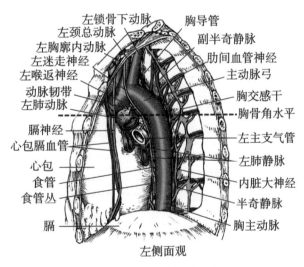

图5-13　纵隔的分区及其内容

三、纵隔内的器官和结构

1. 上纵隔　其内自前向后分为3层。前层为胸腺层,主要有胸腺;中层为血管、神经层,主要有上腔静脉及其属支左、右头臂静脉,主动脉弓及其三大分支,膈神经、迷走神经及其分支喉返神经,以及与血管、神经伴行的淋巴结等;后层为内脏层,主要有气管、食管、胸导管、胸交感干等。

2. 下纵隔　前纵隔(anterior mediastinum)内容为胸腺层的延续,内有胸腺下部或胸腺遗迹、纵隔前淋巴结、胸骨心包韧带、疏松结缔组织等;中纵隔(middle mediastinum)主要容纳心及连接心底的大血管根部,心包及沿其两侧下行的膈神经、心包膈血管及心包外侧淋巴结,以及奇静脉弓等;后纵隔(posterior mediastinum)内容多为上纵隔中、后层的延续,主要有主支气管、食管及其两侧的迷走神经、胸导管,沿脊柱前方下行的胸主动脉和奇静脉系,以及沿脊柱两侧下行的胸交感干和后纵隔淋巴结等。

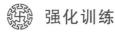 强化训练

一、名词解释

纵隔(mediastinum)

二、思考与讨论

1. 解剖学将纵隔分为哪些部分?

2. 中纵隔内主要有哪些器官或结构?

第六章 泌尿系统

泌尿系统(urinary system)由肾、输尿管、膀胱和尿道组成(图6-1),主要功能是通过生成尿液,将机体内多余的水分和水溶性代谢产物排出体外,以维持机体内环境的平衡和稳定。肾生成尿液,经输尿管输送至膀胱内暂时储存,当膀胱内充满尿液并产生尿意时,尿液经尿道排出体外。此外,肾还有内分泌功能,可产生 1,25-二羟胆钙化醇(又称 $1\alpha,25$-二羟维生素 D_3)、肾素、肾前列腺素、促红细胞生成素等,参与调节骨质代谢、血压、造血等。慢性肾病时,可出现低钙血症、肾性高血压、贫血等疾病。

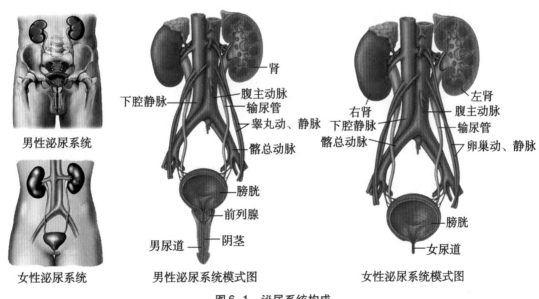

男性泌尿系统

女性泌尿系统

男性泌尿系统模式图

女性泌尿系统模式图

图6-1 泌尿系统构成

第一节 肾

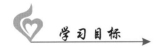

学习目标

掌握肾的位置、形态特点和被膜,肾门的定义及其出入结构;熟悉泌尿系统的组成和功能,肾的结构;了解肾区及其临床意义,肾的血管和肾段。

一、肾的位置

肾（kidney）位于脊柱两侧，腹膜后间隙内，左右各一，属腹膜外位器官（图6-2）。两侧肾呈"八"字形排列，肾上极相距较近，肾下极相距较远。由于受肝右叶的影响，通常右肾比左肾低，左、右肾门约平第1腰椎体；左肾上极约平第11胸椎体下缘，右肾上极约平第12胸椎体上缘；左肾下极约平第2腰椎体下缘，右肾下极约平第2腰椎体上缘。两侧第12肋分别斜过左肾后面中部和右肾后面上部，故将竖脊肌外侧缘与第12肋的夹角视为肾门的体表投影，称为脊肋角（vertebrocostal angle），肾病患者触压和叩击该处可引起疼痛，临床上又称为肾区。临床上，两侧肾的下端互相连接呈马蹄铁形，称为马蹄肾；肾实质内因肾小管堵塞引起多处囊肿，称为多囊肾。

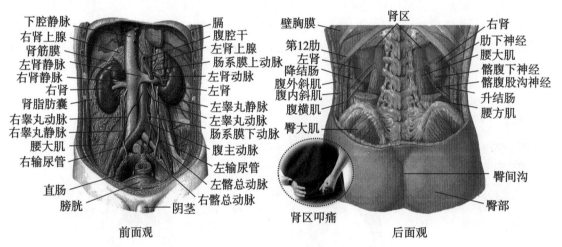

图6-2　肾的位置、毗邻和肾区

二、肾的形态

肾形似蚕豆，分为上下两端、前后两面和内外两侧缘。肾上端宽而薄，上方有肾上腺；肾下端窄而厚，内侧紧邻输尿管。肾的前面较凸，主要邻近肝、胃、脾、胰等；后面较平，主要与膈和腰大肌、腰方肌、腹横肌相邻。肾的外侧缘隆凸，内侧缘凹陷。肾的内侧缘中部是肾盂和肾的血管、神经、淋巴管出入的部位，称为肾门（renal hilum）（图6-3）。出入肾门的结构被结缔组织包裹，有固定肾的作用，称为肾蒂（renal pedicle），其左侧较长，右侧较短。肾蒂内主要结构的排列顺序，由前向后依次为肾静脉、肾动脉和肾盂；自上而下依次为肾动脉、肾静脉和肾盂。肾门向肾实质内凹入形成较深的窝，称为肾窦（renal sinus），窦内有肾盏、肾盂及来自肾门的血管、神经、淋巴管等，故肾门为肾窦的开口。

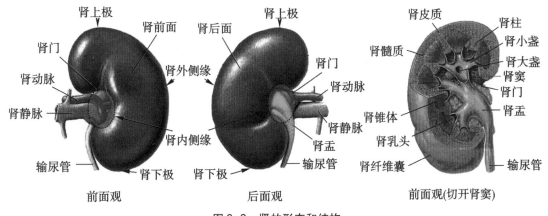

图6-3 肾的形态和结构

三、肾的结构

肾为实质性器官,在其冠状切面上,分为表层的肾皮质和深层的肾髓质(图6-3)。肾皮质(renal cortex)呈红褐色,富含血管,由肾小体与肾小管组成;肾髓质(renal medulla)呈淡红色,由肾直小管和血管平行排列形成。肾髓质区内可见15~20个致密的圆锥体,切面呈三角形,称为肾锥体(renal pyramid);伸入肾锥体之间的皮质,称为肾柱(renal column)。肾锥体的底朝皮质,尖突入肾窦内形成肾乳头(renal papillae);乳头上有许多小孔,称为乳头孔(papillary foramina),开口于肾小盏。肾小盏(minor renal calices)呈漏斗形包绕肾乳头,承接肾产生的终尿;2~3个肾小盏汇合成1个肾大盏(major renal calices);2~3个肾大盏再汇合成1个肾盂(renal pelvis)。肾盂离开肾门弯向下行,约于第2腰椎上缘水平移行为输尿管。

四、肾的被膜

肾皮质表面包被有肌织膜(muscular tunica),与肾实质紧密连接,一旦损伤可导致尿液外渗。肾的表面另有3层被膜,由内向外依次为纤维囊、脂肪囊和肾筋膜(图6-4),对肾有缓冲和保护作用。纤维囊(fibrous capsule)由致密结缔组织和弹性纤维构成。纤维囊与肌织膜之间连结疏松,易于剥离,故肾手术通常在纤维囊内进行,术后亦需缝合此膜。脂肪囊(fatty renal capsule),又称为肾床,是纤维囊外的脂肪层,临床上常作为肾囊封闭注液的部位。肾筋膜(renal fascia)为脂肪囊外面包被肾和肾上腺的腹膜层,有固定肾的作用。肾筋膜在肾的前、后面分为肾前筋膜和肾后筋膜,二者在肾的下方分离,其间有输尿管通过。由于肾筋膜下方完全开放,可造成肾下垂或游走肾,或者肾周积液可沿肾筋膜间隙向下蔓延至髂窝或大腿根部。肾上腺居于肾的上方,因其上方有肾上腺上血管的悬吊固定,肾下垂时一般不会出现肾上腺下垂。

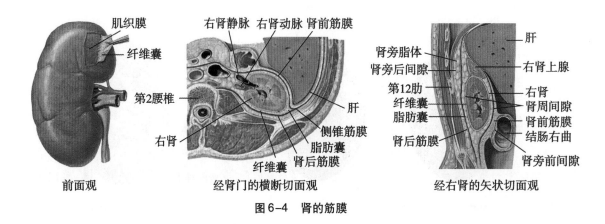

图 6-4　肾的筋膜

前面观：肌织膜、纤维囊、第2腰椎、右肾

经肾门的横断切面观：右肾静脉、右肾动脉、肾前筋膜、肝、侧锥筋膜、脂肪囊、肾后筋膜、纤维囊

经右肾的矢状切面观：肾旁脂体、肾旁后间隙、第12肋、纤维囊、脂肪囊、肾后筋膜、肝、右肾上腺、右肾、肾周间隙、肾前筋膜、结肠右曲、肾旁前间隙

五、肾的血管和肾段

肾动脉(renal artery)在肾门处通常分出前、后两支。前支较粗,在肾窦内又分出 4 支,并与后支一起进入肾实质内。肾动脉的 5 个二级分支呈节段性分布到相应区域的肾实质内,称为肾段(renal segment)。每侧肾分为上段、上前段、下前段、下段和后段(图 6-5)。各肾段间有少血管的段间组织分隔,称为乏血管带。

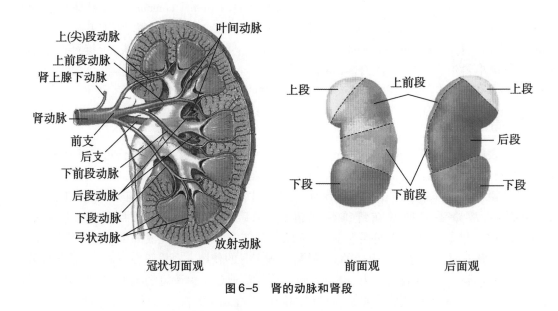

图 6-5　肾的动脉和肾段

冠状切面观：上(尖)段动脉、上前段动脉、肾上腺下动脉、肾动脉、前支、后支、下前段动脉、后段动脉、下段动脉、弓状动脉、叶间动脉、放射动脉

前面观：上段、上前段、下段、下前段

后面观：上段、后段、下段

肾有局部病变时可作肾段切除,晚期尿毒症患者可考虑肾移植手术。肾移植是目前器官移植中较为成熟、数量较多、成功率非常高且术后 5 年生存率高达 70% 以上的一种器官移植手术。

强化训练

一、名词解释

1. 肾门(renal hilum)　2. 脊肋角(vertebrocostal angle)

二、思考与讨论

1.简述肾的形态。出入肾门的结构有哪些？它们在肾蒂内如何排列？

2.肾位于何处？当肾有病变时,常在何处有压痛或叩痛？

3.肾表面有哪些被膜？其排列关系和作用如何？

第二节　输尿管

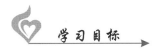

学习目标

掌握输尿管的狭窄部位及其临床意义;熟悉输尿管的分段和功能;了解输尿管行程中与毗邻结构形成的交叉。

输尿管(ureter)是一对细长的肌性管道,起自肾盂,终于膀胱。

一、输尿管的行程和分部

成人输尿管长 20 ~ 30 cm,依据其行程分为腹段、盆段和壁内段(图 6-6)。腹段是输尿管由起始处至越过小骨盆入口的一段,此段行于腹膜后间隙内;盆段是由小骨盆入口至膀胱底外上角的一段,此段沿盆腔侧壁行向下前;壁内段是输尿管斜穿膀胱壁的部分,当膀胱充盈时可闭合以阻止尿液反流。

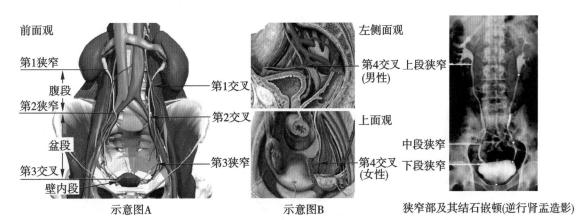

图 6-6　输尿管的分段、狭窄部和交叉部

二、输尿管的交叉和狭窄

输尿管在行程中可形成 4 个交叉部位(图 6-6)。腹段在腰大肌中点附近越过睾丸血管(男性)或卵巢血管(女性)的前方,形成第 1 个交叉;输尿管在小骨盆入口处形成第 2 个交叉,即左输尿管越过左髂总动脉末端前方,右输尿管则越过右髂外动脉起始部的前方;盆段在坐骨棘水平跨过闭孔神经血管束的前方,形成第 3 个交叉;在进入膀胱底壁前,男性输尿管在输精管后方与

之形成第 4 个交叉,而女性输尿管则在子宫颈外侧约 2.5 cm 处,从子宫动脉后下方绕过,也形成第 4 个交叉。

输尿管全长还形成 3 个生理性狭窄(图 6-6),分别为肾盂与输尿管的移行处、跨越髂血管处(相当于骨盆上口水平),以及斜穿膀胱壁处。尿路结石可嵌顿于这些狭窄部位,导致尿路阻塞而出现尿流不畅、不能排尿或尿痛,甚至诱发输尿管壁的平滑肌痉挛,引起剧烈的肾绞痛。

强化训练

思考与讨论

1. 输尿管根据行程如何分段? 可在哪些部位与邻近结构形成交叉?
2. 输尿管有几处狭窄? 这些狭窄有何临床意义?

第三节 膀 胱

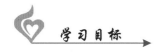

学习目标

掌握膀胱的位置和分部,膀胱三角的定义;熟悉膀胱的大小、位置和形态的变化及其临床应用,膀胱三角的构造特点及其临床意义;了解膀胱的毗邻,输尿管间襞的位置和作用,膀胱逼尿肌和膀胱内括约肌的功能。

膀胱(urinary bladder)是储存尿液的囊状肌性器官(图 6-7),其大小、形状、位置和壁的厚薄,均随尿液的充盈程度而变化。一般正常成年人的膀胱容量为 400 ~ 500 mL,最大容量为 800 ~ 1000 mL。当膀胱容量达到 300 ~ 400 mL 时,便可产生尿意。新生儿和女性的膀胱容量较小,而老年人的膀胱容量较大。

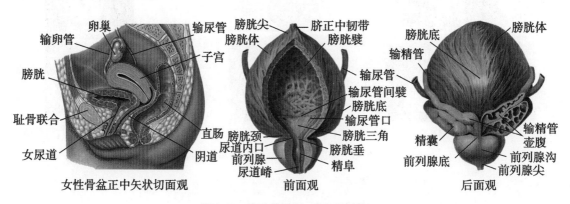

图 6-7 膀胱的位置、形态和结构

一、膀胱的位置和毗邻

成人膀胱位于盆腔的前部。其前方为耻骨联合;后方有男性的精囊、输精管壶腹和直肠,或女性的子宫和阴道;下方在男性为前列腺,在女性为盆底的尿生殖膈;上方被覆有腹膜。膀胱空虚时全部位于盆腔内,充盈时膀胱前上方的腹膜返折线可上移至耻骨联合上方,膀胱前壁直接与腹前壁相贴,此时可在耻骨联合上方行膀胱穿刺或造瘘等手术,可不经腹膜腔而避免损伤腹膜和污染腹膜腔。

二、膀胱的形态和结构

1.膀胱的形态　膀胱空虚时呈锥体形,充盈时呈卵圆形。空虚膀胱分为尖、底、体和颈。尖朝向前上,底朝向后下方,尖与底之间的部分为膀胱体,体的最下部为膀胱颈,与男性前列腺或女性盆膈相接。

2.膀胱的结构　膀胱壁由黏膜、黏膜下层、肌层和外膜构成。膀胱收缩时,黏膜聚集成许多皱襞,称为膀胱襞;膀胱充盈时,皱襞随之消失。在膀胱底内面,左、右输尿管口与尿道内口之间,有一三角形光滑区域,较为低凹,称为膀胱三角(trigone of bladder)。此区缺乏黏膜下层,黏膜始终保持平滑无皱襞,且与肌层之间连接紧密,故易发膀胱肿瘤、结核和炎症。在两侧输尿管口之间有一横行皱襞,称为输尿管间襞(interureteric fold),膀胱镜下呈苍白色,是寻找输尿管口的标志。膀胱肌层为平滑肌,称为逼尿肌,收缩时可使膀胱内压升高,压迫尿液经尿道排出;而在尿道内口周围,膀胱的平滑肌增厚形成环形肌,称为膀胱括约肌,又称为尿道内括约肌,收缩时可关闭尿道内口,以防膀胱内的尿液溢漏出体外。

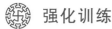 **强化训练**

一、名词解释

膀胱三角(trigone of bladder)

二、思考与讨论

1.膀胱位于何处？为什么进行膀胱手术时先要注入生理盐水使其充盈？

2.何谓膀胱三角？简述此区的结构特点和临床意义。

3.膀胱充盈前后的大小、位置和形态有什么变化？其分部和毗邻结构又有什么变化？

第四节　尿　道

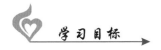 **学习目标**

掌握女性尿道的特点和开口部位;熟悉女性尿道的位置;了解女性尿道括约肌及其功能。

尿道(urethra)是起于膀胱并通向体外的尿液排出管道。男性尿道在男性生殖系统中叙述。

女性尿道(female urethra)位于耻骨联合的后方,阴道的前方。起自膀胱的尿道内口,向前下穿过尿生殖膈,以尿道外口开口于阴道前庭内。尿道外口(external urethral orifice)位于阴蒂的后方,阴道口的前方(图6-8),因其距后方的阴道口和肛门较近,易形成泌尿生殖系统的交叉感染。

女性尿道长3～5 cm,易于扩张,仅有排尿功能。在穿经尿生殖膈时,尿道壁除有平滑肌外,在外口周围又有受意识控制的横纹肌加入,称为尿道阴道括约肌,又称为尿道外括约肌,故可通过反复憋尿来锻炼该肌以提高尿道和阴道的紧张度。此外,因其较男性尿道更宽、短而直,故易致大肠埃希菌的逆行感染。

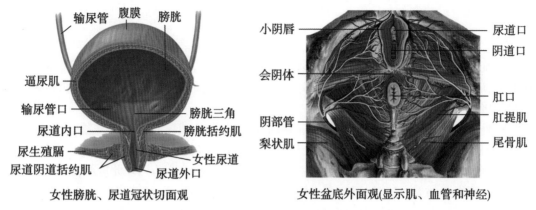

女性膀胱、尿道冠状切面观　　　　女性盆底外面观(显示肌、血管和神经)

图6-8　女性尿道

 强化训练

思考与讨论

1.女性尿道有哪些特点?其开口与阴道口的关系如何?为什么女性更容易发生泌尿生殖系统感染?

2.控制女性尿道的括约肌有何特点?分娩后通过怎样的锻炼来提高尿道和阴道的紧张度?

第七章 男性生殖系统

生殖系统(reproductive system)按性别分男性生殖系统和女性生殖系统,按所在位置和功能分为内生殖器和外生殖器。内生殖器(internal genitalia)大部分位于腹、盆腔内,由生殖腺、生殖管道和附属腺体组成,主要功能是产生和运送生殖细胞,分泌性激素以维持第二性征,以及妊娠、分娩等;外生殖器(external genitalia)是外露于体表的部分,简称外阴,主要为两性交接器官。

第一节 男性内生殖器

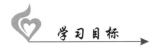

学习目标

掌握睾丸的位置和功能,男性尿道的分部和狭窄,前列腺的位置、形态和功能;熟悉生殖系统的组成和各个器官的主要功能,睾丸的形态和结构,附睾的位置、形态和功能,输精管的行程、分段和形态特点,射精管的走行和开口,男性尿道的弯曲和膨大,精囊的位置和功能;了解精索的概念,精液的组成,尿道球腺的位置、形态和功能。

男性生殖系统(male genital system)由内生殖器[包括生殖腺(睾丸)、输精管道(附睾、输精管、射精管、男性尿道)和附属腺体(精囊、前列腺、尿道球腺)]和外生殖器(阴囊、阴茎)组成(图7-1)。睾丸可产生精子和分泌性激素;输精管道可运送精子,男性尿道则兼有排精、排尿功能;附属腺体的分泌物组成精浆,与精子一起形成精液,并为精子提供营养和生存微环境,增强精子的运动和穿透能力。阴茎为男性交接器官,阴囊容纳睾丸和附睾,具有保护作用,并维持睾丸内有利于精子生成的低温环境。

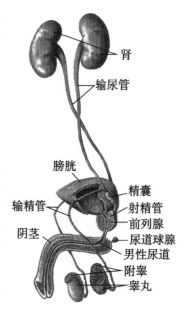

图7-1 男性泌尿生殖系统构成

一、睾丸

1. 位置和外形　睾丸(testis)位于阴囊内,左、右各一,通常左侧略低(图7-2)。睾丸呈略扁的椭圆形,表面光滑,分为上下两端、前后两缘和内外侧两面。上端被附睾头遮盖,下端游离;前缘也游离,后缘则有睾丸血管、神经和淋巴管出入,并与附睾和输精管睾丸部相接触;外侧面较隆凸,内侧面较平坦。

2. 结构和功能　睾丸表面自外向内被覆有鞘膜、白膜和血管膜(图7-2)。睾丸鞘膜为腹膜的延续,分为壁层和脏层,两层之间的腔隙为鞘膜腔,内含少量液体。鞘膜腔积液是引起阴囊肿大的最常见病变。在脏层鞘膜的深面,有一层包被睾丸表面的厚韧结缔组织膜,称为白膜(tunica albuginea)。白膜在睾丸后缘增厚并凸入睾丸内,称为睾丸纵隔(mediastinum testis)。睾丸纵隔分出许多放射状的睾丸小隔(septula testis),将睾丸实质分隔成100~200个锥体形的睾丸小叶(lobules of testis),其底接白膜,尖朝向睾丸纵隔,是睾丸的基本结构和功能单位。每个小叶内有1~4条生精小管(seminiferous tubules),其上皮细胞能产生精子;小管之间的结缔组织内有睾丸间质,间质细胞能分泌雄激素,也分泌少量雌激素。生精小管大多细长,呈高度蟠曲状,称为曲精小管;其末端在睾丸小叶尖端合并成短而直的直精小管,进入纵隔内交织成睾丸网(rete testis)。睾丸网再发出12~15条睾丸输出小管,出睾丸后缘,连于附睾头内的附睾管。

二、输精管道

输精管道包括附睾(epididymis)、输精管(deferent duct)、射精管(ejaculatory duct)和男性尿道(male urethra)。

1. 附睾　位于阴囊内,呈新月形贴附于睾丸上端和后缘,分为头、体和尾(图7-2、图7-3)。上端膨大为附睾头,中部为附睾体,下端为附睾尾。附睾内有弯曲盘绕的附睾管,其末端汇合成一条后出附睾尾,折向后上方并移行为输精管。附睾具有运送、储存、营养精子,促进精子进一步发育成熟,并吞噬过多异常及未排出精子等功能。附睾为男性生殖器结核的好发部位,也是流行性腮腺炎的常见转移部位。

2. 输精管　续于附睾尾,长约50 cm,是附睾管的直接延续。其管壁较厚,肌层较发达而管腔细小,在活体触摸时呈圆索状。依其行程分为4个部分(图7-3):睾丸部最短,为起始段,沿睾丸后缘上行至睾丸上端;精索部介于睾丸上端与腹股沟管浅环之间,位置表浅易触及,故又称为皮下部,是输精管结扎的部位;腹股沟管部全程行于腹股沟管内,与皮下部共同参与精索的构成,疝修补术中应避免损伤;盆部最长,介于腹股沟管深环与膀胱底之间。此段沿盆腔侧壁行向后下,越过输尿管末端的前方,至膀胱底的后面形成膨大,称为输精管壶腹(ampulla ductus deferentis)。输精管末端变细,并与精囊管汇合。

精索(spermatic cord)是一条从睾丸上端至腹股沟管深环之间的圆索状柔韧结构,由被膜及其内穿行的结构组成(图7-2)。精索被膜分为3层,从外向内依次为精索外筋膜、提睾肌和精索内筋膜;精索内主要有输精管及其血管、睾丸血管、腹膜鞘突残余(又称为鞘韧带)及睾丸的神经、淋巴管等结构。

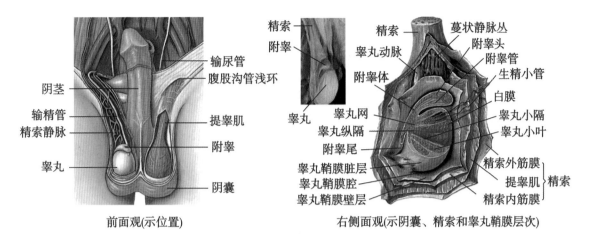

前面观(示位置)　　　　　右侧面观(示阴囊、精索和睾丸鞘膜层次)

睾丸、附睾结构示意

图7-2　睾丸、附睾、鞘膜腔和精索

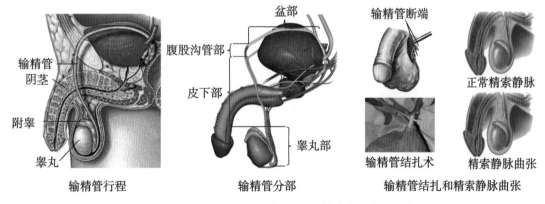

输精管行程　　　　输精管分部　　　　输精管结扎和精索静脉曲张

图7-3　输精管的行程、分部、结扎和精索静脉曲张示意

3.射精管　长约2 cm,由输精管变细的末端与精囊管汇合而成,自前列腺底向前、下。内穿前列腺实质,开口于尿道前列腺部后壁上的精阜(图7-4、图7-5)。

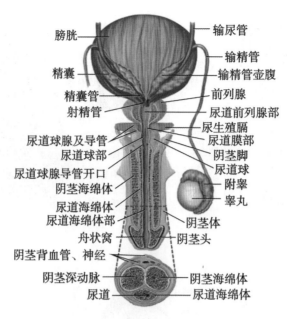

膀胱 —— 输尿管
精囊 —— 输精管
—— 输精管壶腹
精囊管 —— 前列腺
射精管 —— 尿道前列腺部
尿道球腺及导管 —— 尿生殖膈
尿道球部 —— 尿道膜部
—— 阴茎脚
尿道球腺导管开口 —— 尿道球
阴茎海绵体 —— 附睾
尿道海绵体 —— 睾丸
尿道海绵体部 —— 阴茎体
舟状窝 —— 阴茎头
阴茎背血管、神经
阴茎深动脉 —— 阴茎海绵体
尿道 —— 尿道海绵体

图7-4 男性尿道和内生殖器示意

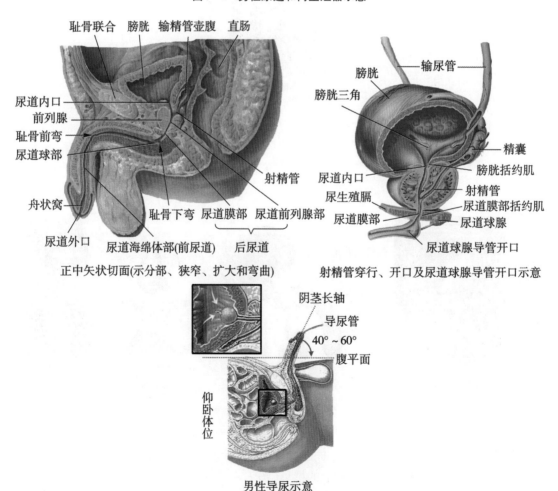

耻骨联合 膀胱 输精管壶腹 直肠

尿道内口
前列腺
耻骨前弯
尿道球部
舟状窝
尿道外口
耻骨下弯 尿道膜部 尿道前列腺部
尿道海绵体部(前尿道) 后尿道
射精管

正中矢状切面(示分部、狭窄、扩大和弯曲)

膀胱 —— 输尿管
膀胱三角
—— 精囊
—— 膀胱括约肌
尿道内口 —— 射精管
尿生殖膈 —— 尿道膜部括约肌
尿道膜部 —— 尿道球腺
—— 尿道球腺导管开口

射精管穿行、开口及尿道球腺导管开口示意

阴茎长轴
导尿管
40°~60°
腹平面

仰卧体位

男性导尿示意

图7-5 男性尿道及导尿术

4.男性尿道　起自膀胱的尿道内口,终于阴茎头的尿道外口(图7-4、图7-5)。成人尿道长16～22 cm,管径5～7 mm,分为前列腺部、膜部和海绵体部。前列腺部穿经前列腺,管腔最粗,其后壁中间部位有一纵行隆起,称为尿道嵴,其两侧有许多细小的前列腺导管开口;嵴的中部有纺锤形突起,称为精阜(seminal colliculus);精阜中央的小凹陷,称为前列腺小囊,其两侧各有一个细小的射精管口。膜部穿经尿生殖膈,长约1.5 cm,为最短的一段,管腔也最为狭窄,其周围有横纹肌环绕,称为尿道膜部括约肌,又称为尿道外括约肌,可控制排尿。海绵体部穿经阴茎的尿道海绵体,为尿道最长的一段,其后部最宽,位于尿道球内,称为尿道球部,有尿道球腺导管的开口;其前端也扩大,位于阴茎头内,称为舟状窝(navicular fossa)。临床上常把前列腺部和膜部称为后尿道,海绵体部称为前尿道。

男性尿道沿途可形成3个狭窄、3个扩大和2个弯曲。3个狭窄处分别在尿道内口、尿道膜部和尿道外口,是尿道结石易嵌顿的部位,同时在临床上行导管介入时,应注意避免损伤这些狭窄部位。3个扩大处分别在尿道前列腺部、尿道球部和舟状窝。两个弯曲包括耻骨下弯和耻骨前弯,耻骨下弯位于耻骨联合下方约2 cm处,比较恒定,由尿道的前列腺部、膜部和球部构成;耻骨前弯位于耻骨联合前下方,由固定的阴茎根和可变移的阴茎体内的尿道海绵体部构成,阴茎勃起或上提阴茎时,此弯曲即可拉直。临床上行导尿、膀胱镜检查或经尿道导管手术时,应注意这些狭窄和弯曲的解剖特点和位置。

三、附属腺体

由精囊腺(seminal vesicle)、前列腺(prostate)和尿道球腺(glandula bulbourethralis)组成。

1.精囊腺　简称精囊,为成对的长椭圆形囊状器官,位于膀胱底的后方、输精管壶腹的外下侧。其末端变细窄,移行为精囊管,并与输精管壶腹的末端汇合成射精管。

2.前列腺　为不成对的实质性器官,位于膀胱颈与尿生殖膈之间,前方有耻骨联合,后方为直肠壶腹。前列腺的大小、形状如栗子,上端宽大,邻接膀胱颈,称为前列腺底;下端尖细,居尿生殖膈之上,称为前列腺尖;底与尖之间的部分,称为前列腺体。体的前面隆凸,后面平坦,后面中线上有一纵行浅沟,称为前列腺沟。前列腺一般分为前叶、中叶、后叶和左、右侧叶共5叶(图7-6)。尿道在前列腺底近前缘处穿入前、中叶之间,向下从前列腺尖穿出。中老年人的前列腺增生常发生在中叶和侧叶,肿瘤则好发于后叶,均可压迫尿道,造成排尿困难甚至尿潴留。直肠指检时,可触及前列腺沟变浅或消失。

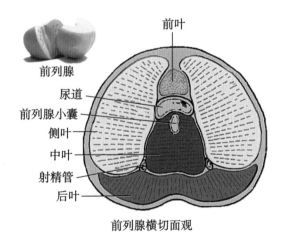

前列腺

前叶
尿道
前列腺小囊
侧叶
中叶
射精管
后叶

前列腺横切面观

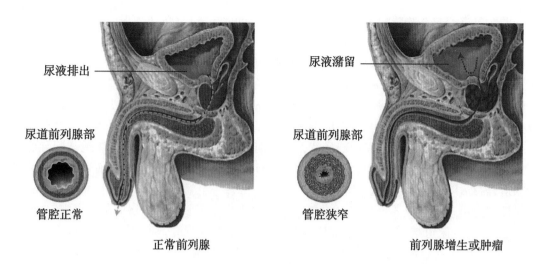

尿液排出

尿道前列腺部

管腔正常

正常前列腺

尿液潴留

尿道前列腺部

管腔狭窄

前列腺增生或肿瘤

图7-6 前列腺

3.尿道球腺 成对,豌豆大小,埋于尿生殖膈的肌内,以细长的排泄管开口于尿道球部(图7-5)。

精液(semen)为乳白色或淡黄色,呈弱碱性(pH值为7.2~8.0),以利于中和酸性的阴道分泌物。精液由精子与精浆组成,精子由睾丸产生,精浆由附属腺体和输精管道各部的分泌物混合而成。正常成人男性一次射精2~5 mL,含精子数为0.3亿~5.0亿,室温下的液化时间约30 min(射出后约30 min后开始液化,约60 min后完全液化)。输精管结扎后,精子不能排出,但射精时仍有无精子的精浆排出体外。

强化训练

思考与讨论

1.男性的生殖腺、生殖管道和附属腺体分别有哪些? 各有什么功能? 精曲小管产生的精子经何途径排出体外?

2.输精管如何分部? 输精管结扎在何处进行? 结扎后对男性第二性征和性功能有无影响? 为什么?

3.为一男性患者导尿,导尿管经何途径到达膀胱? 怎样做才能使导尿管顺利插入?

4.简述前列腺的位置、形态如何。体检时从何处触摸前列腺? 前列腺肥大可能产生什么后果?

第二节 男性外生殖器

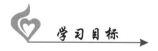 学习目标

掌握肉膜的功能,阴茎的组成和功能;熟悉阴囊的层次和结构,阴茎的外形和结构;了解外生殖器疾病的解剖基础。

一、阴囊

阴囊(scrotum)垂于阴茎根部下方,由皮肤和肉膜构成(图7-7)。阴囊皮肤深面的浅筋膜称为肉膜(dartos coat),内含对体外温度变化敏感的平滑肌纤维,可反射性舒张和收缩,以调节阴囊内的温度(通常较正常体温低 1~4 ℃),以利于精子的正常生长发育。阴囊中线深面的肉膜向深部发出阴囊中隔,将阴囊腔分成两个腔,分别容纳睾丸、附睾和精索。

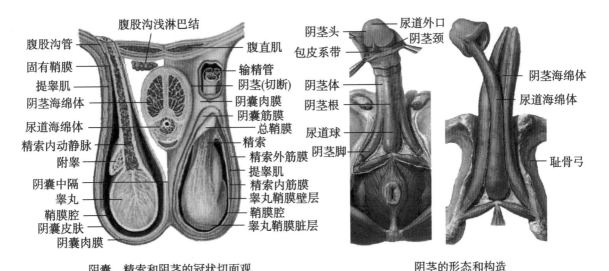

阴囊、精索和阴茎的冠状切面观　　　　　阴茎的形态和构造

阴茎的血管、神经

图7-7　阴囊和阴茎

二、阴茎

1. 位置和外形　阴茎(penis)大部分外露于耻骨联合的前下方,分为阴茎头、阴茎体和阴茎根(图7-7)。阴茎的前端膨大,称为阴茎头,其内有舟状窝,其尖端为尿道外口;中部呈圆柱状,称为阴茎体,头与体的交接处变细,称为阴茎颈,临床又称之为冠状沟;后端借两个阴茎脚附

于两侧的耻骨弓上,称为阴茎根。阴茎头和体部游离,活动性大,根部为固定部。

2. 构造和功能　阴茎由背侧一对阴茎海绵体和腹侧一个尿道海绵体构成,外被筋膜和皮肤。阴茎海绵体(cavernous body of penis)为两端变细的圆柱体,左、右两侧紧密结合,前端嵌入阴茎头内面的凹陷内,后端埋于阴茎根内,分离后形成左、右阴茎脚;尿道海绵体(cavernous body of urethra)的中部呈圆柱形,内有尿道贯穿全长,其前端膨大为阴茎头,后端膨大,称为尿道球。海绵体外面均包有厚韧的纤维膜,分别称为阴茎海绵体白膜和尿道海绵体膜;海绵体内部由海绵体小梁和腔隙(海绵窦)构成,前者又称为海绵体平滑肌,后者为丰富的静脉网,与阴茎动、静脉相通。性兴奋时,海绵体平滑肌松弛,动脉血流大增,海绵窦充血肿胀,阴茎变粗;而动脉扩张逐渐压迫沟通海绵窦的阴茎导静脉和白膜下静脉,直至静脉完全闭锁,阴茎最终勃起变硬。

阴茎的皮肤薄而松弛,富有伸展性。在冠状沟的前方返折形成双层游离的环形皱襞,包绕阴茎头,称为阴茎包皮,其前端围成包皮口;在阴茎头腹侧中线上,包皮与尿道外口之间连有一皮肤皱襞,称为包皮系带。成年后因包皮不能完全退缩而包被阴茎头时称为包皮过长,若上翻包皮时因包皮口过小而致包皮嵌顿于冠状沟者称为包茎,二者均可导致冠状沟内易存留污垢而诱发炎症或肿瘤。

 强化训练

思考与讨论

1. 阴囊壁由哪几层构成? 简述其功能。

2. 简述阴茎的构造。涉及阴茎包皮、包皮系带的疾病对阴茎的功能有何影响?

第八章 女性生殖系统

女性生殖系统(female genital system)由内生殖器和外生殖器组成(图8-1)。女性内生殖器包括生殖腺(卵巢)、生殖管道(输卵管、子宫和阴道)及附属腺(前庭大腺);女性外生殖器即女阴。卵巢产生成熟的卵子,突破卵巢膜和腹膜后排至腹膜腔,再经输卵管腹腔口进入输卵管壶腹部等待受精,一旦卵子与精子相遇并受精,受精卵会移行至子宫腔内,植入子宫内膜发育成胎儿。分娩时,足月胎儿排出子宫口,经阴道娩出。

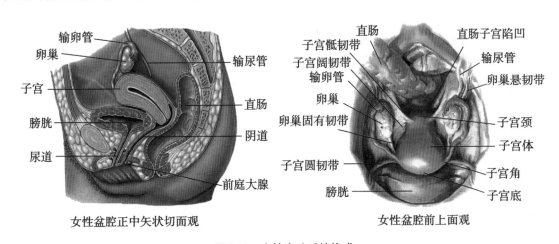

女性盆腔正中矢状切面观　　　　　女性盆腔前上面观

图8-1　女性生殖系统构成

第一节　女性内生殖器

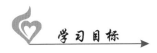

学习目标

掌握卵巢的位置和功能,输卵管的分部,子宫的位置、形态结构和功能,阴道后穹隆的概念;熟悉女性生殖系统的组成,卵巢的形态结构和固定装置,输卵管的开口和各部的生理与临床意义,子宫的固定装置,阴道穹的定义和阴道后穹隆的临床应用;了解卵巢随年龄的变化和排卵过程,子宫壁在月经和妊娠期的变化,阴道的位置和形态特点。

一、卵巢

1. **卵巢的位置**　卵巢(ovary)是成对的实质性器官,位于盆腔左右侧的髂窝内,紧贴髂内、外动脉夹角处的卵巢窝(ovarian fossa)(图8-1)。

2. **卵巢的形态**　卵巢呈前后略扁的卵圆形,大小约4 cm×3 cm×1 cm,分为内外侧两面、上下两端和前后两缘(图8-2)。内侧面朝向盆腔,紧邻肠管;外侧面贴于卵巢窝的盆腔侧壁。外上端与输卵管伞相接触,称为输卵管端;内下端朝向子宫,称为子宫端。后缘游离,又称为独立缘;前缘由子宫阔韧带后层向前包绕卵巢,并形成上、下两层,称为卵巢系膜(ovarian mesangium),又称为系膜缘。卵巢系膜的中部有血管、神经、淋巴管等出入,称为卵巢门(hilum of ovary)。

卵巢的大小和形状随年龄而异:幼女的卵巢较小,表面光滑;婚育期女性的卵巢最大,多次排卵后卵巢表面因瘢痕形成而凹凸不平;绝经期后的卵巢明显变小、变硬。

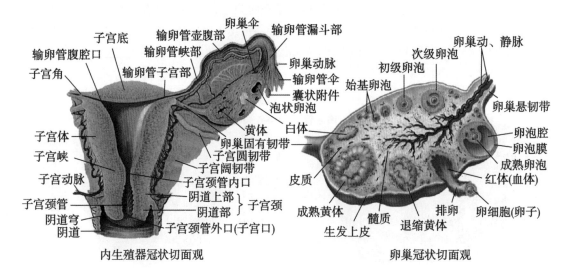

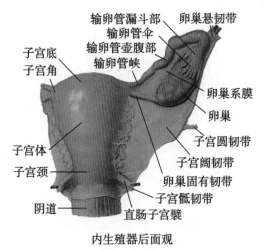

图8-2　女性内生殖器及卵巢结构

3. **卵巢的结构和功能**　卵巢表面有一层上皮组织,是卵细胞的生发处。上皮深面为一层致密的结缔组织,称为卵巢白膜。卵巢内部分为浅层的皮质和深层的髓质。卵巢皮质位于较厚的周边部,其内含有不同发育阶段的卵泡、黄体、结缔组织等;卵巢髓质位于中央部,由疏松结缔组织构成,其内有卵巢的血管、神经和淋巴管穿行。卵巢内无排泄管,故卵泡由始基卵泡边移行边发育为成熟卵泡;成熟卵泡膜与卵巢上皮和腹膜融合后,以破溃的方式将卵细胞(卵子)排至腹膜腔;排卵后的卵泡逐渐形成黄体,能大量分泌孕激素(黄体酮)和少量雌激素,同时破溃口以瘢痕形式愈合;腹膜腔内的卵细胞滞留 1~2 h 后,被输卵管漏斗部的指状突起(卵巢伞)捕获,经输卵管腹腔口运送如其壶腹部,等待受精。如未受孕,黄体在 2 周后开始退化,称为萎缩黄体,逐渐被结缔组织代替后,称为白体;一旦受孕,黄体进一步发育形成妊娠黄体,可大量分泌孕激素和雌激素以维持妊娠,直至由胎盘分泌的人绒毛膜促性腺激素(hCG)取代。因此,卵巢除可排出卵子外,其皮质内的颗粒细胞分泌大量雌激素,卵巢门附近的门细胞分泌少量雄激素,而卵泡膜和黄体分泌孕激素和少量的雌激素。

4. 卵巢的固定装置　卵巢的输卵管端借卵巢悬韧带连于盆腔侧壁,内有卵巢动、静脉穿行;子宫端借卵巢固有韧带连于子宫角,内有子宫动脉的卵巢支及其静脉穿行;前缘的卵巢系膜向前连于输卵管系膜,门内有输卵管动脉的卵巢支及其静脉及卵巢的神经、淋巴管等出入(图 8-2)。

二、输卵管

输卵管(uterine tube)为一对细长弯曲的肌性管道,位于子宫底两侧,包在子宫阔韧带的上缘内,是卵子、精子和受精卵的穿行通道,全长 10~12 cm,由外侧向内侧分为漏斗部(infundibulum)、壶腹部(ampulla)、峡部(isthmus)和子宫部(uterine part)(图 8-2)。

1. 漏斗部　为输卵管外侧端的扩大部分,呈漏斗状。漏斗末端中央有输卵管腹腔口,女性腹膜腔借此口经输卵管、子宫和阴道通于外界。漏斗周缘有许多细长的指状突起,称为输卵管伞,是输卵管结扎术中确认输卵管的标志;其中一条较大的突起连于卵巢,称为卵巢伞,具有引导卵细胞经腹腔口进入漏斗的作用。

2. 壶腹部　位于漏斗的内侧,长而弯曲,管腔扩大成壶腹状,卵子通常在此部受精。若受精卵不能运送入子宫而在输卵管或腹膜腔内发育,称为异位妊娠(宫外孕),故壶腹部为异位妊娠最常见部位。

3. 峡部　短直而狭窄,管壁较厚,血管较少,故为输卵管结扎术的常选部位。

4. 子宫部　为穿过子宫壁的部分,最短也最为狭窄,以输卵管子宫口通子宫腔,受精卵若在此处受阻植入形成异位妊娠,通常不易发现,可因子宫破裂和大出血而致人死亡。

三、子宫

子宫(uterus)是胎儿生长发育的场所,其形状、大小、位置均随年龄、月经和妊娠而发生变化。

1. 子宫的位置和姿势　子宫位于盆腔中央,在膀胱与直肠之间,下接阴道。在膀胱和直肠空虚时,成年未孕子宫呈轻度前倾前屈位(图 8-3)。前倾是指整个子宫向前倾斜,子宫长轴与阴道长轴之间形成一个向前开放的钝角,约为 90°;前屈是指子宫向前形成的弯曲,子宫体长轴与子宫颈长轴之间形成的一个向前开放的钝角,约为 170°。子宫两侧有输卵管和卵巢,常合并发生病变,故临床统称子宫附件。

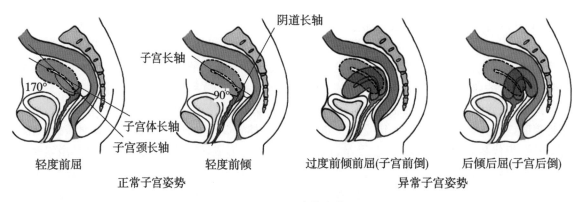

图8-3　子宫的姿势

2. 子宫的形态　成人未孕子宫呈前后稍扁的倒置梨形,约 8 cm×4 cm×2 cm 大小,分为子宫底、子宫体和子宫颈(图8-2)。子宫底为两侧输卵管子宫口以上的部分;子宫颈为子宫的下部,呈圆柱状,其下部突入阴道内,故又分为子宫颈阴道部和子宫颈阴道上部;子宫颈与子宫底之间的部分,称为子宫体。

3. 子宫的结构　子宫底和子宫体向两侧变窄,称为子宫角(horn of uterus),自上而下有输卵管、卵巢固有韧带和子宫圆韧带连接。子宫体与子宫颈的交接部较为细窄,称为子宫峡(isthmus of uterus)。此部延展性最大,在非妊娠期不明显,仅约 1 cm 长;在妊娠期逐渐伸展变长,至妊娠晚期可达 7~11 cm,子宫峡的壁逐渐变薄,形成"子宫下段"(图8-4),产科常在此处行剖宫术,不仅缩小切口以利愈合,并避免进入腹膜腔以防感染。

子宫内腔分为上部和下部。上部位于子宫体内,呈前后略扁的倒三角形,称为子宫腔,其底两侧有输卵管子宫口,尖端向下通子宫颈管;下部位于子宫颈内,呈梭形,称为子宫颈管,其上端借子宫颈管内口通子宫腔,下端借子宫颈管外口通阴道。临床通常将子宫颈管外口简称子宫口(orifice of uterus)(图8-4),是子宫颈糜烂、炎症、息肉和肿瘤的好发部位。子宫口在未产妇为圆形,边缘光滑整齐;在经产妇为横裂状,其前、后缘分别称为前唇和后唇,后唇较长、较高。

子宫壁由外向内分为外膜、肌层和内膜 3 层。子宫外膜为浆膜,是腹膜脏层的一部分;子宫肌厚实而延展性大,由平滑肌构成,子宫肌的强烈收缩参与分娩发动;子宫内膜为子宫的黏膜,又分为基底层和功能层,为胚泡着床部位。子宫内膜功能层随排卵呈周期性增生和脱落,参与月经形成。

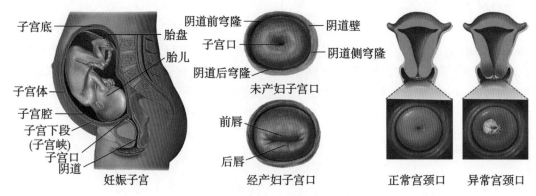

图8-4　妊娠子宫、子宫口及宫颈口

4.子宫的固定装置　子宫借韧带、盆底和周围的器官结构维持其正常位置(图8-5)。固定子宫的韧带包括:①子宫阔韧带(broad ligament of uterus),位于子宫两侧,略呈冠状位,由子宫前、后面的腹膜向两侧延伸并附着于盆腔的侧壁和盆底而构成,可防止子宫向两侧移位;②子宫圆韧带(round ligament of uterus),为一对长条状圆索,由平滑肌和结缔组织构成,起自子宫角的下方,沿子宫阔韧带两层之间向前外侧弯行,穿经腹股沟管后分散为纤维束,止于阴阜和大阴唇皮下,可向前牵拉以维持子宫前倾;③子宫主韧带(cardinal ligament of uterus),位于盆底内,子宫阔韧带下部的两层腹膜之间,自子宫颈两侧连至骨盆侧壁,是固定子宫最强韧的韧带,可防止子宫向下移位;④子宫骶韧带(uterosacral ligament),起自子宫颈后面,向后弯行绕过直肠两侧,附于骶骨前面,可向后上牵引子宫颈,与子宫圆韧带共同维持子宫前屈。后3对韧带均由结缔组织和平滑肌构成。

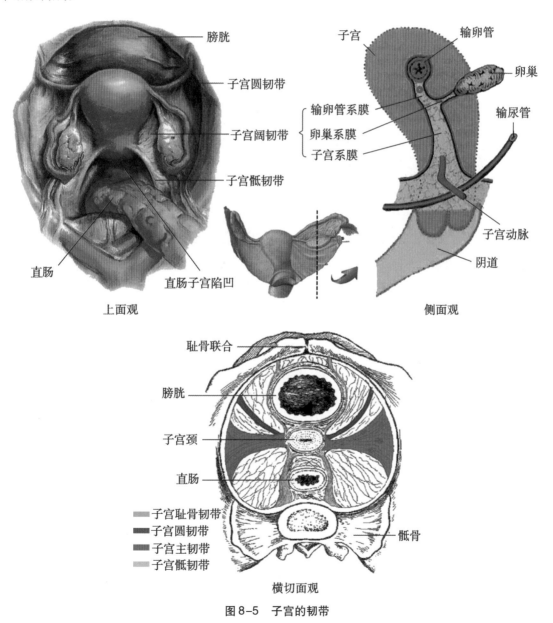

图8-5　子宫的韧带

四、阴道

阴道(vagina)为前、后壁相贴的肌性管道,连接子宫和外生殖器,是女性交接器官,也是经血排出和胎儿娩出的通道(图8-6)。阴道上部位于小骨盆中央,前有膀胱和尿道,后邻直肠;阴道下部穿过尿生殖膈,膈内有尿道阴道括约肌和肛提肌对阴道起括约作用。

阴道宽短而直,富有伸展性,上端较下端略宽,长轴由后上方伸向前下方。阴道上端与包绕其内的子宫颈阴道部之间形成一个环形凹陷,称为阴道穹(fornix of vagina),分为前穹隆、后穹隆和左、右侧穹隆,其中后穹隆最深,且与其后上方的直肠子宫陷凹仅隔一层腹膜和阴道壁,故临床上可经阴道后穹隆行阴道内指诊检查,也可经此向直肠子宫陷凹穿刺抽液、注入药物或插入内镜、导管,进行诊断和治疗。阴道下端以阴道口(vaginal orifice)开口于阴道前庭,口周缘附有不完全封闭的环形、半月形、伞状或筛状的处女膜(hymen),又称为阴道瓣。处女膜中间有一孔,经血即由此流出,此膜破裂后,形成处女膜痕。

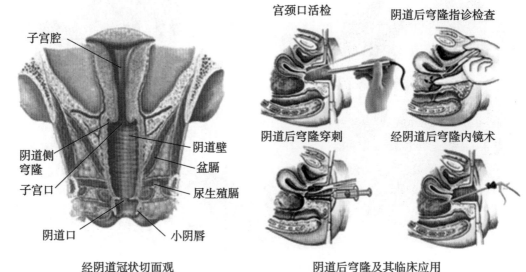

经阴道冠状切面观　　　　　阴道后穹隆及其临床应用

图8-6　阴道及阴道穹

五、前庭大腺

前庭大腺(greater vestibular gland),又称为巴氏腺(Bartholin's gland),位于阴道口两侧外下方的黏膜深面,前庭球外侧部的后方。腺体豌豆大小,类似男性尿道球腺,以细小的导管开口于阴道前庭,肉眼不易查见,故其口易阻塞而形成前庭大腺囊肿。前庭大腺分泌淡黄色黏液,润滑阴道口。

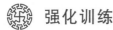 强化训练

一、名词解释

1.子宫峡(isthmus of uterus)　2.阴道穹(fornix of vagina)

二、思考与讨论

1.女性内生殖器由哪些器官组成?各器官分别有什么功能?

2.输卵管分为几部?输卵管结扎在何处进行?输卵管结扎对女性第二性征和性功能有无影

响？为什么？

　3. 简述子宫位置和姿势。参与维持子宫正常位置和姿势的结构有哪些？

　4. 何谓阴道穹？简述阴道穹后部与直肠子宫陷凹的关系和意义。

　5. 卵巢产生的卵子经何途径排出体外？排卵过程有哪些特点？

第二节　女性外生殖器

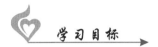

学习目标

　掌握阴道前庭的概念及其内的尿道、阴道和前庭大腺导管的开口位置；熟悉女阴的结构、功能及其与男性外生殖器的对应关系；了解女阴。

　女性外生殖器即女阴（vulva）（图8-7），主要结构有阴阜（mons pubis）、阴蒂（clitoris）、大阴唇（greater lips of pudendum）、小阴唇（lesser lips of pudendum）、阴道前庭（vaginal vestibule）、前庭球（bulb of vestibule）等。其中，阴蒂、大阴唇和前庭球分别相当于男性的阴茎、阴囊和尿道海绵体。

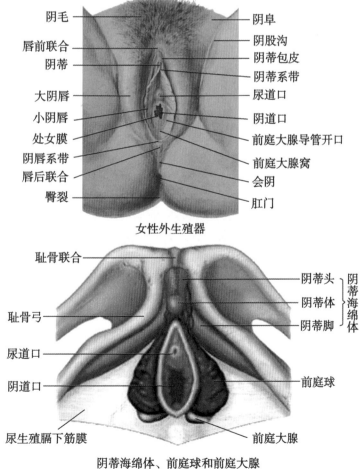

女性外生殖器

阴蒂海绵体、前庭球和前庭大腺

图8-7　女阴、阴蒂海绵体、前庭球和前庭大腺

1. 阴阜　为耻骨联合前方的皮肤隆起,皮下富含脂肪,性成熟期常生有阴毛。

2. 阴蒂　由两个阴蒂海绵体(相当于男性的阴茎海绵体)组成,分为阴蒂头、阴蒂体和阴蒂脚。阴蒂头表面由阴蒂包皮包绕,含有丰富的神经末梢。两侧阴蒂脚附于耻骨弓,向前结合成为阴蒂体,表面被覆有坐骨海绵体肌。

3. 大阴唇和小阴唇　大阴唇为一对纵长隆起的皮肤皱襞,而小阴唇为大阴唇内侧的一对较薄的皮肤皱襞。

4. 阴道前庭　为两侧小阴唇之间的菱形裂隙,其前部有尿道外口,后部有阴道口,阴道口两侧有前庭大腺导管的开口。

5. 前庭球　呈马蹄铁形,分为较细小的中间部和较大的外侧部。中间部位于尿道外口与阴蒂体之间的皮下,外侧部位于大阴唇的皮下。前庭球后端的深面有前庭大腺。

✲ 强化训练

思考与讨论

1. 何谓阴道前庭? 在此有哪些器官的开口? 各开口的位置关系如何?

2. 女性和男性的外生殖器在起源上有何联系? 在功能上又有什么区别?

第九章　腹膜、乳房和会阴

第一节　腹　膜

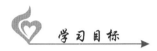 学习目标

掌握腹膜和腹膜腔的概念；熟悉腹膜形成的结构，腹膜的分区和间隙；了解腹膜的功能，腹膜与腹、盆腔脏器的关系。

腹膜（peritoneum）是一层薄而光滑的浆膜，依其分布分为脏、壁两层（图9-1）。腹膜壁层衬贴于腹、盆壁内面，称为壁腹膜（parietal peritoneum）；腹膜脏层被覆于腹、盆腔脏器的表面，称为脏腹膜（visceral peritoneum）。脏、壁腹膜相互移行和延续，共同围成一个不规则的潜在腔隙，称为腹膜腔（peritoneal cavity），腔内含有少量滑液。男性腹膜腔为密闭的囊腔；女性腹膜腔则与体外相通，是盆腔炎和腹膜腔积液的重要解剖基础。腹膜具有分泌、吸收、保护、支持、防御、修复等功能。

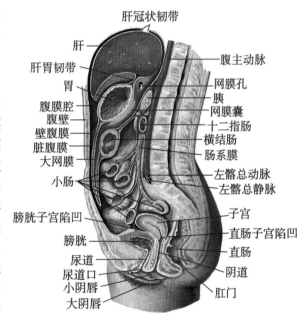

图9-1　女性腹膜和腹膜腔（正中矢状切面观）

一、腹膜与腹、盆腔脏器的关系

根据腹膜被覆脏器的程度不同，可将腹、盆腔内的脏器分为腹膜内位器官、腹膜间位器官和腹膜外位器官3类（图9-2）。

1. 腹膜内位器官　整个器官表面几乎全被腹膜包裹。这类器官的活动性较大，如胃、十二指肠上部、空肠、回肠、盲肠、阑尾、横结肠、乙状结肠、卵巢、输卵管、脾等。

2. 腹膜间位器官　器官的三面或大部分被腹膜覆盖。这类器官的活动性较小，如肝、胆囊、

升结肠、降结肠、直肠上段、膀胱、子官等。

3.腹膜外位器官　器官仅有一面被腹膜覆盖。这类器官通常紧贴腹后壁,如胰、肾上腺、肾、输尿管、十二指肠降部和水平部、直肠中段等。

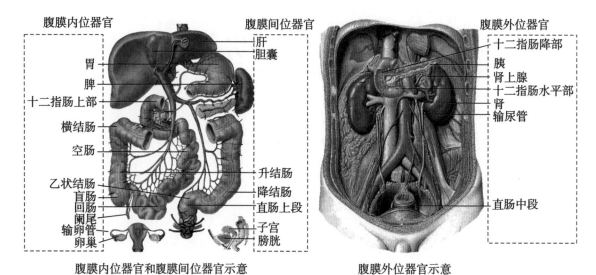

图9-2　腹膜与腹、盆腔脏器的关系

二、腹膜形成的结构

腹膜在腹、盆壁与脏器之间,或在腹盆部脏器与脏器之间相互移行,并形成许多腹膜结构,主要有网膜、系膜、韧带、皱襞、隐窝和陷凹等。这些结构对器官起连接和固定作用,也是血管、神经、淋巴管等出入脏器的途径。

（一）网膜

网膜(omentum)是与胃大、小弯相连的双层腹膜皱襞,分为小网膜(greater omentum)和大网膜(lesser omentum)(图9-3)。在小网膜和胃后方有不规则的网膜囊(omental bursa)。

1.大网膜　是连于胃大弯和横结肠之间的4层腹膜愈着性结构,形似围裙状下垂,并覆盖于横结肠和空、回肠的前面。连于胃大弯和横结肠之间的大网膜前两层形成胃结肠韧带(gastrocolic ligament)。当腹膜腔内有炎症时,大网膜可包围炎性病灶以防止炎症扩散的作用,有"腹腔卫士"之称。但小儿大网膜较短,当阑尾炎或其他下腹部炎症时,病灶不易被大网膜包裹,易形成弥漫性腹膜炎。

2.小网膜　是连于肝门与胃小弯、十二指肠上部之间的双层腹膜结构,由肝胃韧带和肝十二指肠韧带构成。连于肝门和胃小弯之间的部分,称为肝胃韧带(hepaatogastric ligament),其内有胃左、右血管和胃的神经、淋巴管等穿行;连于肝门与十二指肠上部之间的部分,称为肝十二指肠韧带(hepatoduodenal ligament),其内有胆总管、肝固有动脉、肝门静脉及肝的神经、淋巴管等穿行。

3.网膜囊　是位于胃后方和小网膜与腹后壁之间的一个前后扁窄的潜在腔隙。网膜囊属腹膜腔的一部分,故又将其称为小腹膜腔,而将网膜囊以外的腹膜腔部分,称为大腹膜腔,二者借网膜孔相通。网膜孔(omental foramen)位于肝十二指肠韧带右侧游离缘的后方,成人可容1~2指通过,其前界为肝十二指肠韧带,后界为覆盖于下腔静脉表面的腹膜,上界是肝的尾状叶,下界为十二指肠上部。

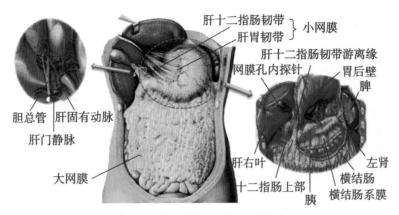

大网膜、小网膜、网膜囊和肝蒂内结构

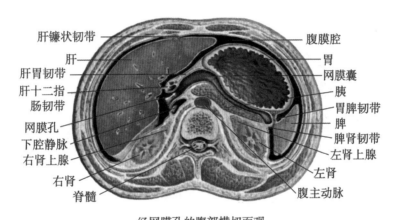

经网膜孔的腹部横切面观

图9-3 网膜

(二)系膜

系膜是将肠管连于腹后壁的双层腹膜结构,内含支配肠管的血管、神经、淋巴管等,主要有小肠系膜(mesentery)和大肠系膜[如阑尾系膜(mesoappendix)、横结肠系膜(transverse mesocolon)、乙状结肠系膜(sigmoid mesocolon)等](图9-4)。系膜(肠袢)过长使肠管的活动性大,在进食后如剧烈运动,尤其是患者伴有便秘时,易导致肠扭转、肠套叠或腹部疝。

1. 小肠系膜 简称肠系膜,呈扇形,将空肠和回肠系连于腹后壁。其附着于腹后壁的部分,称为肠系膜根。肠系膜的长度相差悬殊,使空、回肠的活动性非常大,故有利于促进小肠的消化吸收作用。

2. 阑尾系膜 呈三角形,将阑尾系连于肠系膜下方,其游离缘内有阑尾血管穿行。

3. 横结肠系膜 将横结肠系呈横位连于腹后壁,内有中结肠血管及其分支、淋巴管、淋巴结、神经丛等。通常以此系膜为标志,将腹膜腔划分为结肠上区和结肠下区。

4. 乙状结肠系膜 将乙状结肠悬吊于左下腹后壁,其根部附着于左髂窝和骨盆左后壁,内有乙状结肠血管、直肠上血管、淋巴管、淋巴结、神经丛等。

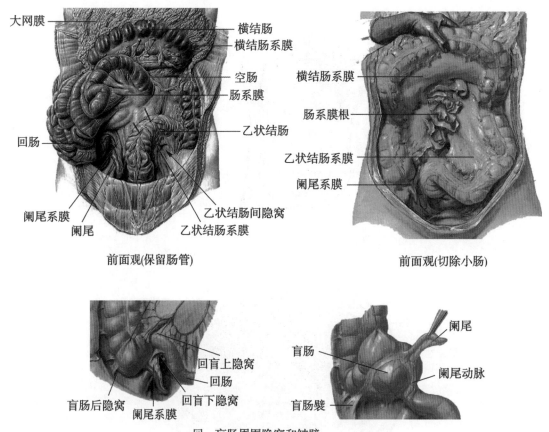

图 9-4 系膜和隐窝

（三）韧带

腹膜形成的韧带是连于腹壁与腹部脏器之间或连于相邻脏器之间的腹膜结构，对器官有固定或悬吊作用（图9-3）。形成肝的韧带主要有镰状韧带、冠状韧带、三角韧带、肝胃韧带、肝十二指肠韧带等；形成脾的韧带主要有胃脾韧带、脾肾韧带、膈脾韧带等；形成胃的韧带主要有肝胃韧带、胃脾韧带、胃结肠韧带和胃膈韧带。此外，在膈与结肠左曲之间还有膈结肠韧带。

（四）皱襞、隐窝和陷凹

腹膜在腹、盆壁与脏器之间或脏器与脏器之间形成隆起，称为腹膜皱襞；在皱襞与皱襞之间或皱襞与腹、盆壁之间形成凹陷，称为腹膜隐窝；隐窝通常在盆腔内较大而深，称为腹膜陷凹。

1.腹后壁的皱襞和隐窝　在胃后方、十二指肠、盲肠和乙状结肠周围有较多的皱襞和隐窝，常见十二指肠上襞和十二指肠上隐窝、十二指肠下襞和十二指肠下隐窝、盲肠后隐窝、乙状结肠间隐窝、肝肾隐窝等（图9-5）。肝肾隐窝（hepatorenal recess）位于肝右叶与右肾之间，其左界为网膜孔和十二指肠降部，右界为右结肠旁沟。在仰卧时，肝肾隐窝是腹膜腔的最低部位，腹膜腔内的液体易积存于此。

2.腹前壁的皱襞和隐窝　共有5条腹膜皱襞，均位于脐下，包括连于脐与膀胱尖之间的脐正中襞,其两侧分别有 1 对脐内侧襞和 1 对脐外侧襞(图 9-6)。在腹股沟韧带上方,上述 5 条皱襞之间形成 3 对隐窝,由中线向外侧依次为膀胱上窝、腹股沟内侧窝和腹股沟外侧窝。

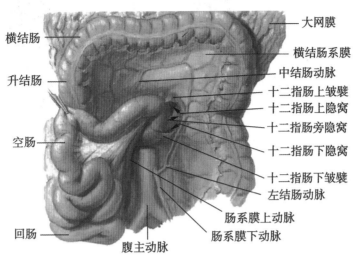

横结肠
升结肠
空肠
回肠
腹主动脉
大网膜
横结肠系膜
中结肠动脉
十二指肠上皱襞
十二指肠上隐窝
十二指肠旁隐窝
十二指肠下隐窝
十二指肠下皱襞
左结肠动脉
肠系膜上动脉
肠系膜下动脉

图 9-5　腹后壁的皱襞和隐窝(翻开横结肠、空肠和回肠)

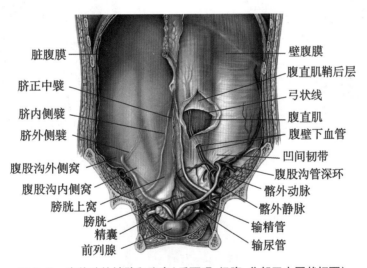

脏腹膜
脐正中襞
脐内侧襞
脐外侧襞
腹股沟外侧窝
腹股沟内侧窝
膀胱上窝
膀胱
精囊
前列腺
壁腹膜
腹直肌鞘后层
弓状线
腹直肌
腹壁下血管
凹间韧带
腹股沟管深环
髂外动脉
髂外静脉
输精管
输尿管

图 9-6　腹前壁的皱襞和隐窝(后面观,经腹、盆部正中冠状切面)

3. 盆腔内的腹膜陷凹　男性腹膜在膀胱与直肠之间形成的陷凹,称为直肠膀胱陷凹(rectovesical pouch)。女性腹膜在子宫的前后分别与膀胱和直肠形成两个陷凹,前者称为膀胱子宫陷凹(vesicouterine pouch),后者称为直肠子宫陷凹[rectouterine pouch,又称为道格拉斯腔(Douglas pouch)],见图 9-7。站立或坐位时,男性的直肠膀胱陷凹和女性的直肠子宫陷凹为腹膜腔的最低部位,故腹膜腔积液多聚积于此。

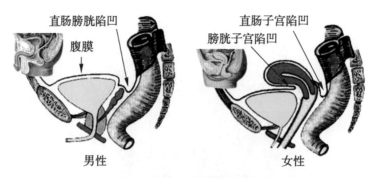

图9-7　男性、女性腹膜陷凹示意

三、腹膜腔的分区和间隙

腹膜腔借横结肠及其系膜分为结肠上区和结肠下区(图9-8)。

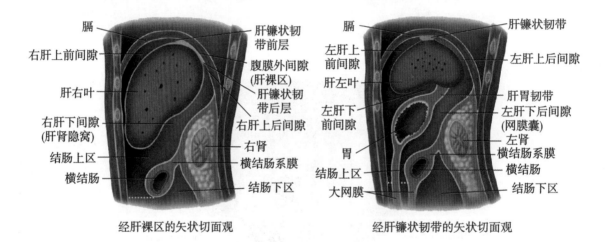

图9-8　腹膜腔的分区、间隙及交通关系

1. 结肠上区　为膈与横结肠及其系膜之间的腹膜腔,又称为膈下间隙或肝周间隙,内有肝、胆囊、脾、胃、十二指肠等器官。结肠上区以肝为界分为肝上间隙和肝下间隙,共有 7 个间隙。肝上间隙借镰状韧带分为左肝上间隙和右肝上间隙;左肝上间隙又以冠状韧带分为左肝上前间隙和左肝上后间隙,右肝上间隙也以冠状韧带分为右肝上前间隙、右肝上后间隙和肝裸区(又称为膈下腹膜外间隙)。肝下间隙借肝圆韧带分为左肝下间隙和右肝下间隙(又称为肝肾隐窝);左肝下间隙以小网膜和胃分为左肝下前间隙和左肝下后间隙(网膜囊)。

2. 结肠下区　为横结肠及其系膜与盆底之间的腹膜腔,内有空肠、回肠、盲肠、阑尾、结肠及盆腔脏器。结肠下区常以肠系膜根和升、降结肠为标志分为左、右结肠旁沟和左、右肠系膜窦共 4 个间隙。右结肠旁沟向上通肝肾隐窝,向下经右髂窝通盆腔;左结肠旁沟仅向下通盆腔。右肠系膜窦为三角形间隙,下方有回肠末端相隔;左肠系膜窦为斜方形间隙,向下可通盆腔。

强化训练

一、名词解释

1. 网膜孔(omental foramen)　2. 肝肾隐窝(hepatorenal recess)

二、思考与讨论

1. 什么叫腹腔和腹膜腔? 腹膜可有哪些主要功能?

2. 腹膜形成的结构有哪些? 网膜囊位于何处? 网膜孔的境界是什么?

3. 女性腹膜腔通过哪些途径与外界相通? 女性患腹膜腔积脓时,取何种体位好? 可在何处进行穿刺抽取脓液?

4. 腹膜腔如何分区? 网膜囊可经哪些途径通右髂窝?

5. 试比较男性和女性腹膜陷凹的位置,卧位和站立位时腹膜腔积液的积聚部位有什么不同?

第二节　乳　房

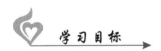
学习目标

掌握女性乳房的位置和构造,乳房悬韧带的组成和功能;熟悉女性乳房的形态和结构;了解乳腺癌的典型征象。

乳房(mamma)为人类和哺乳动物特有的浅表器官。男性乳房已退化。女性乳房自青春期开始生长发育;在妊娠期和哺乳期明显增生,且有分泌活动,具备哺乳功能;绝经期后,乳房组织逐渐萎缩松弛,腺体逐渐退化而丧失分泌功能。此外,女性乳房也是性征和形体美的重要特征。

一、乳房的位置

乳房位于胸前部,胸大肌及其筋膜的表面。上起第 2～3 肋,下至第 6～7 肋,内侧至胸骨旁线,外侧可达腋中线。男性乳头位置比较恒定,多位于第 4 肋间隙或第 5 肋骨水平。

二、乳房的形态

成年未哺乳女性的乳房呈圆锥形或半球形。乳房中央有圆形突起，称为乳头（mammary papilla），其顶端有输乳管的开口。乳头周围有一圈富含皮肤色素的区域，称为乳晕（mammary areola），表面有许多小隆起，其深面为乳晕腺，分泌脂性物质滑润乳头。乳头和乳晕的皮肤较薄弱，易致损伤和感染，哺乳期尤应注意。哺乳过的女性乳房随年龄、哺乳等因素而发生变化，逐渐变扁平、下斜或下垂状。

三、乳房的构造

女性乳房主要由皮肤、皮下脂肪、乳腺（mammary gland）、输乳管（lactiferous duct）、纤维组织等构成。乳腺叶和输乳管均以乳头为中心呈放射状排列（图9-9）。少数人的乳房外上部有发达的乳腺组织突入腋窝内，称为腋突，注意与副乳区分。

1. 乳腺　位于浅筋膜浅、深两层之间，被纤维组织包绕分隔成 15～20 个乳腺叶（lobes of mammary gland），每一腺叶又被分为若干个乳腺小叶（lobules of mammary gland）。

2. 输乳管　又称为乳腺管，为乳腺内输送乳汁的管道，由乳腺的小叶间导管汇合而成，并向乳头下方汇聚，在近乳头处膨大成可储存入乳汁的输乳管窦（lactiferous sinus），其末端变细，以输乳孔（lactiferos pores）开口于乳头。

3. 乳房悬韧带　乳腺周围的纤维组织发出许多小纤维束，连于胸大肌筋膜与皮肤和乳头之间，称为乳房悬韧带（suspensory ligament of breast），又称为库珀韧带（Cooper ligament），对乳房起支持和固定作用。当乳腺癌侵及此韧带时，该韧带缩短并牵引皮肤向内，形成许多点状小凹陷，类似橘皮，加之乳房淋巴管因癌栓堵塞导致皮下出现淋巴水肿而加深皮肤凹陷，故临床上称为"橘皮样变"或"酒窝征"，这是早期乳腺癌的征象。

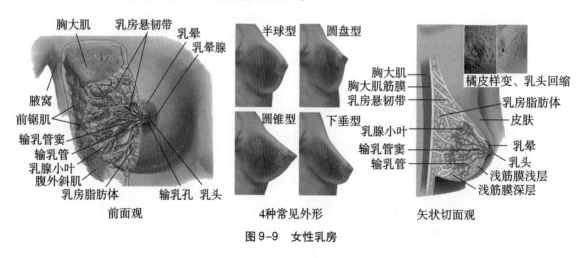

图9-9　女性乳房

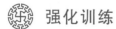

强化训练

一、名词解释

乳房悬韧带（suspensory ligament of breast）

二、思考与讨论

1. 简述乳房的构造。乳腺脓肿切开引流时,为何采取放射状切口?
2. 乳房皮肤呈"橘皮样变"或"酒窝征"的解剖基础是什么?
3. 哺乳期的女性应该注意保护乳房结构? 为什么?

<h1 style="text-align:center">第三节 会 阴</h1>

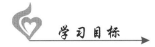
学习目标

掌握会阴的概念、境界和分区,产科会阴的临床意义;熟悉盆膈、尿生殖膈的组成和穿行结构,坐骨肛门窝的位置、界限和穿行结构;了解会阴中心腱的位置和功能,会阴浅隙和会阴深隙的位置和穿行结构。

一、会阴的概念、境界和分区

1. 会阴的概念和境界 会阴(perineum)有广义和狭义之分。广义的会阴是指盆膈以下封闭骨盆下口的全部软组织,大致呈菱形,其前角为耻骨联合下缘,后角为尾骨尖,两侧角为坐骨结节,故其前外侧边为耻骨弓,后外侧边为骶结节韧带。狭义的会阴是指临床会阴,系指外生殖器与肛门之间的全部软组织,在男性介于阴囊根与肛门之间,在女性介于阴道前庭后端与肛门之间。女性会阴又称为产科会阴(obstetrical perineum),由于分娩时此区承受的压力较大,易造成会阴甚至是邻近阴道和直肠的撕裂,故助产时应注意保护此区。

2. 会阴的分区 以两侧坐骨结节的连线为界,将会阴分成前、后两个三角形区域。前方为尿生殖区/三角(urogenital region/triangle),男性有尿道,女性有尿道和阴道通过;后方为肛区/三角(anal region/triangle),其中央有肛管通过(图9-10、图9-11)。

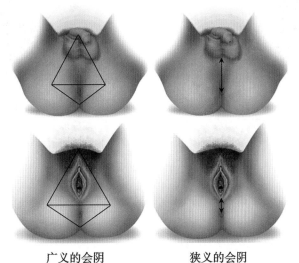

广义的会阴　　　　狭义的会阴

图9-10 会阴及其分区示意

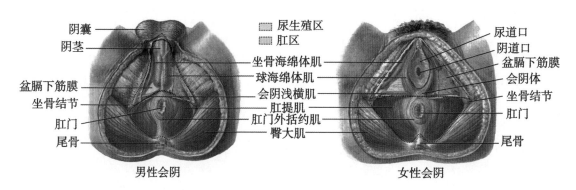

图9-11　会阴(外面观)

二、会阴区的结构

会阴的结构,除男、女生殖器外,主要有盆底肌(见前述)和会阴筋膜。

(一)会阴中心腱

会阴中心腱(perineal central tendon),又称为会阴体(perineal body),是狭义会阴皮肤深面的一个腱性结构,会阴浅横肌、会阴深横肌、球海绵体肌、肛门外括约肌和肛提肌腱附着于此,有加固盆底的作用。在女性,此腱较强韧性而富有弹性,在分娩时应注意保护。

(二)会阴的筋膜

1.浅筋膜　肛三角的浅筋膜为富含脂肪的结缔组织,充填在坐骨肛门窝内;尿生殖三角的浅筋膜包括浅层的皮下脂肪和深层的会阴浅筋膜(图9-12)。

2.深筋膜　肛三角的深筋膜覆盖于坐骨肛门窝的各个壁,其外侧壁为闭孔筋膜,内侧壁有盆膈上、下筋膜;尿生殖三角的深筋膜包括尿生殖膈上、下筋膜(图9-12)。

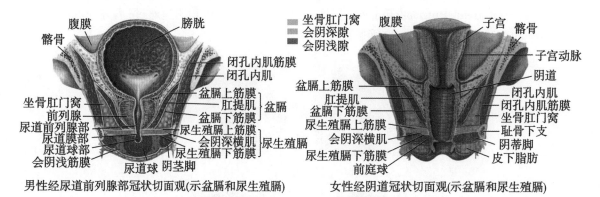

图9-12　会阴的筋膜及其间隙

(三)盆膈和尿生殖膈

1.盆膈　位于盆底深部,由盆膈上、下筋膜及其所夹持的肛提肌和尾骨肌构成盆膈(pelvic diaphragm)(图9-12)。盆膈后部有肛管穿过,前部两侧肛提肌之间有一狭窄裂隙称为盆膈裂孔,裂孔的下方由尿生殖膈封闭。盆膈封闭小骨盆下口的大部分,具有支持和固定盆内脏器的作用,并与排便、分娩等有关。

2.尿生殖膈 位于会阴深部,由尿生殖膈上、下筋膜及其间的会阴深横肌和尿道括约肌构成尿生殖膈(urogenital diaphragm)(图9-12)。男性有尿道,女性有尿道和阴道通过。此膈封闭尿生殖三角,有加强盆底、协助承托盆腔脏器的作用。

(四)会阴的筋膜间隙

肛区深面有坐骨肛门窝(ischioanal fossa),尿生殖区深面有会阴浅隙(superficial perineal space)和会阴深隙(deep perineal space)。

1.坐骨肛门窝 位于盆膈的下方,两侧坐骨结节与肛门之间,为尖朝上、底朝下的锥形间隙,内有大量脂肪组织和阴部管通过,管内穿行有会阴部的血管、神经、淋巴管等(图9-13)。窝尖为盆膈下筋膜与闭孔内肌筋膜的交接处,窝底为肛门区的皮肤及浅筋膜,前界为尿生殖膈后缘,后界为臀大肌下缘,外侧壁为闭孔内肌及闭孔筋膜,内侧壁为肛提肌和盆膈及其盆膈下筋膜。两侧坐骨肛门窝在肛管后方相通。

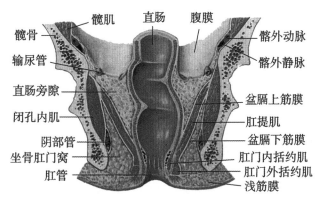

图9-13 坐骨肛门窝(经直肠的骨盆冠状切面观)

2.会阴浅隙 位于会阴浅筋膜与尿生殖膈下筋膜之间,内有会阴浅层肌及阴部血管、神经、淋巴管等。男性尚有尿道球部和阴茎脚,女性尚有尿道、阴蒂脚、前庭球和前庭大腺。

3.会阴深隙 位于尿生殖膈上、下筋膜之间,内有会阴深层肌、尿道外括约肌及相关的血管、神经、淋巴管等穿行。男性尚有尿道膜部和尿道球腺,女性尚有尿道和阴道通过。

强化训练

一、名词解释

1.产科会阴(obstetrical perineum) 2.盆膈(pelvic diaphragm) 3.尿生殖膈(urogenital diaphragm)

二、思考与讨论

1.何谓产科会阴?其深面有什么重要结构?分娩时保护不力可导致什么后果?

2.何谓盆膈和尿生殖膈?男性和女性其内分别有何结构穿过?

3.何谓会阴浅隙和会阴深隙?男性和女性其内的结构有何相同和不同?

第三篇

脉管系统

脉管系统(vascular system)在临床上常称为循环系统(circular system),是分布于人体全身各部的连续性封闭管道系统,包括心血管系统和淋巴系统。心血管系统内流动着血液;淋巴系统内流动着淋巴液。脉管系统的主要功能是物质运输,即将消化系统吸收的营养物质和肺吸收的氧运送到全身器官的组织和细胞,同时将组织和细胞的代谢产物及二氧化碳运送到肾、肺和皮肤,排出体外,以保证机体新陈代谢的不断进行。此外,心血管系统还有复杂的内分泌功能,淋巴系统又有免疫功能。因此,临床上通常将心血管系统视为循环系统,将淋巴系统视为免疫系统。

第十章　心血管系统

第一节　概　述

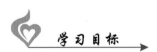

学习目标

掌握血液循环的概念,大、小循环的途径、特点和功能;熟悉脉管系统和心血管系统的组成和功能,心血管系统各部的结构特点;了解血管吻合的类型和功能,侧支循环的概念及其临床意义。

一、心血管系统的组成

心血管系统（cardiovascular system）由心（heart）和血管（blood vessel）组成，血管又分为动脉（artery）、静脉（vein）和毛细血管（capillary）（图10-1）。

1. **心**　为中空的肌性动力器官，主要由心肌构成，可驱使血液在心血管内循环流动。

心的特点：心腔被心间隔分为互不相通的左、右半心，每半心又分为心房和心室，故心有左心房、左心室、右心房和右心室共4个心腔；心房接受静脉，心室发出动脉，同侧心房和心室之间借房室口相通，故左半心内流动的是动脉血，而右半心内流动的是静脉血；在房室口和动脉口均有瓣膜附着，其开闭活动可保证血液定向流动，即血液自心室经动脉口射出至动脉，再从静脉经静脉口回流至心房，在心腔内则由心房经房室口流向心室；每个心腔均分为粗糙的流入部和光滑的流出部，以利血液的流入和流出。

2. **动脉**　是导血离心的血管，起于心室，止于毛细血管，可将血液通过动脉逐级分支分配至全身各个器官、组织和结构，又称为分配血管。根据管壁的厚度和弹性，分为大动脉、中动脉、小动脉和微动脉（图10-2）。大动脉的弹性大，有利于推动血液连续流动；中动脉多为器官或局部的主干，可调控其血流量；小动脉的弹性小，对血流的阻力大，是影响动脉血压的主要因素，故又称为阻力血管；微动脉是指毛细血管前的阻力血管，主要参与微循环的构成。动脉与伴行静脉相比，其管腔小、管壁厚且弹性较大。

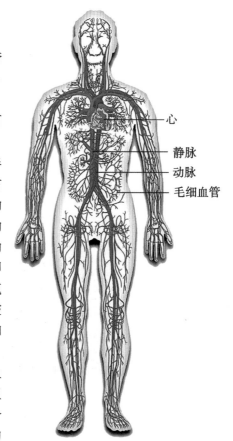

图10-1　心血管系统构成

（图中标注：心、静脉、动脉、毛细血管）

3. **静脉**　是导血回心的血管，起于毛细血管，止于心房。因静脉分布于全身的数量远比动脉多，且管腔较大，故可纳存人体大部分的血液，又称为容量血管。静脉分为大静脉、中静脉、小静脉和微静脉（图10-2），但与伴行动脉相比，其管腔大且多有静脉瓣（venous valve），管壁薄而弹性小，数量较多且吻合丰富。另有结构特殊的静脉，如硬脑膜窦和板障静脉，二者均无静脉瓣。

4. **毛细血管**　是连于动、静脉之间的微细管道，分布于组织间隙内，是完成物质交换的部位（图10-2）。毛细血管在人体内分布最广、数量最多且吻合最丰富，其次管径最小、管壁最薄而且通透性较大，这些特点使组织内有更丰富的血液进行缓慢流动，从而保证物质的充分交换，故又称为交换血管。

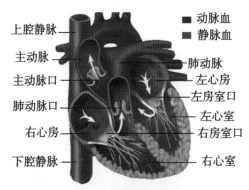

心腔及其血液循环

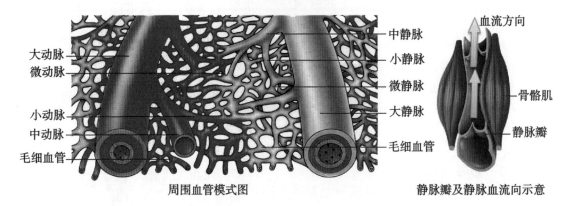

周围血管模式图　　　　　　　静脉瓣及静脉血流向示意

图10-2　心血管系统各器官的结构

二、血液循环途径

血液从心室射出,经动脉、毛细血管和静脉返回心房,其在心血管内如此周而复始地流动,称为血液循环(blood circulation)。根据血液流动的途径,将血液循环分为体循环(systemic circulation)和肺循环(pulmonary circulation)(图10-3)。

1. 体循环　又称为大循环,是血液在心和全身各部之间的血管内循环流动,以完成血液和组织之间物质交换的过程。血液从左心室射入主动脉,再沿其各级分支运送至全身各部的毛细血管网进行物质(包括气体)交换,最后沿各级静脉回流至上、下腔静脉和冠状窦后流入右心房。体循环流经的范围广,路径长,血液由动脉血转换为静脉血。

2. 肺循环　又称为小循环,是血液在心和肺之间的血管内循环流动,以完成机体与外界之间气体交换的过程。血液从右心室射入肺动脉干,再沿其各级分支到达肺泡毛细血管网进行气体交换,最后沿各级肺静脉属支汇入左、右肺静脉后流回左心房。肺循环和体循环同时进行,但只需流经肺,路程较短,血液则从静脉血转变成动脉血。

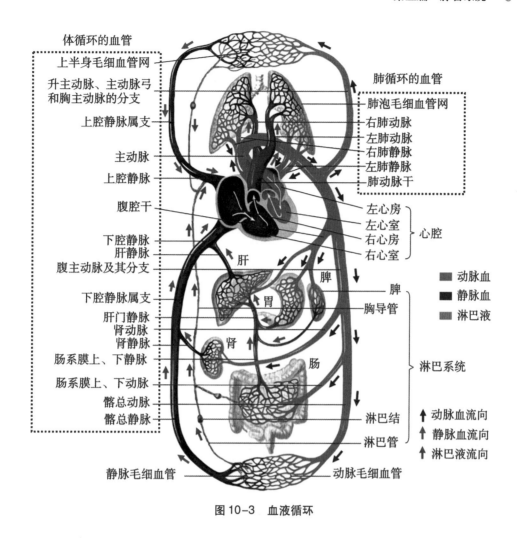

体循环的血管
上半身毛细血管网
升主动脉、主动脉弓和胸主动脉的分支
上腔静脉属支
主动脉
上腔静脉
腹腔干
下腔静脉
肝静脉
腹主动脉及其分支
下腔静脉属支
肝门静脉
肾动脉
肾静脉
肠系膜上、下静脉
肠系膜上、下动脉
髂总动脉
髂总静脉
静脉毛细血管

肺循环的血管
肺泡毛细血管网
右肺动脉
左肺动脉
右肺静脉
左肺静脉
肺动脉干
左心房
左心室
右心房
右心室
心腔
脾
胸导管
淋巴系统
淋巴结
淋巴管
动脉毛细血管

肝 脾 胃 肾 肠

■ 动脉血
■ 静脉血
■ 淋巴液

↑ 动脉血流向
↑ 静脉血流向
↑ 淋巴液流向

图 10-3 血液循环

三、血管吻合和侧支吻合

1. **血管吻合** 人体的血液除经动脉—毛细血管—静脉途径流动外,还在动脉与动脉之间,静脉与静脉之间,甚至动脉与静脉之间,存在由血管支彼此连通的多种血管吻合形式,称为血管吻合(vascular anastomosis)(图 10-4)。动脉间吻合包括动脉环、动脉弓和动脉网,这些吻合都有缩短循环时间和调节血流量的作用;静脉间吻合包括静脉环、静脉弓、静脉网和静脉丛,这些吻合主要保证在脏器扩大或腔壁受压时血流通畅;动静脉间吻合主要为小动静脉的吻合,这种吻合具有缩短循环途径,调节局部血流量和体温的作用。此外,在体内少数器官的动脉与相邻动脉之间无吻合,这种动脉称为终动脉,如视网膜中央动脉。

2. **侧支吻合** 部分较大的血管主干在行程中发出与之平行的细小血管支,称为侧副管(colleteral vessel),又称为侧副支;发自主干不同高度的侧副支彼此连通,称为侧副吻合,又称为侧支吻合(collateral anastomosis);当主干严重狭窄或阻塞时,侧副支逐渐增粗,代偿性恢复血管受阻区的血液循环,这种通过侧支吻合建立起来的血液循环,称为侧副循环(collateral circulation),又称为侧支循环(图 10-4),可在病理状态下充分保证器官或局部的血液供应和回流。

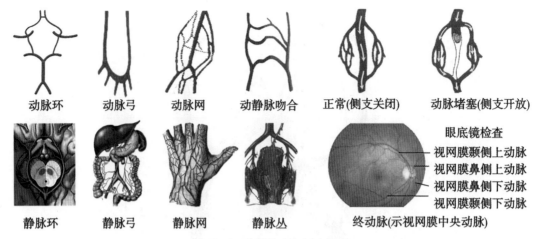

图 10-4　血管吻合和侧支循环

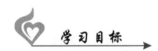 强化训练

一、名词解释

1. 血液循环(blood circulation)　2. 血管吻合(vascular anastomosis)　3. 侧副循环(collateral circulation)

二、思考与讨论

1. 简述脉管系统和心血管系统的组成与功能。

2. 何谓血液循环?简述大、小循环的途径、特点和功能。

第二节　心

学习目标

掌握心的位置和外形,各心腔的形态结构,心包的组成和心包腔的概念;熟悉心的瓣膜、间隔、传导系统和心的血管,心包窦的位置;了解心的纤维支架和心壁的构造,心瓣膜、心内血液流向与心脏活动的关系,心包裸区和心的体表投影。

一、心的位置

心斜位于胸腔的中纵隔内,约 2/3 在前正中线的左侧,1/3 在前正中线的右侧,心尖朝向左前下方,心底朝向右后上方。前方正对胸骨体和第 2~6 肋软骨,后方正对第 5~8 胸椎,两侧与胸膜腔和肺相邻,上方连有出入心的大血管,下方与膈毗邻(图 10-5)。

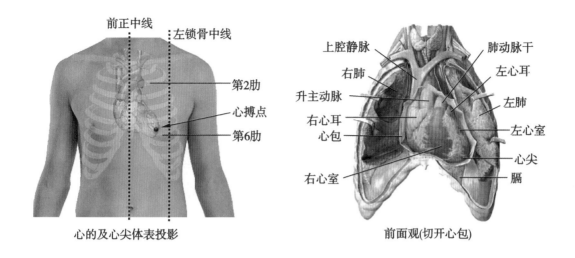

心的及心尖体表投影

前面观(切开心包)

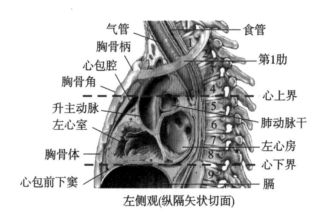

左侧观(纵隔矢状切面)

图 10-5　心的位置和毗邻

二、心的外形

心是一个中空的肌性器官,形似前后稍扁的倒置圆锥体,分为一尖、一底、两面、三缘和四沟(图 10-6)。

1. 心尖和心底　心尖(cardiac base):游离,圆钝,由左心室构成,其体表投影点在左侧第 5 肋间隙上锁骨中线内侧 1 ~ 2 cm 处,在活体可在此处触及心尖搏动。心底(cardiac base):又称为心后面,由左、右心房共同构成,出入心底的大血管包括分别连接左、右心室的主动脉和肺动脉,分别从上、下方注入右心房的上、下腔静脉,以及分别从左、右侧的上、下方注入左心房的 4 条肺静脉。

2. 胸肋面和膈面　胸肋面又称为前面,朝向前上方,大部分由右心房和右心室构成,小部分由左心耳和左心室构成。大部分隔心包被胸膜和肺遮盖。心的前下部隔心包与胸骨体下部和左侧第 4 ~ 6 肋软骨相贴,称为心包裸区,临床常在左侧第 4 肋间隙靠胸骨左侧缘处进行心内注射,以免伤及胸膜和肺。膈面又称为下面,几乎呈水平位朝下并略朝后,大部分由左心室,小部分由右心室构成,下方隔心包与膈毗邻。

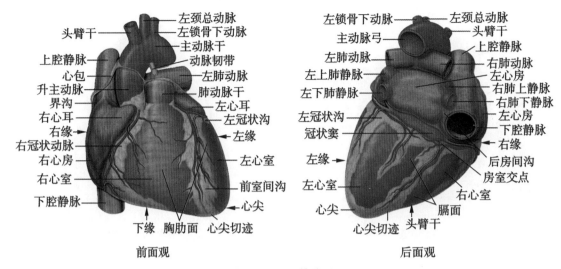

前面观　　　　　　　　　　　　　　　后面观

图 10-6　心的外形

3. 心缘　右缘近乎垂直向下,由右心房构成。左缘圆钝,斜向左下,主要大部分由左心室构成,小部分由左心耳构成。下缘较锐利,近于水平,由右心室和心尖构成。

4. 心的表面界沟　靠近心底处有一条近似环形的沟,前方被肺动脉干所中断,称为冠状沟(coronary sulcus),又称为房室沟,是心房与心室在心表面的分界标志。在心的胸肋面和膈面上,各有一自冠状沟向下延伸至心尖右侧的浅沟,分别称为前室间沟(anterior interventricular groove)和后室间沟(posterior interventricular groove),是左、右心室在心表面的分界标志。前、后室间沟在心尖右侧的汇合处稍凹陷,称为心尖切迹(cardiac apical incisure)。在心底,右心房与右上、下肺静脉交界处的浅沟称为后房间沟(posterior interatrial groove),与房间隔后缘一致,是左、右心房在心表面的分界标志。后房间沟、后室间沟与冠状沟的相交处,称为房室交点(atrioventricular crux),是 4 个心腔在心表面的重要分界标志。

三、心腔

(一)右心房

右心房(right atrium)位于心的右上部,壁薄而腔大(图 10-7)。

1. 分部和各部的结构　右心房壁内有一纵行肌性隆起,称为界嵴(crista terminalis);腔壁外有与之相对应的浅沟,位于上、下腔静脉口前缘的连线间和上腔静脉与右心耳之间,称为界沟(sulcus terminalis)。右心房以界嵴和界沟为界分为前部和后部。前部为固有心房,其前上部呈锥体形突出的盲囊部分,称为右心耳(right auricle);后部为腔静脉窦,内壁光滑,其内侧壁的后部主要由房间隔构成。房间隔右侧面中下部有一卵圆形凹陷,是胚胎时期卵圆孔闭合后形成的遗迹,称为卵圆窝(fossa ovalis),此处为心间隔最薄弱处,是房间隔缺损的好发部位,也是自右心房进入左心房行心导管穿刺的理想部位。

2. 出入口和瓣膜　固有心房内面有许多大致平行排列的肌束,称为梳状肌(pectinate muscles),可减慢入口血液的流速。当心功能发生障碍时,心耳处的血流变得更加缓慢,易致血栓形成。腔静脉窦内有 3 个入口和 1 个出口:窦上部有上腔静脉口(orifice of superior vena cava);窦下部有下腔静脉口(orifice of inferior vena cava),在其前缘有下腔静脉瓣;窦的前下部有一出口即右房室口（right atrioventricular orifice），口周的致密结缔组织构成三尖瓣环（tricuspid annulus），有三尖瓣膜附着；在下腔静脉口与右房室口之间还有一入口即冠状窦口（orifice of coronary sinus），在其后缘大多有冠状窦瓣。

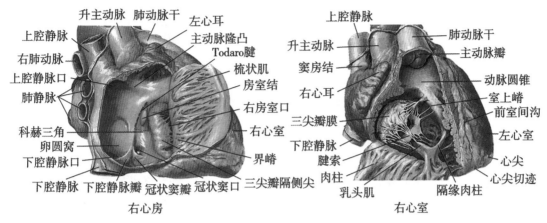

图 10-7　右心房和右心室

（二）右心室

右心室（right ventricle）位于右心房的前下方，其前壁与胸廓相邻，构成胸肋面的大部。右心室壁较薄，供应血管相对较少，通常是右心室手术的切口部位（图 10-7）。

1. 分部和各部的结构　右心室壁内有一弓形肌性隆起，称为室上嵴（supraventricular crest），以此分流入道和流出道。流入道：又称为固有心腔或窦部，室壁内有许多纵横交错的肌性隆起，称为肉柱（trabeculae carneae）。其中粗大呈圆锥形的肉柱，有连于瓣膜的腱索附着，称为乳头肌（papillary muscle），分为前、后、隔侧 3 群。室间隔的下部至前乳头肌根部（右心缘的内面）有一条肌束横过室腔，称为隔缘肉柱（septomarginal trabecula），有防止右心室过度扩张的作用，故又称为节制索（moderator band）。隔缘肉柱内有右束支及前乳头肌血管通过，故右心室手术损伤隔缘肉柱时，可引起右束支传导阻滞。流出道：位于右心室前上方，呈底朝下、尖朝上的圆锥形，内壁光滑无肉柱，上端有出口通肺动脉干，故又称为动脉圆锥（conus arteriosus）或漏斗部。

2. 出入口和瓣膜　右心室入口即右房室口，口周的瓣环有三尖瓣（ticuspid valve）基底附着，瓣膜游离缘垂入右心室腔内，形成前、后和隔侧 3 个瓣叶，瓣叶前下部的瓣尖借腱索连于乳头肌。右房室口周的三尖瓣环和右心室腔内的瓣膜、腱索和乳头肌在结构和功能上形成一个控制瓣膜开闭的运动整体，称为三尖瓣复合体（tricuspid valve complex），以保证血液由右心房向右心室定向流动。右心室出口为肺动脉口（pulmonary orifice），周缘也有纤维环，称为肺动脉瓣环（pulmonary annulus）；环上附有 3 个朝向肺动脉干的半月形瓣叶，称为肺动脉瓣（pulmonary valve）；肺动脉瓣与肺动脉壁之间形成 3 个袋状间隙，称为肺动脉窦（pulmonary sinus）。

（三）左心房

左心房（left atrium）位于右心房的左后方，前方有升主动脉和肺动脉（图 10-8）。

1. 分部和各部的结构　左心房亦借界嵴分为前部的左心耳和后部的左心房窦。左心耳（left auricle）较右心耳狭长，壁厚，壁内的梳状肌凹凸不平且分布不匀，故当心功能障碍时，左心耳较右心耳更容易发生血栓形成。左心房窦，又称为固有心房，壁内光滑，其后壁有 4 个肺静脉口。

2. 出入口和瓣膜　左心房窦内左、右侧的上、下部各有一入口，分别称为左上、左下、右上和右下肺静脉口（orifice of pulmonary vein），开口处均无静脉瓣。左心房窦的前下部有左房室口（left atrioventricular orifice），口周亦形成纤维环，称为二尖瓣环（mitral annulus），有二尖瓣膜附着。

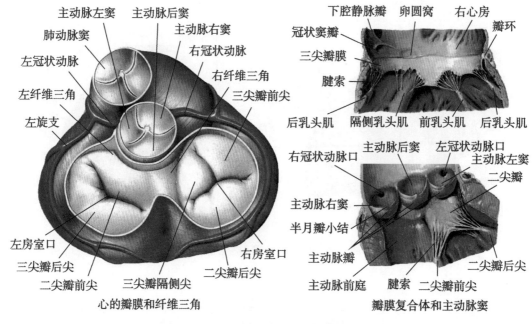

心的瓣膜和纤维三角　　　瓣膜复合体和主动脉窦

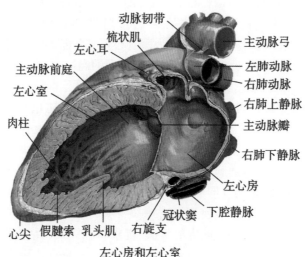

左心房和左心室

图10-8　左心房、左心室及心的纤维性支架和瓣膜

（四）左心室

左心室（left ventricle）位于右心室的左后方，近似圆锥形（图10-8）。左室壁约为右室壁厚度的3倍，其心尖处的心壁最薄，是室壁瘤的好发部位。

1. 分部和各部的结构　左心室腔以二尖瓣前尖为界，分为左后方的流入道和右前方的流出道。流入道，又称为窦部，壁内也有肉柱。流出道亦光滑无肉柱，室腔宽扁，由室间隔和二尖瓣前尖分别构成前内侧壁和后外侧壁，故又称为主动脉前庭（aortic vestibule）。此外，在各室壁之间或室壁与乳头肌之间，常有一些游离于室腔的细索状结构，称为假腱索，其内大都含有浦肯野纤维,可引起室性期前收缩或心脏杂音。

2. 出入口和瓣膜　左心室窦的后部有入口即左房室口,二尖瓣(mitral valve)的基底附于口周的二尖瓣环上,游离缘亦垂入室腔,分为前、后两个瓣叶,瓣尖亦借腱索和乳头肌连于心室壁。故亦将左房室口的二尖瓣环和右心室腔内的瓣膜、腱索和乳头肌合称为二尖瓣复合体(mitral complex)(图10-8),它可以保证血液由左心房向左心室定向流动。流出道的上界为出口即主动脉口(aortic orifice),口周的纤维环称为主动脉瓣环(aortic annulus);瓣环上附有3个半月形的瓣膜,称为主动脉瓣(aortic valve);主动脉瓣与主动脉壁之间亦形成3个袋状间隙,称为主动脉窦(aortic sinus),分为左、右、后窦。因左、右窦分别有左、右冠状动脉的开口,故又将主动脉瓣及其相应的窦称为左、右冠状动脉瓣及冠状动脉窦。

四、心的构造

1. 心纤维性支架　由致密结缔组织构成,主要包括位于左、右房室口及主动脉口和肺动脉口周围的纤维环和左、右纤维三角(图10-8)。纤维环是心房肌和心室肌及瓣膜的附着处。

2. 心壁　心壁由心内膜、心肌层和心外膜构成(图10-9)。心内膜(endocardium)被覆于心腔内面,可向心腔内折叠形成心的瓣膜。心肌层(myocardium)构成心壁的主体,包括心房肌和心室肌,前者能分泌心钠素,具有利钠、利尿、扩张血管和降血压作用;后者分为浅、中、深3层,均起自纤维环,以中层肌最为发达,具有很强的收缩力。心外膜(epicardium)即浆膜性心包的脏层,包裹在心肌表面。

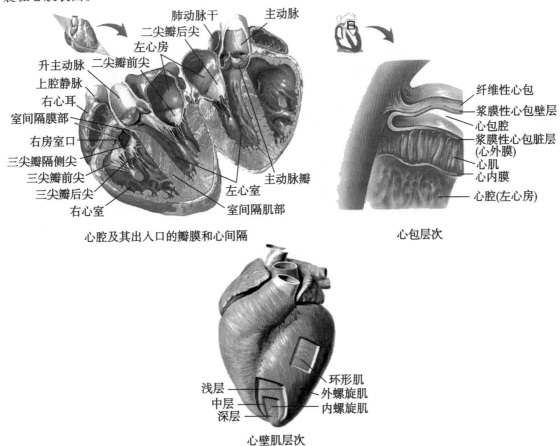

心腔及其出入口的瓣膜和心间隔

心包层次

心壁肌层次

图10-9　心壁和心间隔

3. 心间隔　分为3个部分,即左、右心房之间为房间隔,左、右心室之间为室间隔,右心房与左心室之间为房室隔(图10-9)。房间隔(interatrial septum)的右侧面中下部有卵圆窝,是房间隔最薄弱处,好发缺损。室间隔(interventricular septum)的前下部较厚,大部分由心肌构成,称为肌部;其后上部紧靠主动脉口下方,与房室隔相续,称为膜部,是室间隔缺损的好发部位。房室隔(atrioventricular septum)为房间隔和室间隔的交接区,房间隔缺损可单独发生,也可与其他类型的心血管畸形合并出现。

4. 心瓣膜　按瓣膜所在位置,分为静脉瓣、动脉瓣和房室瓣(图10-7、图10-8)。静脉瓣位于左心房的入口,包括下腔静脉瓣和冠状窦瓣;动脉瓣位于主、肺动脉口,分别由3个半月形瓣叶形成,故又称为半月瓣,包括主动脉瓣和肺动脉瓣;房室瓣附于左、右房室口,因其分别有2个和3个瓣叶或瓣尖,故将左、右房室瓣又称为二尖瓣和三尖瓣。瓣膜即可导引血液定向流动,也可防止血液逆流。

5. 心腔内的血液定向流动与心脏活动的关系　正常情况下,回心的静脉血经静脉口流向心房,再经房室口由心房流向心室,最后经动脉口射出进入动脉(图10-10)。当心室收缩时,室腔内压增高,血液推动心室入口即左、右房室口的房室瓣(二尖瓣和三尖瓣)关闭,以防止血液向心房逆流;同时心室的出口即主动脉口和肺动脉口的半月瓣(主动脉瓣和肺动脉瓣)被冲开,左、右心室内的血液分别被射入主动脉和肺动脉干内。当心室舒张随后出现时,室腔内压降低,心室出口的半月瓣关闭,防止血液向心室逆流;同时心室的入口房室瓣开放,心房内的血液流入心室。故体循环的动脉内流动的是动脉血,静脉内流动的是静脉血;肺循环的动脉内流动的是静脉血,静脉内流动的是动脉血。

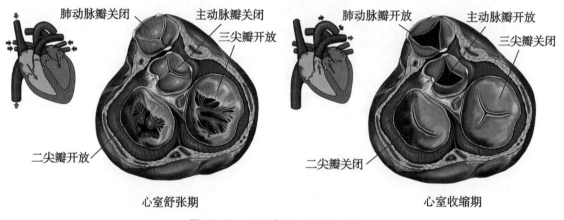

图10-10　心腔内的血液定向流动

五、心的传导系统

心的传导系统由特殊心肌细胞构成,具有自律性和传导性,即能产生并传导冲动,维持心的节律性活动。心传导系主要由窦房结(sinuatrial node)、结间束(internodal bundle)、房室结(atrioventricular node)、房室束(atrioventricular fasciculus)、左右束支(left and right bundle branches)和浦肯野纤维构成(图10-11)。

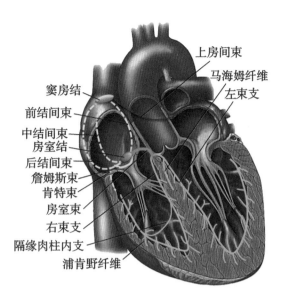

上房间束
马海姆纤维
左束支
窦房结
前结间束
中结间束
房室结
后结间束
詹姆斯束
肯特束
房室束
右束支
隔缘肉柱内支
浦肯野纤维

图10-11　心传导系统及其常见变异

1.窦房结　呈长椭圆形或半月形,位于上腔静脉与右心耳交界处(界沟上1/3)的心外膜深面。主要含起搏细胞,能自主产生节律性兴奋,是正常心律活动的起源部位,故又称为心脏起搏点。

2.结间束　有前、中、后3条,各结间束在房室结上方相互交织并分支至左心房。

3.房室结　呈扁椭圆形,位于科赫三角尖端的心内膜下。房室结的前端变细穿入中心纤维体,即为房室束,主要功能是将窦房结传来的冲动在结内作短暂的延搁再传至心室,使心房肌和心室肌的收缩依顺分开,保证血液先进入心房后再流向心室。

4.房室束　又称为希氏束,起自房室结,穿右纤维三角(中心纤维体)后沿室间隔膜部后下缘前行,最后于室间隔肌部上缘处分为左束支(左脚)和右束支(右脚)。

5.左、右束支和浦肯野纤维　左、右束支分别沿室间隔左、右侧心内膜下向下走行。在心室内膜下分支形成网状的浦肯野纤维连于心室肌。其中右束支在行程中穿经隔缘肉柱。

六、心的血管

心的血液供应来自左、右冠状动脉(left and right coronary artery);心的静脉血绝大部分经冠状窦回流入右心房。心本身的血液沿冠状动脉及其分支、心毛细血管、冠状窦及其属支和心最小静脉回流入右心房,称为冠状循环(coronary circulation),其特点是路径短,血流快,血流量大,受心的节律性活动影响大。

(一)心的动脉

1.左冠状动脉　起于主动脉左窦,主干很短,经左心耳与肺动脉干之间行向左前,进入左冠状沟随即分为前室间支和旋支,分叉处常发出第一对角支(又称为中间支)(图10-12)。前室间支也称为前降支,是左冠状动脉主干的直接延续,沿前室间沟下行,常在心尖切迹处与后室间支相吻合,沿途分出左室前支、右室前支、室间隔前支等,主要分布于左、右心室前壁的一部分和室间隔的前2/3部。旋支也即左旋支,分出后沿左冠状沟走行,绕心左缘达左心室膈面,其终支常于房室交点附近与右旋支相吻合,沿途分出左缘支(又称为钝缘支)、左室后支、左房支等,主要分布于左心室壁和左心房。

2. 右冠状动脉 起于主动脉右窦,主干很长,经右心耳与肺动脉干之间行向右侧,随后沿右冠状沟绕心右缘至膈面,继续沿冠状沟向左达房室交点附近,分为后室间支和右旋支,主干在右心缘处还向前分出右缘支(图 10-12)。后室间支,又称为后降支,是右冠状动脉主干的直接延续,沿后室间沟下行至心尖切迹附近与前室间支相互吻合,沿途发出室间隔后支,主要分布于心膈面的左、右心室壁和室间隔的后 1/3 部。右缘支较粗大、恒定,又称为锐缘支,沿右心缘左行,分布至附近心室壁。右旋支为另一终支,较小,发出后向左行越过房室交点,常与左旋支吻合。右旋支经过房室交点时,常形成倒"U"形弯曲,其顶端多呈直角发出房室结支。右冠状动脉主干还发出右房支、左室后支、窦房结支等。

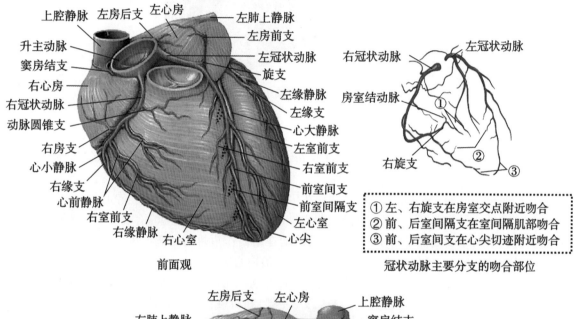

① 左、右旋支在房室交点附近吻合
② 前、后室间隔支在室间隔肌部吻合
③ 前、后室间支在心尖切迹附近吻合

冠状动脉主要分支的吻合部位

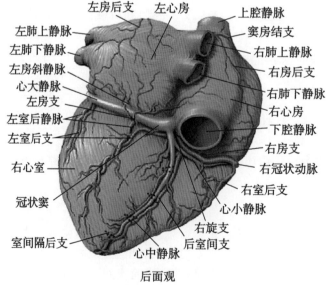

图 10-12 心的血管

（二）心的静脉

1. **冠状窦** 心的浅静脉绝大部分经冠状窦汇入右心房（图 10-12）。冠状窦（coronary sinus）位于心膈面的左冠状沟内,由心大静脉和左心房斜静脉汇合而成,其主要属支有心大、中、小静脉。心大静脉起于心尖,沿前室间沟伴前室间支上行至冠状沟,再沿左冠状沟向左行,绕左心缘至膈面转向右行,续为冠状窦。心中静脉起于心尖,沿后室间沟伴后室间支上行,注入冠状窦末端。心小静脉起于右心缘,伴右缘支向后上行,进入右冠状沟后伴右冠状动脉在膈面向左行,注入冠状窦右端或心中静脉。

2. **心前静脉** 起于右室前壁,向后上越过右冠状沟直接注入右心房（图 10-12）。

3. **心最小静脉** 为心壁内许多小的深静脉,直接开口于心的各腔。

七、心包

心包（pericardium）为包裹心和大血管根部的纤维浆膜囊,分为外层的纤维心包和内层的浆膜心包（图 10-13）。纤维心包（fibrous pericardium）为坚韧的纤维结缔组织囊,向上与出入心的大血管外膜相续,向下与膈中心腱相连,可防止心过度扩大。浆膜心包（serous pericardium）又分为壁、脏两层,壁层紧贴于纤维心包内面,二者合称为外科心包;脏层覆于心肌外面,即为心外膜。浆膜心包的脏、壁两层在出入心的大血管根部相互移行,并围成潜在的腔隙,称为心包腔（pericardial cavity）,腔内含有少量滑液,可减少心脏搏动时的摩擦。

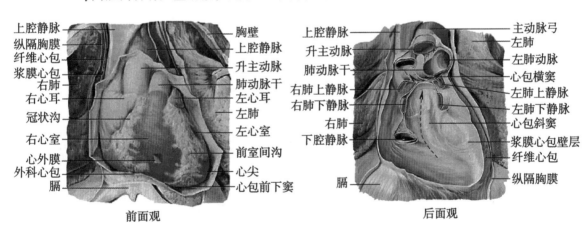

前面观　　　　　　　　　　　　　后面观

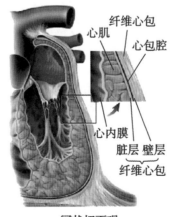

冠状切面观

图 10-13　心包和心包窦

在心包腔内,浆膜心包脏、壁两层在返折处形成较大的腔隙,称为心包窦(pericardial sinus),主要有心包横窦、心包斜窦和心包前下窦(图10-13)。心包前下窦(anterior inferior pericardial sinus)位于心包腔的前下部,是由心包前壁向下壁反折所形成的腔隙,是直立位心包腔的最低部位,心包积液常聚集于此窦内,是心包穿刺比较安全的部位。浆膜心包脏、壁两层之间或脏层之间,在与大血管之间或在其周围形成较狭窄的腔隙,称为心包隐窝(pericardial recess),主要有心包上隐窝,上、下腔静脉后隐窝,左、右肺动脉隐窝,肺静脉隐窝等。

强化训练

一、名词解释

1.卵圆窝(fossa ovalis)　2.二尖瓣复合体(mitral complex)　3.心包腔(pericardial cavity)

二、思考与讨论

1.简述心的位置。出入心底的大血管有哪些?分别连于何心腔?心尖搏动的位置通常在何处?

2.心腔的出入口分别有哪些瓣膜?心室收缩与舒张时房室瓣和半月瓣如何活动?

3.心脏的冲动起源于何处?哪些结构可保障血液定向流动?

4.心的间隔有哪些?它们的薄弱部位在何处?

5.简述营养心的动脉来源、走行和分布。心的静脉主要有哪些?试述其内的静脉血回流途径。

第三节　动　脉

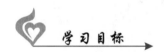

学习目标

掌握主动脉的起始、分段和各段的主要分支,即主动脉弓的凸侧分支,胸主动脉的壁支,腹主动脉的不成对脏支及其分支分布,上肢、下肢动脉的延续关系;熟悉颈总动脉、颈内动脉、面动脉的起始和行程,颈外动脉、锁骨下动脉的起始、行程和主要分支分布,上肢、下肢各部动脉的行程及其主要分支分布,腹主动脉的成对脏支及其分支分布,髂总动脉、髂内动脉和髂外动脉的起始和位置,髂内动脉的主要脏支和壁支及其分布;了解肺循环的动脉及动脉韧带的概念,主动脉弓的凹侧分支,颈动脉窦和颈动脉小球的位置和作用,胸主动脉的脏支,腹主动脉的壁支,髂外动脉的主要分支分布,躯干和四肢主要动脉的压迫止血部位。

动脉将心室射出的血液运送至全身各个部位的器官和组织,通常将进入器官前的分支段称为器官外动脉,将进入器官后的分支段称为器官内动脉。器官外动脉大部分呈对称分布,每一大局部或器官都有1~2条动脉主干,常与同名静脉、神经伴行而构成神经血管束。全身动脉分为肺循环的动脉和体循环的动脉。

一、肺循环的动脉

肺动脉干(pulmonary trunk)是肺循环的动脉主干,短而粗,在心包内起于右心室,经升主动脉前方向左后上方斜行,至主动脉弓下方分为左、右肺动脉,分别行向两侧,经左、右肺门入肺。

在肺动脉干分叉处稍左侧有一向上连于主动脉弓下缘的短纤维索,称为动脉韧带(arterial ligament),是胚胎时期动脉导管闭锁后形成的遗迹。出生后6个月内动脉韧带仍未闭锁者即为动脉导管未闭,为最常见先天性心脏病之一。

二、体循环的动脉

(一)主动脉的行程和分段

主动脉(aorta)是体循环的动脉主干。根据行程,主动脉分为升主动脉(ascending aorta)、主动脉弓(aortic arch)和降主动脉(descending aorta)(图10-14)。

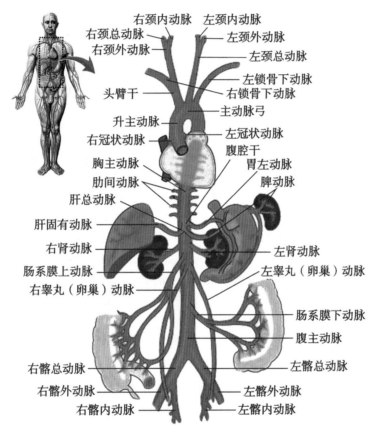

右颈内动脉　左颈内动脉
右颈总动脉　　左颈外动脉
右颈外动脉　　　左颈总动脉
　　　　　　　　左锁骨下动脉
头臂干　　　　　右锁骨下动脉
升主动脉　　　　主动脉弓
右冠状动脉　　　左冠状动脉
胸主动脉　　　　腹腔干
肋间动脉　　　　胃左动脉
肝总动脉　　　　脾动脉
肝固有动脉
右肾动脉　　　　左肾动脉
肠系膜上动脉　　左睾丸(卵巢)动脉
右睾丸(卵巢)动脉
　　　　　　　　肠系膜下动脉
　　　　　　　　腹主动脉
右髂总动脉　　　左髂总动脉
右髂外动脉　　　左髂外动脉
右髂内动脉　　　左髂内动脉

图10-14 主动脉及其重要分支

1. **升主动脉** 为主动脉的起始段,发自左心室,在上腔静脉左侧向右前上方斜行,至右侧第2胸肋关节后方移行为主动脉弓。升主动脉自根部发出分支为左、右冠状动脉。

2. **主动脉弓** 为主动脉的弓形弯曲段,起止均在胸骨角水平。续于升主动脉后,在胸骨柄后方呈弓形弯向左后方,至第4胸椎体下缘水平移行为胸主动脉。主动脉弓的凸侧从右向左依次发出头臂干、左颈总动脉和左锁骨下动脉三大分支;凹侧发出数支细小的气管和支气管动脉。头臂干(brachiocephalic trunk)为一粗短的动脉干,向右上方斜行至右胸锁关节后方分为右颈总动脉和右锁骨下动脉。

3. **降主动脉** 在第4胸椎体下缘水平续于主动脉弓,沿脊柱左侧下行并逐渐转至其左前方,降至第4腰椎体下缘水平分为左、右髂总动脉。降主动脉平第12胸椎体下缘穿膈的主动脉裂孔,以此为界又分为胸主动脉和腹主动脉,沿途主要分出肋间后动脉、肋下动脉、腹部成对和不成对的脏支等。

4.全身各大局部和重要器官的动脉主干　人体六大局部的动脉主干大体概括为头颈部的颈总动脉、上肢的锁骨下动脉、胸部的胸主动脉、腹部的腹主动脉、下肢的髂外动脉和盆会阴部的髂内动脉,其中进入会阴的动脉主干为阴部内动脉。重要器官的动脉主干多与器官同名,但也有不同,如脑的动脉主干包括颈内动脉和椎动脉,心的动脉主干为冠状动脉,肺的动脉主干为支气管动脉,肝的动脉主干为肝固有动脉等。

（二）头颈部的动脉

颈部有颈总动脉(common carotid artery)和锁骨下动脉(subclavian artery)及其分支。

1.颈总动脉　右侧起自头臂干,左侧起自主动脉弓,两侧均经胸锁关节后方,沿食管、气管和喉的外侧上行,约平甲状软骨上缘处分为颈内动脉(internal carotid artery)和颈外动脉(external carotid artery)(图10-15)。颈总动脉上段位置表浅,在活体上可摸到其搏动。在颈总动脉分叉处有颈动脉窦和颈动脉小球两个重要结构。颈动脉窦(carotid sinus)是颈总动脉末端和颈内动脉起始部膨大所致,为压力感受器,可感受动脉内血压的变化;颈动脉小球(carotid glomus)为扁椭圆形小体,连于颈动脉权的后方,为化学感受器,可感受血液中二氧化碳、氧气和氢离子浓度的变化,反射性调节呼吸运动。

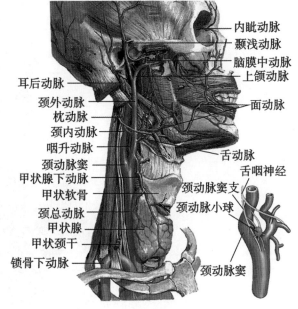

图10-15　头颈部的动脉及颈动脉窦

（1）颈内动脉　自颈总动脉分出后,沿咽的两侧行于颈动脉鞘内,上升至颅底后穿颈动脉管入颅腔内,分支布于脑与视器。颈内动脉在颈部无分支,位置深在,不容易发生损伤。

（2）颈外动脉　先行于颈内动脉前内侧,后经其前方转至外侧,上行穿经腮腺,末端平下颌颈处分为颞浅动脉和上颌动脉两个终支。分支包括甲状腺上动脉、舌动脉、面动脉、上颌动脉、颞浅动脉、耳后动脉、枕动脉、咽升动脉等,主要供应头颈部的颅外血液。上颌动脉(maxillary artery)经下颌颈深面入颞下窝,向前内穿翼内、外肌之间达翼腭窝,末端经眶下裂入眶,其起始部有分支为脑膜中动脉(middle meningeal artery),向上穿棘孔入颅腔,分为前支和后支,分布于颅骨和硬脑膜。面动脉(facial artery)约平下颌角处向前发出,穿经下颌下腺深面,绕咬肌前缘和下颌骨下缘的交点处进入面部,再沿口角及鼻翼外侧迂曲上行至内眦后改称内眦动脉,沿途分支分布于面浅部、下颌下腺、腭扁桃体等。

2.锁骨下动脉　行于颈根部,左侧起于主动脉弓,右侧起于头臂干,呈弓状经胸膜顶前方,穿斜角肌间隙,至第1肋外缘续为腋动脉,主要分支有椎动脉、胸廓内动脉、甲状颈干、肋颈干、肩胛背动脉等(图10-16)。椎动脉(vertebral artery)自前斜角肌内侧发出,向上依次穿第6至第1颈椎横突孔,经枕骨大孔入颅,分支分布于脑、脊髓和内耳。胸廓内动脉(internal thoracic artery），又称为乳内动脉，自椎动脉起点向对侧发出，向下进入胸腔后沿肋软骨后面下降，在第1 肋附近发出心包膈动脉，沿心包两侧下行进入膈；其终支穿膈进入腹直肌鞘，称为腹壁上动脉（superior epigastric artery），故胸廓内动脉除沿途分布于胸前壁和乳房外，还以分支分布于心包、胸膜、膈、腹膜、腹直肌上部等处。甲状颈干（thyrocervical trunk）为一短干，主要分出甲状腺下动脉、肩胛上动脉等数支，分布于甲状腺、肩部肌等处。

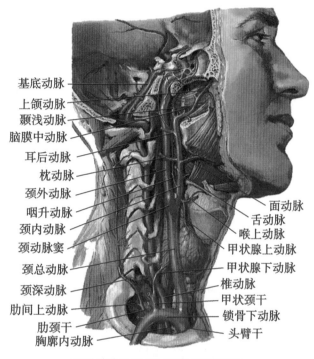

基底动脉
上颌动脉
颞浅动脉
脑膜中动脉
耳后动脉
枕动脉
颈外动脉
咽升动脉
颈内动脉
颈动脉窦
颈总动脉
颈深动脉
肋间上动脉
肋颈干
胸廓内动脉

面动脉
舌动脉
喉上动脉
甲状腺上动脉
甲状腺下动脉
椎动脉
甲状颈干
锁骨下动脉
头臂干

颈总动脉和锁骨下动脉(示椎动脉)

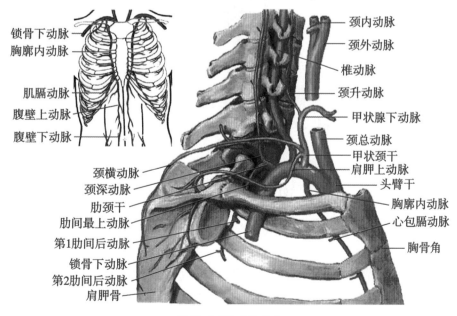

锁骨下动脉
胸廓内动脉
肌膈动脉
腹壁上动脉
腹壁下动脉

颈内动脉
颈外动脉
椎动脉
颈升动脉
甲状腺下动脉
颈总动脉
甲状颈干
肩胛上动脉
头臂干
胸廓内动脉
心包膈动脉
胸骨角

颈横动脉
颈深动脉
肋颈干
肋间最上动脉
第1肋间后动脉
锁骨下动脉
第2肋间后动脉
肩胛骨

锁骨下动脉及其分支

图 10-16 锁骨下动脉

（三）上肢的动脉

上肢的动脉由近侧向远侧依次有腋窝的腋动脉（axillary artery）、臂部的肱动脉（brachial artery）、前臂的桡动脉（radial artery）和尺动脉（ulnar artery）及手部的掌浅、深弓。

1. 腋动脉　行于腋窝深部，续于锁骨下动脉后，在大圆肌下缘续为肱动脉（图 10-17、图 10-18）。主要分支有胸肩峰动脉（thoracoacromial artery）、胸外侧动脉（lateral thoracic artery）、肩胛下动脉（subscapular artery）、旋肱后动脉（posterior humeral circumflex artery）等，分布于肩部、胸壁和乳房外侧等。胸肩峰动脉在胸小肌上缘处起于腋动脉，穿经锁胸筋膜后分为肩峰支、胸肌支和三角肌支，分布于肩关节、胸大肌、胸小肌和三角肌。胸外侧动脉起自腋动脉上段，也可与胸肩峰动脉或肩胛下动脉共干发出，沿胸小肌下缘走行，分布于前锯肌、胸大肌、胸小肌和乳房外侧。肩胛下动脉是一粗大短干，在肩胛下肌下缘附近发出，向后下行，与肩胛下肌外侧缘处分为胸背动脉和旋肩胛动脉。胸背动脉营养背阔肌和前锯肌；旋肩胛动脉穿三边孔至冈下窝，营养邻近的肌肉，并与肩胛上动脉吻合。旋肱后动脉伴腋神经穿四边孔，绕肱骨外科颈的后外侧至三角肌、肩关节等处。腋动脉还发出胸上动脉和旋肱前动脉。

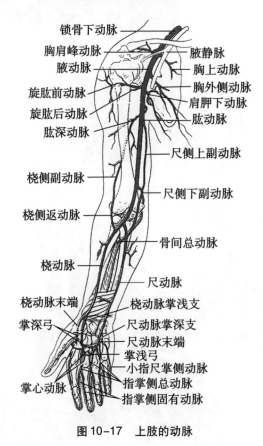

图 10-17　上肢的动脉

2. 肱动脉　行于前臂内侧深部，沿肱二头肌内侧沟下行至肘窝，平桡骨颈水平分为桡动脉和尺动脉，主要分支为肌支和肱深动脉（图 10-17、图 10-18）。肌支分布于臂前群肌；肱深动脉（deep brachial artery）斜行向后外至臂后，沿桡神经沟伴桡神经下行，分支营养肱三头肌、肱骨等。

3. 桡动脉　行于前臂桡侧，沿肱桡肌及其肌腱的内侧下行，绕桡骨茎突至手背，再穿第 1 掌骨间隙到手掌,主要分支有肌支、掌浅支、拇主要动脉等(图 10-17、图 10-18)。肌支主要分布于前臂桡侧肌;掌浅支穿鱼际肌或沿其表面至手掌,与尺动脉末端吻合成掌浅弓;终末支与尺动脉掌深支吻合成掌深弓;拇主要动脉沿拇指两侧缘走行,分布于拇指。

4.尺动脉 行于前臂尺侧,沿尺侧腕屈肌深面下行,经豌豆骨桡侧至手掌,主要分支有肌支、骨间总动脉、掌深支等(图 10-17、图 10-18)。肌支主要分布于前臂尺侧肌;骨间总动脉在肘窝处起自尺动脉,在前臂骨间膜近侧端分为沿前臂骨间膜前、后面下降的骨间前动脉和骨间后动脉,分布于前臂肌和尺、桡骨;掌深支穿小鱼际至掌深部,与桡动脉末端吻合形成掌深弓。

5.掌浅弓和掌深弓 供应手部血液(图 10-17、图 10-18)。掌浅弓(superficial palmar arch)位于掌腱膜深面,由尺动脉末端与桡动脉掌浅支吻合而成,凸侧发出 3 支指掌侧总动脉和 1 支小指尺掌侧动脉,指掌侧总动脉行至掌指关节附近,再各分出 2 支指掌侧固有动脉。掌深弓(deep palmar arch)位于屈指肌腱深面,由桡动脉末端和尺动脉掌深支吻合而成,凸侧发出 3 支掌心动脉。

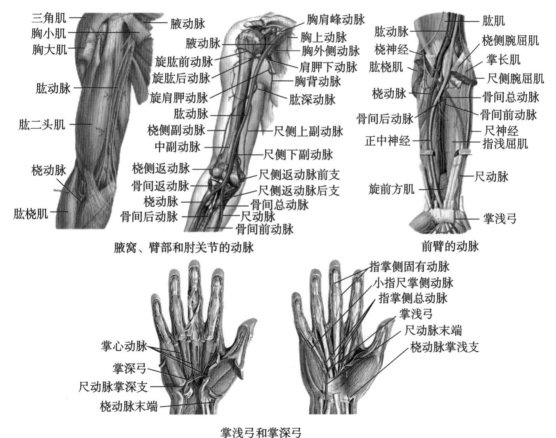

腋窝、臂部和肘关节的动脉

前臂的动脉

掌浅弓和掌深弓

图 10-18 上肢各部的动脉及其分支

(四)胸部的动脉

胸主动脉(thoracic aorta)供应心以外的胸部血液,主要分支有壁支和脏支(图 10-19)。壁支有肋间后动脉(posterior intercostal artery)、肋下动脉(subcostal artery)和膈上动脉,分布于胸壁、腹壁上部、背部、膈、脊髓等处。脏支为一些细小分支,包括分布于相应部位的支气管支、食管支、心包支等。上 9 对肋间后动脉及其侧副支的末端在肋间隙内与胸廓内动脉和肌膈动脉的肋间前支（又叫肋间前动脉）相吻合。

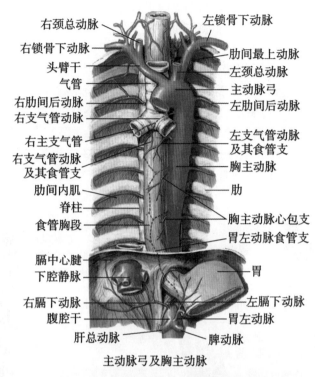

主动脉弓及胸主动脉

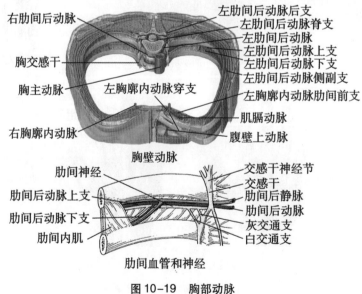

胸壁动脉

肋间血管和神经

图 10-19　胸部动脉

（五）腹部的动脉

腹主动脉（abdominal aorta）供应腹部的血液，也分为壁支和脏支，后者又分为成对脏支和不成对脏支。

1. 壁支　主要有腰动脉、膈下动脉、骶正中动脉（图 10-20）。腰动脉（lumbar artery）有

4对,自腹主动脉的后外侧水平发出,行于腰大肌与腰方肌的后方,主要分布于腹后壁和脊髓。膈下动脉左右各一,由腹主动脉起始处发出,分布于膈下面;并向下发出较多细小的动脉,称为肾上腺上动脉,分布于肾上腺上部。骶正中动脉(median sacral artery)自腹主动脉分叉处上方的后壁发出,分布于盆腔后壁。

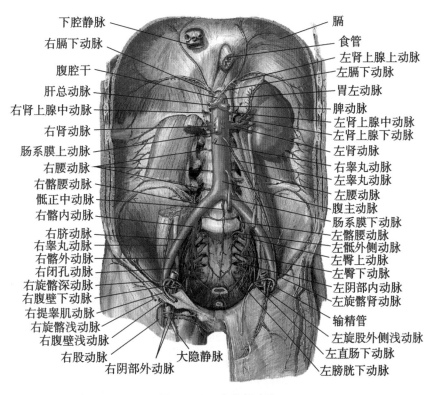

左侧标注(从上到下):
下腔静脉
右膈下动脉
腹腔干
肝总动脉
右肾上腺中动脉
右肾动脉
肠系膜上动脉
右腰动脉
右髂腰动脉
骶正中动脉
右髂内动脉
右脐动脉
右睾丸动脉
右髂外动脉
右闭孔动脉
右旋髂深动脉
右腹壁下动脉
右提睾肌动脉
右旋髂浅动脉
右腹壁浅动脉
右股动脉
大隐静脉
右阴部外动脉

右侧标注(从上到下):
膈
食管
左肾上腺上动脉
左膈下动脉
胃左动脉
脾动脉
左肾上腺中动脉
左肾上腺下动脉
左肾动脉
右睾丸动脉
左睾丸动脉
左腰动脉
腹主动脉
肠系膜下动脉
左髂腰动脉
左骶外侧动脉
左臀上动脉
左臀下动脉
左阴部内动脉
左旋髂肾动脉
输精管
左旋股外侧浅动脉
左直肠下动脉
左膀胱下动脉

图10-20 腹盆部动脉

2. 成对脏支 主要有肾上腺中动脉、肾动脉、睾丸动脉或卵巢动脉等(图10-20)。肾动脉(renal artery)平第1~2腰椎高度起于腹主动脉侧壁,向外横行进入肾门,分布于肾内;在入肾门之前向上发出肾上腺下动脉,分布于肾上腺下部。肾上腺中动脉约平第1腰椎高度起自腹主动脉侧壁,分布于肾上腺中部,并在肾上腺内分别与源自于膈下动脉的肾上腺上动脉和源自于肾动脉的肾上腺下动脉形成吻合。睾丸动脉(testicular artery)或卵巢动脉(ovarian artery)均细而长,约在肾动脉起始处稍下方起自腹主动脉前壁,前者沿腰大肌前面斜向外下,在腰大肌中点前方越过输尿管,穿经腹股沟管内参与精索组成,进入阴囊后分布于睾丸和附睾,故又称为精索内动脉;后者同样下行进入盆腔后,经卵巢悬韧带(又称为骨盆漏斗韧带)向内横行经卵巢系膜进入卵巢门,分布于卵巢、输卵管漏斗和壶腹部。

3. 不成对脏支 包括腹腔干(coeliac trunk)、肠系膜上动脉(superior mesenteric artery)和肠系膜下动脉(inferior mesenteric artery)(图10-21),分布于腹部不成对脏器。腹腔干借胰十二指肠上动脉与肠系膜上动脉的分支胰十二指肠下动脉在十二指肠降部和胰头的中部形成吻合;肠系膜上动脉借中结肠动脉与肠系膜下动脉的分支左结肠动脉在结肠脾曲形成吻合;肠系膜下动脉借直肠上动脉与髂内动脉的分支直肠下动脉在直肠中部形成吻合。因此,肠管动脉彼此之间形成连续的吻合。

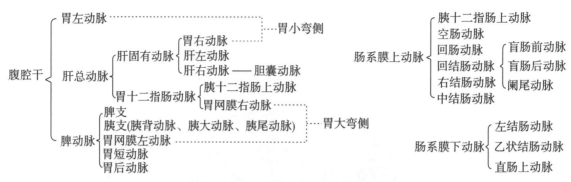

图 10-21　腹主动脉不成对脏支的分支

（1）腹腔干　为一粗短干,在膈的主动脉裂孔下方起自腹主动脉前壁,随即分为胃左动脉（left gastric artery）、肝总动脉（common hepatic artery）和脾动脉（splenic artery）（图 10-22）。

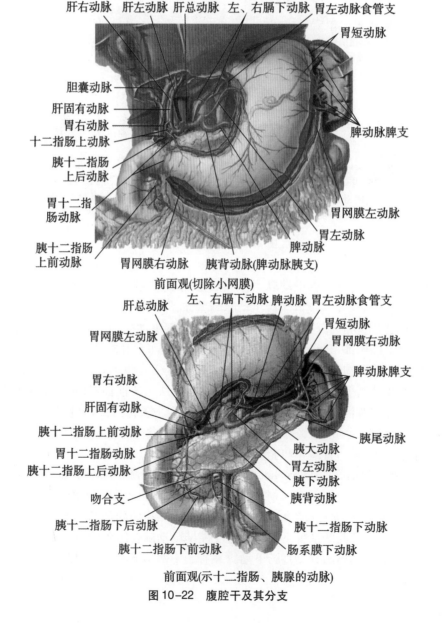

图 10-22　腹腔干及其分支

1)胃左动脉:在胃贲门附近沿胃小弯向右走行,与胃右动脉吻合,沿途分支分布于食管腹段、贲门和胃小弯侧胃壁。

2)肝总动脉:右行进入肝十二指肠韧带,分为肝固有动脉和胃十二指肠动脉。肝固有动脉(proper hepatic artery)行于肝十二指肠韧带内,其起始处分出胃右动脉(right gastric artery),沿胃小弯走行并与胃左动脉吻合,营养十二指肠上部和胃小弯侧胃壁;末端在肝门处分为肝左、右支,即肝左动脉和肝右动脉,进入肝左、右叶;肝右动脉在入肝门前发出胆囊动脉,分布于胆囊。胃十二指肠动脉(gastroduodenal artery)经胃幽门后面下降至其下缘分为胃网膜右动脉(right gastroepiploic artery)和胰十二指肠上动脉,前者沿胃大弯向左行,并与胃网膜左动脉吻合,营养胃大弯侧胃壁和大网膜;后者行于胰头与十二指肠降部之间,营养胰头和十二指肠的上部。

3)脾动脉:沿胰上缘左行至脾门,沿途发出多支细小的胰支至胰体和胰尾;发出1~2支胃后动脉至胃体后壁的上部。其末端在脾门附近发出数支胃短动脉至胃底;发出胃网膜左动脉(left gastroepiploic artery)沿胃大弯右行,与胃网膜右动脉吻合,共同营养胃大弯侧胃壁和大网膜;最后分为数支脾支进入脾内。

(2)肠系膜上动脉　约平第1腰椎起自腹主动脉前壁,经胰颈后方下行,越过十二指肠水平部前面进入小肠系膜根,沿途分支依次有胰十二指肠下动脉、空肠动脉、回肠动脉、回结肠动脉、右结肠动脉和中结肠动脉(图10-23),分别营养相应的肠管。其中,回结肠动脉又分出阑尾动脉(appendicular artery),经回肠末端的后方沿阑尾系膜游离缘走行,分支营养阑尾。

(3)肠系膜下动脉　约平第3腰椎高度起于腹主动脉前壁,沿腹后壁向左下走行,沿途分支有左结肠动脉、乙状结肠动脉和直肠上动脉(图10-23),分支营养相应的肠管。

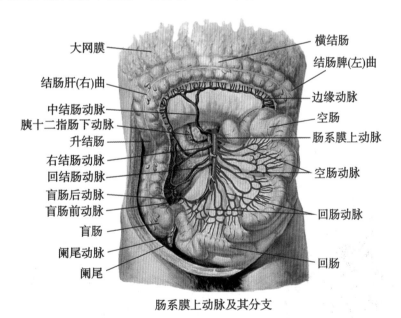

肠系膜上动脉及其分支

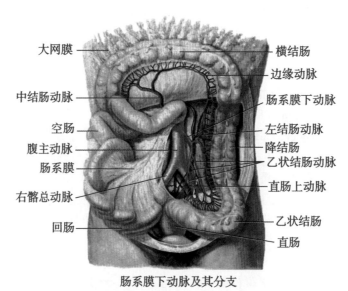

肠系膜下动脉及其分支

图 10-23　肠系膜上、下动脉及其分支

（六）盆部的动脉

髂总动脉（common iliac artery）左、右各一，发自腹主动脉，向下外斜行至骶髂关节前方，分髂外动脉和髂内动脉。髂外动脉（external iliac artery）沿腰大肌内侧缘下降，经腹股沟韧带中点深面进入股部，移行为股动脉，主要供应下肢的血液。髂内动脉（internal iliac artery）为一短干，沿盆腔侧壁下行，发出壁支和脏支至盆、会阴部。

1. 髂内动脉壁支　主要有闭孔动脉、臀上动脉、臀下动脉、髂腰动脉和骶外侧动脉（图 10-24）。闭孔动脉（obturator artery）沿骨盆侧壁行向前下，穿闭膜管至大腿内侧，分支营养髋关节、大腿内侧收肌群及其表面皮肤。臀上动脉（superior gluteal artery）经梨状肌上孔穿出至臀大部深面，分支营养臀中肌、臀小肌、阔筋膜张肌和髋关节。臀下动脉（inferior gluteal artery）经梨状肌下孔穿出至臀大部深面，分支营养臀大肌和髋关节。此外，髂内动脉还发出髂腰动脉和骶外侧动脉，分布于髂腰肌、盆腔后壁及骶管内结构。

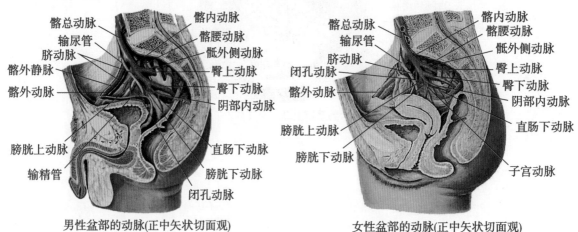

男性盆部的动脉(正中矢状切面观)　　女性盆部的动脉(正中矢状切面观)

图 10-24　盆部的动脉

2.髂内动脉脏支 主要有脐动脉、阴部内动脉、膀胱下动脉和直肠下动脉,女性还有子宫动脉,也可发出阴道动脉,男性也可发出前列腺动脉(图10-24)。脐动脉(umbilical artery)是胎儿时期的动脉干,出生后其远侧段闭锁形成脐内侧韧带,近侧段管腔未闭,发出数支为膀胱上动脉,分布于膀胱中、上部。阴部内动脉(internal pudcndal artery)在臀下动脉的前下方穿梨状肌下孔出骨盆,再经坐骨小孔进入坐骨肛门窝,在窝外侧壁的阴部管内前行,出阴部管后依次发出肛动脉、会阴动脉、阴茎(蒂)动脉(图10-25),分布于肛门、会阴部和外生殖器。子宫动脉(uterine artery)沿盆腔侧壁下行至子宫颈外侧约2 cm处,从输尿管前上方越过,再沿子宫侧缘上行至子宫角附近,续为输卵管动脉,子宫动脉分支营养子宫、阴道、输卵管和卵巢,并与卵巢动脉吻合。此外,髂内动脉还分出膀胱下动脉分布于膀胱底和颈及邻近的前列腺和精囊;直肠下动脉分布于直肠下部和邻近的前列腺或阴道等;前列腺动脉分布于前列腺和精囊;阴道动脉分布于阴道中部和邻近的膀胱壁。

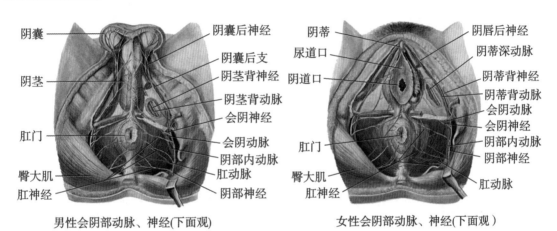

男性会阴部动脉、神经(下面观)   女性会阴部动脉、神经(下面观)

图10-25 会阴部的动脉和神经

(七)下肢的动脉

下肢的动脉由近侧向远侧依次有大腿部的股动脉(femoral artery)、腘窝的腘动脉(popliteal artery)、小腿部的胫前动脉(anterior tibial artery)和胫后动脉(posterior tibial artery),以及足部的足背动脉(dorsalis pedis artery)和足底动脉(plantar artery)。

1.股动脉 续于髂外动脉后,穿血管腔隙进入股三角内下行,至股三角尖端再入收肌管,出收肌腱裂孔后下行至腘窝续为腘动脉(图10-26)。股动脉沿途分支分布于髋关节、膝关节和大腿。股动脉主要向后发出股深动脉(femoral profound artery),经股动脉后方行向后内下方,沿途发出旋股内动脉、旋股外侧动脉和3~4支穿动脉,分别营养大腿内侧群肌、前外侧群肌及后群肌和股骨。此外,股动脉向前发出腹壁浅动脉、旋髂浅动脉和阴部外动脉,分别供应腹前壁下部、髂前上棘和阴阜附近的浅部血液。

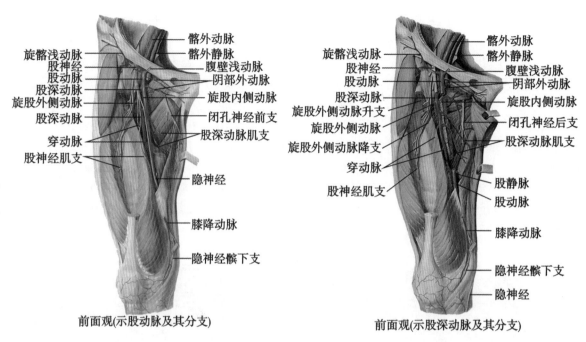

旋髂浅动脉
股神经
股动脉
股深动脉
旋股外侧动脉
股深动脉
穿动脉
股神经肌支

髂外动脉
髂外静脉
腹壁浅动脉
阴部外动脉
旋股内侧动脉
闭孔神经前支
股深动脉肌支

隐神经

膝降动脉

隐神经髌下支

前面观(示股动脉及其分支)

旋髂浅动脉
股神经
股动脉
股深动脉
旋股外侧动脉升支
旋股外侧动脉
旋股外侧动脉降支
穿动脉
股神经肌支

髂外动脉
髂外静脉
腹壁浅动脉
阴部外动脉
旋股内侧动脉
闭孔神经后支
股深动脉肌支

股静脉
股动脉

膝降动脉

隐神经髌下支

隐神经

前面观(示股深动脉及其分支)

图 10-26　大腿前内侧的动脉和神经

2. 腘动脉　续于股动脉,在腘窝深部下行至腘肌下缘处,分为胫前动脉和胫后动脉(图 10-27)。腘动脉发出数支关节支和肌支,分布于膝关节及邻近肌。

3. 胫前动脉　由腘动脉向前发出,穿小腿骨间膜至小腿前部的浅、深肌群之间下行,至踝关节前方移行为足背动脉(图 10-27)。胫前动脉沿途分支分布于小腿前部、膝关节和踝关节。

4. 胫后动脉　续于腘动脉,沿小腿后部的浅、深肌群之间下行,经内踝后方转至足底后分为足底内、外侧动脉(图 10-27)。主要分支为腓动脉(peroneal artery),分支营养小腿外侧群肌、外踝和胫、腓骨。

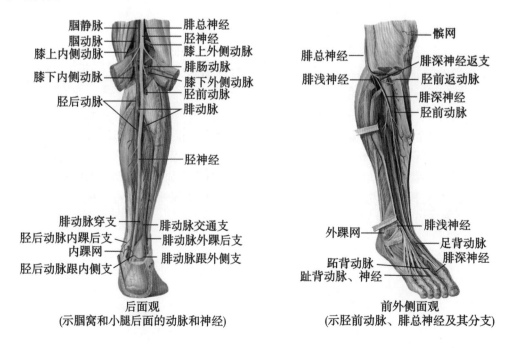

腘静脉
腘动脉
膝上内侧动脉
膝下内侧动脉
胫后动脉

腓总神经
胫神经
膝上外侧动脉
腓肠动脉
膝下外侧动脉
胫前动脉
腓动脉

胫神经

腓动脉穿支
胫后动脉内踝后支
内踝网
胫后动脉跟内侧支

腓动脉交通支
腓动脉外踝后支
腓动脉跟外侧支

后面观
(示腘窝和小腿后面的动脉和神经)

髌网

腓总神经
腓浅神经

腓深神经返支
胫前返动脉
腓深神经
胫前动脉

腓浅神经

外踝网

足背动脉
腓深神经

跖背动脉
趾背动脉、神经

前外侧面观
(示胫前动脉、腓总神经及其分支)

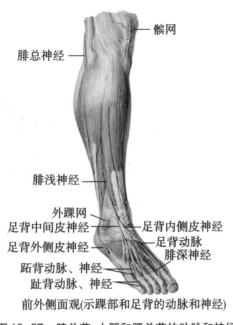

髌网

腓总神经

腓浅神经

外踝网

足背中间皮神经 ——　　—— 足背内侧皮神经

足背外侧皮神经 ——　　—— 足背动脉
　　　　　　　　　　　 腓深神经

跖背动脉、神经

趾背动脉、神经

前外侧面观(示踝部和足背的动脉和神经)

图 10-27　膝关节、小腿和踝关节的动脉和神经

5. 足背动脉和足底动脉　足背动脉是胫前动脉的直接延续,经踇长伸肌腱和趾长伸肌腱之间前行,至第 1 跖骨间隙近侧分为第 1 跖背动脉和足底深支;主要分支为弓状动脉(arcuate artery),沿跖骨底弓形向外,凸侧缘发出 3 支跖背动脉,向前又各分为 2 支细小的趾背动脉。足底内侧动脉(medial plantar artery)沿足底内侧前行,分布于足底内侧;足底外侧动脉(lateral plantar artery)在足底向外侧斜行至第 5 跖骨底处,转向内侧至第 1 跖骨间隙,并与足背动脉的足底深支吻合形成足底动脉弓(plantar arterial arch)(图 10-28)。由弓发出 4 支跖足底总动脉,向前又分为 2 支趾足底固有动脉,分布于足趾。

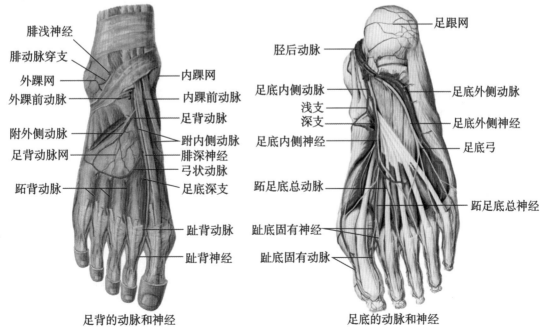

腓浅神经

腓动脉穿支

外踝网　　　　　　—— 内踝网

外踝前动脉　　　　—— 内踝前动脉

附外侧动脉　　　　—— 足背动脉

足背动脉网　　　　—— 跗内侧动脉
　　　　　　　　　 —— 腓深神经
跖背动脉　　　　　—— 弓状动脉
　　　　　　　　　 —— 足底深支

趾背动脉

趾背神经

足背的动脉和神经

足跟网

胫后动脉

足底内侧动脉　　　—— 足底外侧动脉
浅支
深支　　　　　　　—— 足底外侧神经

足底内侧神经　　　—— 足底弓

跖足底总动脉

　　　　　　　　　 —— 跖足底总神经

趾底固有神经

趾底固有动脉

足底的动脉和神经

图 10-28　足的动脉和神经

(八)躯干和四肢主要动脉的摸脉点和压迫止血方法

压迫止血法是动脉出血最迅速的一种临时止血法,用手指或手掌在伤处上端用力将动脉压向骨面,阻断血液通过,以便立即止住出血。一般限于身体较表浅的、易于压迫的动脉(图10-29)。

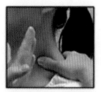 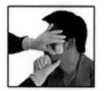 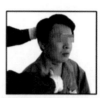

颈总动脉压迫止血　面动脉压迫止血　颞浅动脉压迫止血　锁骨下动脉压迫止血　肱动脉压迫止血

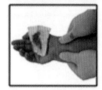 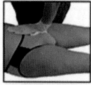

桡、尺动脉压迫　　指掌侧固有动脉　　股动脉压迫止血　　腘动脉压迫止血　　胫后、足背动脉
止血　　　　　　　压迫止血　　　　　　　　　　　　　　　　　　　　　　压迫止血

图10-29　全身动脉出血压迫止血手法

1. 颈总动脉　在胸锁乳突肌前缘中点处位置浅表,易触及其搏动。当头面部大出血时,可在胸锁乳突肌前缘,平喉的环状软骨高度,向后内将颈总动脉压向第6颈椎的颈动脉结节,进行急救止血。

2. 面动脉　在咬肌前缘绕过下颌骨下缘处位置表浅,可触及动脉搏动。当面部出血时,可在该处向下颌骨压迫进行止血。

3. 颞浅动脉　在外耳门前上方颧弓根部可触及其搏动。当颞部和头顶部出血时,可在此处压迫止血。

4. 锁骨下动脉　在锁骨中点上方的锁骨上窝处可触及该动脉搏动。当上肢出血时,可在此处向后下将该动脉压向第1肋进行止血。

5. 肱动脉　在肱二头肌内侧沟可摸到搏动。通常在肘窝上部的沟内触及动脉搏动,并将听诊器压向血管进行测量血压。当前臂和手部出血时,可在臂内侧中部将该动脉压向肱骨进行止血。

6. 桡动脉和尺动脉　在腕上方桡侧腕屈肌腱外侧,桡动脉下段位置表浅,是中医临床摸脉的部位;在腕上方尺侧腕屈肌腱与指深屈肌腱之间可触及尺动脉搏动。当手部出血时,可在腕横纹的两端同时向深部压迫,可压住桡、尺动脉进行止血。

7. 指掌侧固有动脉　行于两手指相对缘,可在手指根部两侧将血管压向指骨,可使手指止血。

8. 股动脉　在腹股沟韧带中点下方1~2横指处可触及该动脉的搏动。在腹股沟韧带稍下方,股动脉位置表浅,活体上可摸到其搏动,当下肢出血时,可在该处将股动脉压向耻骨上支进行压迫止血。

9. 胫后动脉　在内踝与跟结节之间的位置浅表,可触及该动脉搏动。当足底出血时,可将该动脉压向深部进行压迫止血。

10. 胫前动脉或足背动脉　在内、外踝前面连线的中点向上可触及胫前动脉的搏动,向下可触及足背动脉的搏动。当足背出血时,可在内、外踝前面连线的中点下方向深部压迫足背动脉进行止血。

强化训练

一、名词解释

1. 动脉韧带(arterial ligament)　2. 动脉(artery)

二、思考与讨论

1. 简述肺的营养动脉及其来源。

2. 简述主动脉的起止、走行、分段和各段的主要分支。

3. 主动脉弓、颈外动脉、腹腔干的分支分别有哪些?

4. 简述面动脉的起止及行程。

5. 子宫动脉起源于何动脉? 与输尿管有何关系?

6. 全身哪些动脉贴骨面? 头颈部、上肢、下肢各有哪些动脉可以用于压迫止血? 简述其止血范围。

第四节　静　脉

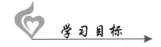

学习目标

掌握上腔静脉系、下腔静脉系、奇静脉系和肝门静脉系的组成、主要属支和收集范围,颈内静脉和颈外静脉的起始、位置和注入部位,上肢、下肢浅静脉的名称、位置、交通支和注入部位,肝门静脉的组成、位置、特点及其与上、下腔静脉系的吻合;熟悉肺循环的静脉及其注入部位,胸部静脉的起始、注入部位及其与上、下腔静脉的吻合,脊柱静脉(椎静脉系)的组成、位置和注入部位,上肢、下肢深静脉的特点和延续关系;了解静脉的特点,体循环静脉的回流途径及其应用。

一、肺循环的静脉

肺静脉(pulmonary vein)左、右侧分别有上、下两条,分别称为左上、下肺静脉和右上、下肺静脉,内含动脉血,均起自肺门,注入左心房。

二、体循环的静脉

体循环的静脉包括上腔静脉系、下腔静脉系和心静脉系(图10-30),分别经上腔静脉、下腔静脉和冠状窦注入右心房。上腔静脉系由上腔静脉及各级属

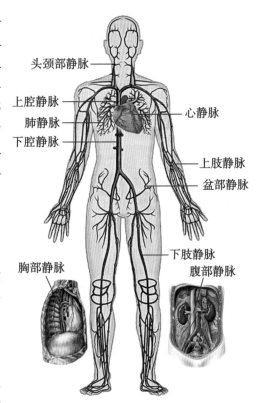

图10-30　全身各部静脉

支组成,收集头颈、上肢、胸部(心和肺除外)等上半身的静脉血;下腔静脉系由下腔静脉及其属支组成,收集腹部、盆会阴、下肢等下半身的静脉血;心静脉系由冠状窦及其属支组成,收集心的静脉血。此外,上腔静脉系中有收集胸部静脉血的奇静脉系;下腔静脉系中有收集腹部不成对脏器(除开肝)静脉血的肝门静脉系。

(一)上腔静脉系

上腔静脉(superior vena cava)由左、右头臂静脉在右侧第1胸肋结合的后方汇合而成,然后在升主动脉右侧垂直下行,至右侧第3胸肋关节后方注入右心房。上腔静脉在进入心包前,后方有奇静脉的注入。头臂静脉(brachiocephalic vein),又称为无名静脉,左、右各一,由同侧的颈内静脉和锁骨下静脉在胸锁关节后方汇合而成;两静脉汇合处形成的夹角,称为静脉角(venous angle),左静脉角有胸导管的注入,右静脉角有右淋巴导管的注入(图10-31),故为全身淋巴最后注入静脉系的部位。

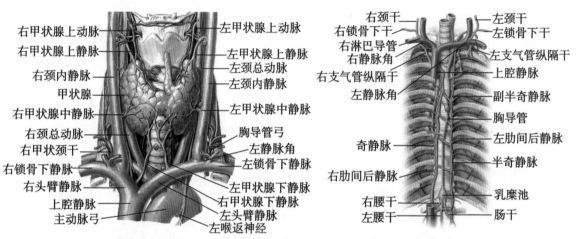

图 10-31 上腔静脉系、奇静脉系和胸导管

颈、胸上部前面观(示主动脉弓及其分支、上腔静脉及其属支)　　脊柱胸段前方结构(示奇静脉系及胸导管行程)

1.头颈部的静脉　浅静脉包括面静脉、颞浅静脉、颈前静脉和颈外静脉(external jugular vein),深静脉包括颅内静脉、颈内静脉(internal jugular vein)、锁骨下静脉(subclavian vein)等(图10-32)。

(1)颈内静脉　为头颈部最粗大的深静脉,在颈静脉孔处续于颅内的乙状窦,全程下行于颈动脉鞘内,至胸锁关节后方与锁骨下静脉汇合成头臂静脉。颅外属支主要有面静脉、咽静脉、舌静脉和甲状腺上、中静脉,收集面、颈部和咽、舌、甲状腺等脏器的静脉血。颈总动脉、颈内动脉和颈内静脉均行于坚韧的颈动脉鞘内,故颈深血管损伤时,因血管壁不易塌陷、破裂口不易闭合和胸腔负压造成空气倒吸,容易发生大出血和空气栓塞。面静脉(facial vein)起自内眦静脉,沿面动脉的后方下行,至下颌角下方与下颌后静脉前支汇合(汇合后的一段又称为面总静脉),向下行平舌骨大角水平注入颈内静脉。面静脉分别通过内眦静脉和面深静脉,再分别经眼静脉和翼静脉丛与颅内的海绵窦交通。口角以上的面静脉一般缺乏静脉瓣,面部发生化脓性感染时,若处理不当(如挤压等),可导致颅内感染,故将鼻根至两侧口角的三角区称为危险三角(图10-32)。下颌后静脉(retromandibular vein)由起自翼静脉丛的上颌静脉和颞浅静脉在腮腺内汇合而成,下行至腮腺下端处分为前、后两支,分别注入面静脉和颈外静脉,收集面侧区和颞区的静脉血。

（2）颈外静脉 为头颈部最粗大的浅静脉，由下颌后静脉后支和耳后静脉、枕静脉在下颌角处汇合而成，沿胸锁乳突肌浅面斜行向下，在锁骨中点上方穿深筋膜注入锁骨下静脉或静脉角，主要收集头皮和面部的静脉血。末端尚接纳颈前静脉、肩胛上静脉等属支。半卧位时，颈外静脉可出现充盈，高度超过正常水平即为颈静脉怒张，是临床判定右心衰竭的一项重要指标（图10-32）。

（3）锁骨下静脉 位于颈根部，在第1肋外缘续于腋静脉，主要属支为颈外静脉。

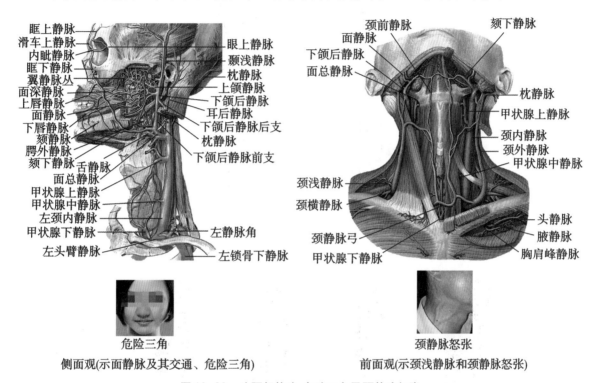

侧面观(示面静脉及其交通、危险三角) 前面观(示颈浅静脉和颈静脉怒张)

图10-32 头颈部静脉、危险三角及颈静脉怒张

2.上肢的静脉 分为浅静脉和深静脉。浅静脉包括头静脉（cephalic vein）、贵要静脉（basilic vein）、肘正中静脉（median cubital vein）及其属支（图10-33），临床上常以手背静脉网、前臂和肘部前面的浅静脉取血、输液和注射药物。深静脉与同名动脉伴行，自手部的深静脉依次经桡静脉、尺静脉汇入肱静脉，最后汇入腋静脉。腋静脉在第1肋外侧缘续为锁骨下静脉，收集上肢浅静脉和深静脉的全部血液。

（1）头静脉 起自手背静脉网的桡侧，沿前臂下部的桡侧、前臂上部前面和肘部前面及肱二头肌外侧沟上行，经三角胸大肌间沟，穿锁胸筋膜注入腋静脉，或继续上行注入锁骨下静脉。头静脉在肘窝处通过肘正中静脉与贵要静脉交通，收集手和前臂桡侧浅层结构的静脉血。

（2）贵要静脉 起于手背静脉网的尺侧，沿前臂前面尺侧上行，在肘窝处与肘正中静脉汇合后，沿肱二头肌内侧沟上行至臂中点附近，穿深筋膜注入肱静脉，或继续上行注入腋静脉。贵要静脉主要收集手和前臂尺侧浅层结构的静脉血。

（3）肘正中静脉 位于肘窝部，是连接头静脉和贵要静脉的静脉短干，通常接受前臂正中静脉，分为粗大型、均衡型、M型和缺如型4类（图10-34）。前臂正中静脉（median vein of forearm）起自手掌静脉丛，沿前臂前面上行，注入肘正中静脉；或分叉导致无肘正中静脉，分别注入头静脉和贵要静脉,收集手掌侧和前臂前部浅层结构的静脉血。

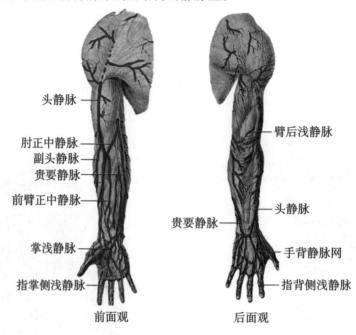

头静脉

肘正中静脉
副头静脉
贵要静脉

前臂正中静脉

掌浅静脉

指掌侧浅静脉

前面观

臂后浅静脉

贵要静脉

头静脉

手背静脉网

指背侧浅静脉

后面观

图 10-33　上肢浅静脉

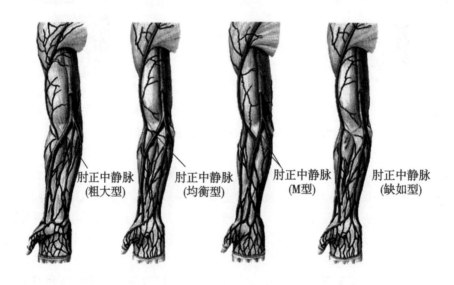

肘正中静脉
(粗大型)

肘正中静脉
(均衡型)

肘正中静脉
(M型)

肘正中静脉
(缺如型)

图 10-34　肘正中静脉分型

3.胸部的静脉　分为浅静脉和深静脉。浅静脉为胸壁的浅静脉,主要为胸腹壁静脉(thoracoepigastric vein);深静脉为上腔静脉和奇静脉系。此外,胸腔内的心、肺各有自己的静脉血回流途径。

(1)胸腹壁静脉　为胸壁主要的浅静脉,起自腹壁浅静脉,行向外上方,在胸外侧区上部汇合成胸外侧静脉,最后注入腋静脉(图 10-35)。

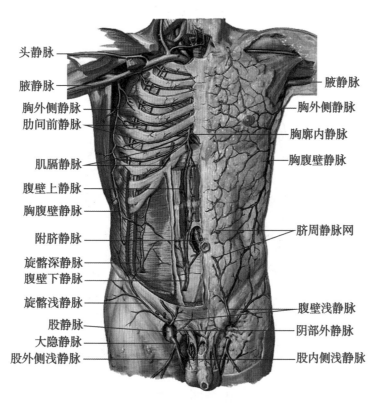

头静脉

腋静脉

胸外侧静脉

肋间前静脉

肌膈静脉

腹壁上静脉

胸腹壁静脉

附脐静脉

旋髂深静脉

腹壁下静脉

旋髂浅静脉

股静脉

大隐静脉

股外侧浅静脉

腋静脉

胸外侧静脉

胸廓内静脉

胸腹壁静脉

脐周静脉网

腹壁浅静脉

阴部外静脉

股内侧浅静脉

图 10-35　胸腹壁的静脉

（2）奇静脉系　由奇静脉、半奇静脉和副半奇静脉组成（图 10-36），均无静脉瓣，是沟通上、下腔静脉系的重要途径之一。奇静脉（azygos vein）在右膈脚处起自右腰升静脉，穿膈后沿脊柱右侧上行，至第 4 胸椎高度（胸骨角水平）向前绕右肺根上方，注入上腔静脉后壁，主要汇集右半胸静脉（右肋间后静脉和右肋间下静脉）、半奇静脉和副半奇静脉的血液。半奇静脉（hemiazygos vein）起自左腰升静脉，穿膈后沿脊柱左侧上行，约在第 8 胸椎体前方横行向右，注入奇静脉，主要汇集左下半胸壁静脉（左肋间后静脉和左肋间下静脉）及副半奇静脉的血液。副半奇静脉（accessory hemiazygos vein）通常起自第 4 肋间后静脉（第 1~3 肋间后静脉常向上注入最上肋间静脉），沿脊柱左侧下行，注入半奇静脉或向右跨过脊柱前面注入奇静脉，收集左侧上部肋间后静脉的血液。此外，奇静脉系统还收集支气管静脉、椎静脉丛及少部分食管、纵隔及心包静脉的血液。

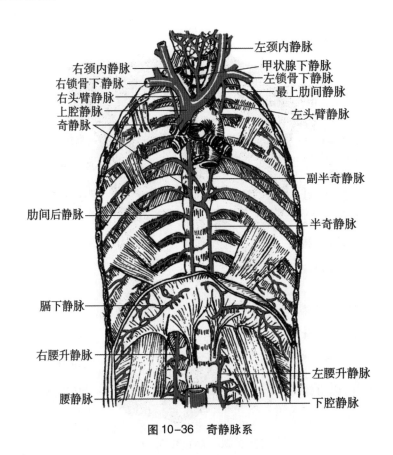

左颈内静脉
右颈内静脉
甲状腺下静脉
右锁骨下静脉
左锁骨下静脉
右头臂静脉
最上肋间静脉
上腔静脉
左头臂静脉
奇静脉

副半奇静脉

肋间后静脉

半奇静脉

膈下静脉

右腰升静脉

左腰升静脉

腰静脉

下腔静脉

图 10-36　奇静脉系

（二）下腔静脉系

下腔静脉（inferior vena cava）是体内最粗大的静脉干,位于腹部,由左、右髂总静脉在第 4 ~ 5 腰椎体右前方汇合而成,沿脊柱右前方、腹主动脉右侧上行,经肝的腔静脉沟,穿膈的腔静脉孔入胸腔,再穿心包注入右心房。下腔静脉的属支分为壁支和脏支,多数与同名动脉伴行。

1. 下肢的静脉　分为浅静脉和深静脉,由于受重力的影响,下肢静脉回流阻力较大,因而下肢静脉比上肢静脉瓣膜多,浅静脉与深静脉之间的交通丰富。浅静脉包括小隐静脉（small saphenous vein）和大隐静脉（great saphenous vein）及其属支,是静脉曲张的好发部位（图 10-37）。深静脉与同名动脉伴行,自足部的深静脉依次经胫前静脉、胫后静脉汇入腘静脉,最后汇入股静脉。股静脉经腹股沟韧带深面延续为髂外静脉,接受大隐静脉及与股动脉分支伴行的静脉,收集下肢、腹前壁下部、外阴部等处的静脉血。

（1）小隐静脉　起于足背静脉弓的外侧缘,经外踝后方,沿小腿后面正中上行,经腓肠肌两头之间由浅入深进入腘窝,穿深筋膜注入腘静脉,沿途收集足外侧部和小腿后部浅层的静脉血。

（2）大隐静脉　是全身最长的静脉,起于足背静脉弓的内侧缘,经内踝前方,沿小腿内侧上行,绕经膝关节内后方,再沿大腿内侧转至大腿前面上行,在腹股沟韧带中点下方穿阔筋膜的隐静脉裂孔注入股静脉。大隐静脉在注入股静脉之前有 5 条主要属支,即股内侧浅静脉、股外侧浅静脉、腹壁浅静脉、旋髂浅静脉和阴部外静脉（图 10-37）,故除了收集足、小腿和大腿内侧部及大腿前部浅层结构的静脉血,还收集大腿外侧、腹前壁脐以下及外阴部浅层的静脉血。大隐静脉和小隐静脉借穿静脉与深静脉交通,当深静脉回流受阻时,穿静脉瓣膜关闭不全,深静脉血液反流入浅静脉,导致下肢浅静脉曲张。

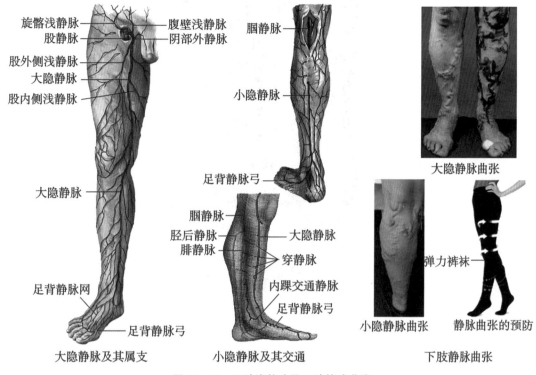

图 10-37 下肢浅静脉及下肢静脉曲张

2. 腹部的静脉 主干为下腔静脉,属支有壁支和脏支。壁支、成对脏支和肝的静脉直接注入下腔静脉;不成对脏支(除肝外)先汇入肝门静脉,形成肝门静脉系,入肝后在经肝静脉汇入下腔静脉(图 10-38)。

(1)壁支 有 4 对腰静脉,与同名动脉伴行。每侧腰静脉之间有 1 条纵行支串联,称为腰升静脉。左、右腰升静脉向上分别移行为半奇静脉和奇静脉,汇入上腔静脉;向下连于髂总静脉,汇入下腔静脉。

(2)成对脏支 包括成对器官的肾上腺静脉、肾静脉、睾丸静脉或卵巢静脉和不成对器官的肝静脉。左、右侧的肾上腺静脉(suprarenal vein)分别注入左肾静脉和下腔静脉。肾静脉(renal vein)经肾动脉前面向内行,注入下腔静脉,其中左肾静脉还接受左睾丸静脉和左肾上腺静脉。睾丸静脉(testicular vain)起自睾丸和附睾的小静脉,在精索内吻合成蔓状静脉丛,经腹股沟管进入盆腔后汇成睾丸静脉,右侧以锐角注入下腔静脉,左侧以直角汇入左肾静脉,故精索静脉曲张多发生在左侧,严重者可导致男性不育。卵巢静脉(ovarian vain)起自卵巢静脉丛,在卵巢悬韧带内上行,注入部位同睾丸静脉。肝静脉(hepatic vein)由小叶下静脉汇合而成,以肝左静脉、肝中静脉和肝右静脉在腔静脉沟上部(第二肝门处)注入下腔静脉。

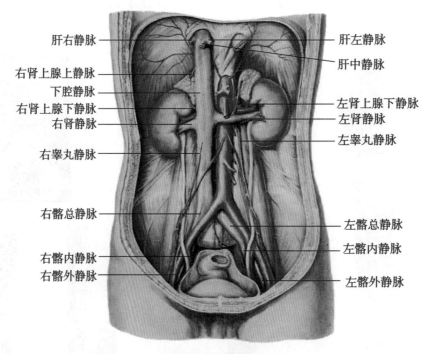

肝右静脉 —— 　　　　　　　　　　　—— 肝左静脉

右肾上腺上静脉 ——　　　　　　　　　　—— 肝中静脉

下腔静脉 ——

右肾上腺下静脉 ——　　　　　　　　—— 左肾上腺下静脉

右肾静脉 ——　　　　　　　　　　　—— 左肾静脉

　　　　　　　　　　　　　　　　—— 左睾丸静脉

右睾丸静脉 ——

右髂总静脉 ——　　　　　　　　　　—— 左髂总静脉

　　　　　　　　　　　　　　　　—— 左髂内静脉

右髂内静脉 ——

右髂外静脉 ——　　　　　　　　　　—— 左髂外静脉

图 10-38　腹部的静脉

（3）肝门静脉系　由肝门静脉及其属支组成，收集腹部不成对器官（除肝外）的静脉血。

1）肝门静脉的组成、行程和特征：肝门静脉（hepatic portal vein）为一粗短的静脉干，常由肠系膜上静脉和脾静脉在胰颈后方汇合而成，向上行于肝十二指肠韧带内，进入肝门后分为左支和右支，分布于肝左叶和肝右叶。肝门静脉的分支与肝固有动脉和肝管的分支伴行，共同构成 Glisson系统（图 10-39）。肝门静脉在肝内反复分支，最终注入肝血窦；肝血窦含有来自肝门静脉和肝固有动脉的血液，最后经肝静脉注入下腔静脉。故肝门静脉具有起始端和终末端均为毛细血管、既有属支又有分支、无静脉瓣等特征。

2）肝门静脉的属支和功能：主要包括肠系膜上静脉、肠系膜下静脉、胃左静脉（胃冠状静脉）、胃右静脉（幽门静脉）、脾静脉、胆囊静脉和附脐静脉，这些静脉及其属支多与同名动脉伴行，并收集相应分布区域的静脉血。肠系膜上静脉（superior mesenteric vein）与脾静脉汇合成肝门静脉，收集十二指肠至结肠左曲以上肠管、部分胃和胰腺的静脉血；肠系膜下静脉（inferior mesenteric vein）注入脾静脉或肠系膜上静脉或二者的夹角处，收集降结肠、乙状结肠及直肠的静脉血；胃左静脉（left gastric vein）直接注入肝门静脉，收集胃及食管下段的静脉血；胃右静脉（right gastric vein）在注入肝门静脉前接受幽门前静脉的汇入，在胃小弯可与胃左静脉吻合，共同收集胃的静脉血；胆囊静脉（cystic vein）注入肝门静脉主干或肝门静脉右支，收集胆囊的静脉血；脾静脉（splenic vein）参与肝门静脉的形成，收集脾、胰及部分胃的静脉血；附脐静脉（paraumbilical vein）起自脐周静脉网，沿肝圆韧带上行至肝下面，注入肝门静脉，收集脐周的静脉血。因此，肝门静脉除收集静脉血外，还将自肠道吸收来的营养物质运送至肝后参与新陈代谢。

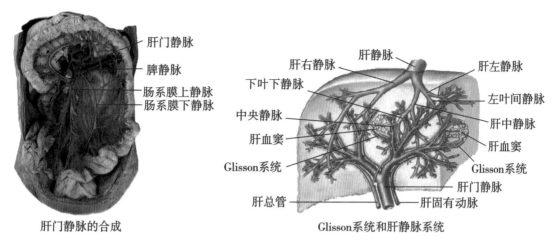

肝门静脉的合成

Glisson系统和肝静脉系统

图 10-39 肝内的管道系统

3）肝门静脉系与上、下腔静脉系之间的吻合：正常情况下，肝门静脉系与上、下腔静脉系之间存在丰富的吻合，这些交通支细小，血流量少。主要吻合部位包括（图 10-40）：通过食管静脉丛与上腔静脉系形成吻合；通过直肠静脉丛与下腔静脉系形成吻合；通过脐周静脉网与上、下腔静脉系形成吻合。此外，还通过脊柱的椎静脉系、腹后壁小静脉（又称为 Retzius 静脉）与上、下腔静脉系形成广泛的吻合。当肝门静脉因病变压迫而导致血液回流受阻时，此时肝门静脉系的血液可通过这些吻合途径形成侧支循环。

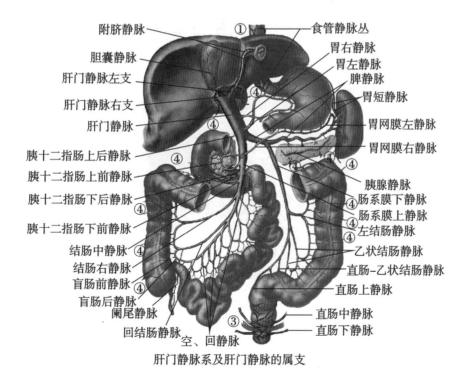

肝门静脉系及肝门静脉的属支

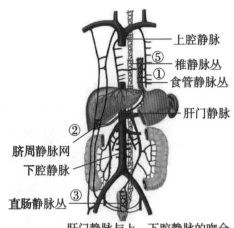

①食管静脉丛;②脐周静脉网;③直肠静脉丛;④腹壁后
小静脉;⑤椎静脉丛。

图 10-40　肝门静脉及其与上、下腔静脉的吻合

3. 盆部的静脉　包括髂总静脉(common iliac vein)、髂外静脉(external iliac vein)、髂内静脉(internal iliac vein)和及其属支(图 10-41)。会阴的浅静脉有阴部外静脉(external pudendal vein),汇入大隐静脉,经股静脉注入髂外静脉;深静脉为阴部内静脉(internal pudendal vein)及其属支,与同名动脉伴行,最后注入髂内静脉,收集会阴、肛管及外生殖器深部的静脉血。

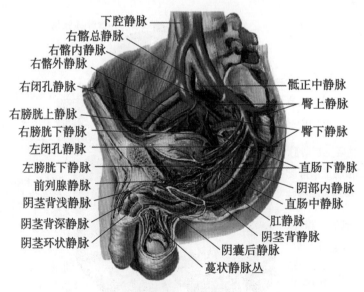

男性盆部静脉(侧面观)

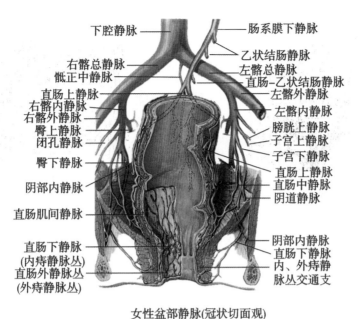

女性盆部静脉(冠状切面观)

图 10-41 盆部静脉

（1）髂内静脉 此静脉及其属支均与同名动脉伴行，收集盆会阴深部的静脉血。盆内脏器的静脉多形成丰富的静脉丛，男性有膀胱静脉丛、前列腺静脉丛和直肠静脉丛，女性除有膀胱静脉丛和直肠静脉丛外，还有子宫静脉丛、卵巢静脉丛和阴道静脉丛。其中，直肠静脉丛围绕直肠的后方及两侧分布，向上汇合成直肠上静脉，经肠系膜下静脉注入肝门静脉；向下汇合成直肠下静脉，注入髂内静脉，也经肛静脉、阴部内静脉，最后注入髂内静脉。

（2）髂外静脉 是股静脉的延续，与同名动脉伴行，并接受与同名分支动脉伴行的腹壁下静脉和旋髂深静脉，收集下肢和腹前壁下部的静脉血。

（3）髂总静脉 由髂内静脉和髂外静脉在骶髂关节前方汇合而成，收集盆会阴部和下肢全部的静脉血。左、右髂总静脉伴髂总动脉上行至第 5 腰椎体右侧汇合成下腔静脉。髂总静脉接受髂腰静脉和骶外侧静脉，左髂总静脉还接受骶正中静脉。

4. 脊柱的静脉 脊柱全长在椎管内、外形成丰富的静脉丛，组成椎静脉系（图 10-42），收集脊柱及其邻近部位的静脉血。

（1）椎静脉系的组成 由椎内、外静脉丛及连接其间的椎间静脉和椎体静脉组成。椎内静脉丛（external vertebral plexus）位于硬膜外隙内，收集椎骨、脊膜和脊髓的静脉血；椎外静脉丛（internal vertebral plexus）位于椎骨周围，收集椎体及其邻近部位的静脉血。椎体静脉位于椎体的骨松质内，平时很少开放。椎间静脉与脊神经伴行通过椎间孔，依部位不同分别注入邻近的椎静脉、肋间后静脉、腰静脉、骶外侧静脉等。

（2）椎静脉系的交通 椎内、外静脉丛无瓣膜，彼此吻合丰富，向上经枕骨大孔与硬脑膜窦交通，向下与盆腔静脉丛交通。因此，脊柱的静脉除在本系统内广泛吻合外，还与颅、颈、胸、腰、骶部的静脉交通，椎静脉系是沟通上、下腔静脉系和颅内、外静脉的重要途径，在静脉回流中起调节作用。

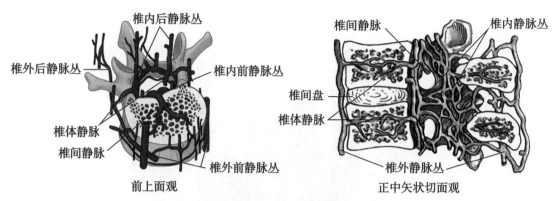

图 10-42　脊柱的静脉

强化训练

一、名词解释

1. 静脉角（venous angle）　2. 危险三角（dangerous triangle）　3. 肝门静脉（hepatic portal vein）

二、思考与讨论

1. 颈部、躯干和四肢有哪些重要的浅静脉？

2. 归纳上腔静脉系、下腔静脉系、奇静脉系、肝门静脉系和椎静脉系的组成、主要属支、交通途径和收集范围。

3. 从患者贵要静脉内注射含有乙醚的液体，数秒后患者呼出气体有乙醚气味，请问乙醚经过哪些解剖途径排出体外？

4. 面静脉通过什么途径与海绵窦形成交通？有什么特征和临床意义？

5. 肝门静脉收集哪些器官的静脉血？肝门静脉高压患者为何出现呕血、便血、脾大、腹腔积液、腹壁静脉曲张等症状？

6. 大隐静脉如何走行？有哪些属支？为什么容易发生静脉曲张？

第十一章　淋巴系统

淋巴系统(lymphatic system)由淋巴管道(分为毛细淋巴管、淋巴管、淋巴干与淋巴导管)、淋巴组织(分为弥散淋巴组织与淋巴小结)和淋巴器官(如胸腺、骨髓、脾、扁桃体等)构成(图11-1)。

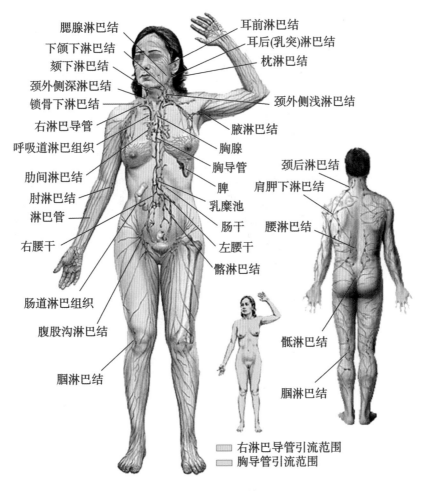

腮腺淋巴结
下颌下淋巴结
颏下淋巴结
颈外侧深淋巴结
锁骨下淋巴结
右淋巴导管
呼吸道淋巴组织
肋间淋巴结
肘淋巴结
淋巴管
右腰干
肠道淋巴组织
腹股沟淋巴结
腘淋巴结

耳前淋巴结
耳后(乳突)淋巴结
枕淋巴结
颈外侧浅淋巴结
腋淋巴结
胸腺
胸导管
脾
乳糜池
肠干
左腰干
髂淋巴结

颈后淋巴结
肩胛下淋巴结
腰淋巴结
骶淋巴结
腘淋巴结

▨ 右淋巴导管引流范围
▨ 胸导管引流范围

图 11-1　淋巴系统

淋巴管道内流动的是无色透明的淋巴(液)。当血液运行至毛细血管时,部分液体经毛细血管滤出,进入组织间隙,形成组织液;组织液与细胞进行物质交换后,大部分经毛细血管的静脉端吸收后,进入静脉系统参与体循环,小部分物质经毛细淋巴管吸收后,形成淋巴,沿淋巴管道向心流动,最后注入静脉(图11-2)。因此,淋巴系统一方面可视为静脉系统的辅助系统;另一方面又是人体重要的免疫系统,淋巴器官和淋巴组织具有产生淋巴细胞、过滤淋巴液和进行免疫应答的功能。当机体某些部位的淋巴液回流受阻时,淋巴液聚积于皮下形成淋巴水肿,严重者可导致皮下结缔组织纤维增生和脂肪硬化,皮肤粗糙而厚韧,故又称为象皮肿。

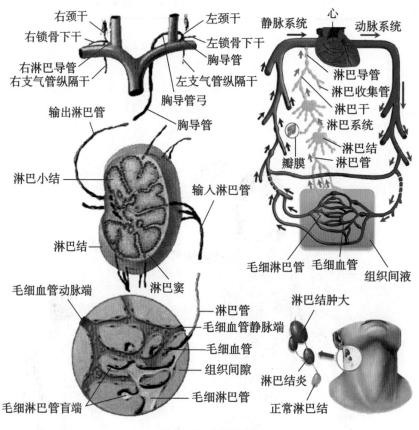

图 11-2 淋巴循环

第一节 淋巴管道

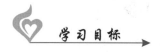

掌握人体淋巴干的组成和收纳范围,胸导管的起始、行程、特征、注入部位和收纳范围;熟悉淋巴系统的组成和功能,淋巴的形成机制,淋巴管道的结构和分布特点,右淋巴导管的起始和收纳范围;了解淋巴循环的途径。

淋巴管道按管径大小和结构特征的不同,分为毛细淋巴管、淋巴管、淋巴干和淋巴导管。

一、毛细淋巴管

毛细淋巴管(lymphatic capillary)是淋巴管道的起始部分,以膨大的盲端起于全身组织间隙,彼此吻合成网。管径一般比毛细血管略粗,其通透性大于毛细血管,一些大分子物质如蛋白质、脂滴、细菌、异物、癌细胞等,较易进入毛细淋巴管。毛细淋巴管逐渐汇合形成淋巴管。

二、淋巴管

淋巴管(lymphatic vessel)的形态结构与静脉相似,但管径较细,管壁较薄,瓣膜丰富,外形呈串珠或藕节状。淋巴管在向心行程中,通常经过一个或多个淋巴结,形成淋巴结群,最后经输出管汇合成较大的淋巴干。淋巴管亦分为浅、深两种,浅淋巴管常与浅静脉伴行,收集皮肤和皮下组织的淋巴;深淋巴管多与深部血管、神经伴行,主要收集骨骼肌和内脏的淋巴。浅、深淋巴管之间有广泛的交通。

三、淋巴干

淋巴干(lymphatic trunk)位于膈下和颈根部,由最后一级淋巴管汇合而成,全身共有9条,最后汇合成为两条淋巴导管。左、右颈干收集头颈部淋巴;左、右锁骨下干收集上肢和部分胸壁淋巴;左、右支气管纵隔干收集胸腔器官及部分胸、腹壁的淋巴;左、右腰干收集下肢、盆部和腹腔内成对脏器和部分腹壁的淋巴;肠干收集腹腔内不成对脏器的淋巴。

四、淋巴导管

淋巴导管(lymphatic duct)是淋巴系统的终末部分,由9条淋巴干汇集而成,包括胸导管(thoracic duct)和右淋巴导管(right lymphatic duct)。

1.胸导管　是全身最粗大的淋巴管道,起自乳糜池,最后注入左静脉角。乳糜池(cisterna chyli)由肠干和左、右腰干在第1腰椎前方汇合而成,略显膨大。胸导管向上经膈的主动脉裂孔入胸腔,先经主动脉和奇静脉之间,继而在食管右后方沿脊柱右前方上升,至第5胸椎水平向左转至脊柱左侧继续上行,出胸腔上口达左颈根部,呈弓状向外注入左静脉角,称为胸导管弓。胸导管末端还接纳左颈干、左锁骨下干和左支气管纵隔干,内有一对瓣膜,可防止静脉血逆流入胸导管。胸导管主要收集下肢、腹部、盆会阴部、左半胸、左上肢和左半头颈部的淋巴,即人体左侧上半身和下半身约3/4的淋巴。

2.右淋巴导管　位于右颈根部,是一条由右颈干、右锁骨下干和右支气管纵隔干汇合而成的短干,注入右静脉角。右淋巴导管收集右半头颈部、右上肢和右半胸部的淋巴,即人体右侧上半身约1/4的淋巴。

强化训练

一、名词解释

1.胸导管(thoracic duct)　2.乳糜池(cisterna chyli)

二、思考与讨论

1.简述淋巴系统的组成与功能。

2.简述淋巴管道的组成与形态特征。

3.人的全身有哪些淋巴干和淋巴导管？简述其引流范围。

4.简述胸导管的起始、行程、注入部位和收纳范围。

第二节　淋巴器官

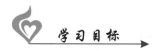 学习目标

掌握局部淋巴结的概念和功能,脾的位置、形态特征和功能;熟悉腋窝淋巴结、腹股沟淋巴结的分布和收纳范围,肺和乳房的淋巴引流途径;了解胸腺的位置和功能,全身其他部位和器官的淋巴结分布及其淋巴引流途径。

淋巴器官(lymphoid organ)由淋巴组织构成,能产生淋巴细胞和参与免疫反应,故又称为免疫器官。根据发生和功能的不同,分为中枢淋巴器官和周围淋巴器官两类。中枢淋巴器官(central lymphoid organ)包括胸腺和骨髓,分别产生 T 淋巴细胞和 B 淋巴细胞。周围淋巴器官(peripheral lymphoid organ)包括淋巴结、脾、扁桃体等,是免疫活性细胞定居和增殖的场所,也是免疫应答的重要部位。

一、淋巴结

(一)淋巴结的形态结构和功能

1.淋巴结的形态结构　淋巴结(lymph node)为大小不等的圆形或椭圆形灰红色小体,常聚集成群,数目不恒定。淋巴结一侧隆凸,另一侧凹陷。其隆凸侧连有数条输入淋巴管,其凹侧中央处有神经、血管出入,另有 1~2 条输出淋巴管,称为淋巴结门。淋巴回流过程中,曾数次经过淋巴结。因此上一级淋巴结的输出管,又是下一级淋巴结的输入管。

2.淋巴结的功能　包括滤过淋巴、产生淋巴细胞和参与免疫应答。淋巴结内的淋巴窦是淋巴管道的一个组成部分,故淋巴结对于淋巴引流起着重要作用。

人体某一器官或某一部位的淋巴引流至一定的淋巴结,临床将引流的第一级淋巴结称为局部淋巴结(regional lymph node),因其在阻挡疾病扩散方面发挥重要的作用,临床又称为哨位或前哨淋巴结(sentinel lymph node)。当局部感染或肿瘤时,细菌、病毒或癌细胞等可沿淋巴管侵入,引起局部淋巴结肿大。

(二)全身淋巴结的位置和淋巴引流范围

淋巴结分为浅淋巴结和深淋巴结。浅淋巴结位于浅筋膜内,深淋巴结位于深筋膜深面。淋巴结常沿血管排列,多位于肘窝、腋窝、腘窝、腹股沟、脏器门和体腔大血管附近。了解淋巴结的位置、淋巴引流范围和淋巴引流途径,对于病变的诊断和治疗具有重要意义。

1.全身主要的淋巴管和淋巴结　头颈部淋巴结的输出淋巴管注入颈外侧下深淋巴结;上肢的浅、深淋巴管注入腋淋巴结;胸部淋巴结的输出淋巴管分别注入腋淋巴结、颈外侧下深淋巴结、胸壁淋巴结和纵隔前、后淋巴结,因此,收集上半身淋巴的淋巴管最后汇合成左右颈干、左右锁骨下干和左右支气管纵隔干。腹部的输出淋巴管分别注入腹腔淋巴结、肠系膜上淋巴结和肠系膜

下淋巴结;盆部和臀部的输出淋巴管注入腰淋巴结;下肢的浅、深淋巴管注入腹股沟淋巴结,因此,收集下半身淋巴的淋巴管最后汇合成肠干和左右腰干。

（1）头颈部的淋巴结和淋巴管　头部淋巴结多位于头、颈部交界处,颈部淋巴结多沿颈内、外静脉纵向排列,少数淋巴结位于消化道和呼吸道周围。

1）头部淋巴结:包括枕淋巴结、耳后淋巴结、腮腺淋巴结、下颌下淋巴结和颏下淋巴结（图11-3）,直接或间接注入颈外侧上深淋巴结。

2）颈部淋巴结:包括颈前淋巴结、颈外侧淋巴结、咽后淋巴结等（图11-3）。

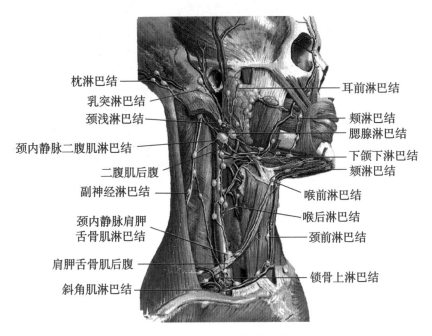

图11-3　头颈部淋巴结

颈前淋巴结又分为浅、深两群。颈前浅淋巴结沿颈前静脉排列,引流颈前部浅层结构的淋巴,注入颈外侧下深淋巴结;颈前深淋巴结包括喉前淋巴结、甲状腺淋巴结、气管前淋巴结和气管旁淋巴结,直接或间接注入颈外侧上深淋巴结。

颈外侧淋巴结亦分为浅、深两群。颈外侧浅淋巴结沿颈外静脉排列,引流颈外侧浅层结构的淋巴,并收纳枕淋巴结、耳后淋巴结和腮腺淋巴结的输出淋巴管,其输出淋巴管注入颈外侧深淋巴结。颈外侧深淋巴结主要沿颈内静脉排列,又分为上、下两群。颈外侧上深淋巴结主要沿颈内静脉上段排列,包括颈内静脉二腹肌淋巴结、颈内静脉肩胛舌骨肌淋巴结、副神经淋巴结等,引流鼻、舌、咽、喉、甲状腺、气管、食管、枕部、项部、肩部等处的淋巴,其输出淋巴管注入颈外侧下深淋巴结或颈干;颈外侧下深淋巴结主要沿颈内静脉下段排列,包括锁骨上淋巴结、斜角肌淋巴结等,引流颈根部、胸壁上部和乳房上部的淋巴,并收纳颈前淋巴结、颈外侧浅淋巴结和颈外侧上深淋巴结的输出淋巴管,其输出淋巴管合成颈干。

颈外侧深淋巴结沿颈内静脉排列,其上端位于鼻咽部后方的淋巴结,称为咽后淋巴结,收集鼻、鼻旁窦、鼻咽部等处的淋巴,鼻咽癌时先转移至此。

（2）上肢的淋巴结和淋巴管　包括肘淋巴结、锁骨下淋巴结和腋淋巴结。肘淋巴结分为浅、深两群,分别位于肱骨内上髁上方和肘窝深血管周围,其输出淋巴管注入腋淋巴结。锁骨下淋巴结位于锁骨下,沿头静脉排列,收纳沿头静脉上行的浅淋巴管,其输出淋巴管注入腋淋巴结,少数注入锁骨上淋巴结。腋淋巴结(axillary lymph node)位于腋窝内,沿腋血管排列,按位置分为胸肌淋巴结(pectoral lymph node)、外侧淋巴结(lateral lymph node)、肩胛下淋巴结(subscapular lymph node)、中央淋巴结(central lymph node)和尖淋巴结(apical lymph node)5 群(图 11-4)。

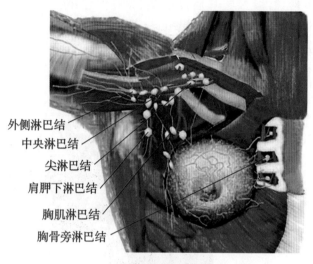

外侧淋巴结
中央淋巴结
尖淋巴结
肩胛下淋巴结
胸肌淋巴结
胸骨旁淋巴结

图 11-4　腋淋巴结及乳房的淋巴引流

1)胸肌淋巴结:又称为前群,沿胸外侧血管排列,主要引流腹前外侧壁、胸外侧壁及乳房外侧部和中央部的淋巴,其输出淋巴管注入中央淋巴结和尖淋巴结。

2)外侧淋巴结:又称为外侧群,沿腋静脉远侧段排列,引流上肢大部分的淋巴,其输出淋巴管注入中央淋巴结、尖淋巴结和锁骨上淋巴结。

3)肩胛下淋巴结:又称为后群,沿肩胛下血管排列,引流颈后部和背部肩胛骨周围的淋巴,其输出淋巴管注入中央淋巴结和尖淋巴结。

4)中央淋巴结:又称为中央群,沿腋窝中央处的腋血管中段排列,收纳上述 3 群淋巴结的输出淋巴管,其输出淋巴管注入尖淋巴结。

5)尖淋巴结:又称为尖群,沿腋静脉近侧段排列,引流乳腺上部的淋巴,收纳上述 4 群淋巴结和锁骨下淋巴结的输出淋巴管,其输出淋巴管合成锁骨下干。少数输出淋巴管注入锁骨上淋巴结。

(3)胸部的淋巴结和淋巴管　包括胸壁淋巴结和胸腔器官淋巴结。

1)胸壁淋巴结:分为浅、深淋巴结。胸后壁和胸前壁大部分浅淋巴管注入腋淋巴结,胸前壁上部的浅淋巴管注入颈外侧下深淋巴结。胸壁深淋巴管包括胸骨旁淋巴结、肋间淋巴结和膈上淋巴结(图 11-5)。胸骨旁淋巴结沿胸廓内血管排列,引流胸腹前壁和乳房内侧部的淋巴,其输出淋巴管参与合成支气管纵隔干。肋间淋巴结沿肋间后血管排列,引流胸后壁的淋巴,其输出淋巴管注入胸导管。膈上淋巴结位于膈的上面,分为前、中、后组,分别位于剑突后方、膈神经穿膈处和主动脉裂孔附近,引流膈、壁胸膜、心包下部和肝上面的淋巴,其输出淋巴管注入胸骨旁淋巴结和纵隔前、后淋巴结。

2)胸腔器官淋巴结:包括纵隔前、后淋巴结及气管、支气管和肺的淋巴结(图 11-5)。纵隔前淋巴结位于上纵隔前部和前纵隔内,分布于大血管和心室的前面,引流胸腺、心、心包和纵隔胸膜的淋巴,其输出淋巴管参与合成支气管纵隔干。纵隔后淋巴结位于上纵隔后部和后纵隔内,沿胸主动脉和食管排列,引流心包、食管和隔的淋巴。气管、支气管和肺的淋巴结引流肺、胸膜脏层、支气管、气管和食管的淋巴,包括肺淋巴结、支气管肺淋巴结(肺门淋巴结)、气管支气管淋巴结、隆嵴下淋巴结(气管杈下淋巴结)和气管旁淋巴结。气管旁淋巴结、纵隔前淋巴结和胸骨旁淋巴结的输出淋巴管汇合成支气管纵隔干。

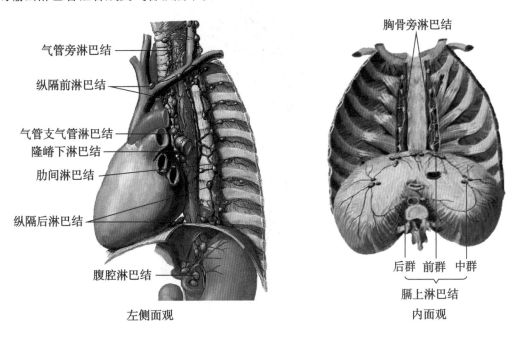

左侧面观

内面观

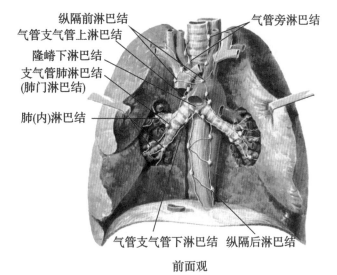

前面观

图11-5 胸部淋巴结及肺、支气管和气管的淋巴引流

(4)腹部的淋巴结和淋巴管 包括腹壁淋巴结和腹腔器官淋巴结。

1)腹壁淋巴结:分为浅、深淋巴结。脐平面以上腹前外侧壁的浅、深淋巴管分别注入腋淋巴结和胸骨旁淋巴结,脐平面以下腹壁的浅淋巴管注入腹股沟浅淋巴结,深淋巴管注入腹股沟深淋巴结、髂外淋巴结和腰淋巴结。腰淋巴结沿腹主动脉和下腔静脉分布(图 11-6),引流腹后壁深层结构和腹腔成对器官的淋巴,并收纳髂总淋巴结的输出淋巴管,其输出淋巴管汇合成左、右腰干。

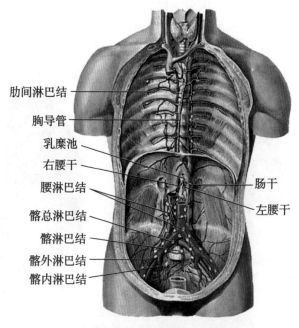

肋间淋巴结

胸导管

乳糜池

右腰干

腰淋巴结

髂总淋巴结

髂淋巴结

髂外淋巴结

髂内淋巴结

肠干

左腰干

图 11-6　腹盆部的淋巴结和淋巴干

2)腹腔器官淋巴结:腹腔成对器官的淋巴管注入腰淋巴结,不成对器官的淋巴管注入腹腔淋巴结、肠系膜上淋巴结和肠系膜下淋巴结。腹腔淋巴结位于腹腔干周围,主要引流胃、肝、胰、脾和部分十二指肠的淋巴。肠系膜上淋巴结位于肠系膜上动脉根部周围,主要引流横结肠以上部位肠管的淋巴。肠系膜下淋巴结位于肠系膜下动脉根部周围,引流左结肠、乙状结肠和直肠上部的淋巴。腹腔淋巴结、肠系膜上淋巴结和肠系膜下淋巴结的输出淋巴管汇合成肠干。

(5)盆部的淋巴结和淋巴管　包括骶淋巴结、髂内淋巴结、髂外淋巴结和髂总淋巴结(图 11-7)。骶淋巴结沿骶正中血管和骶外侧血管排列,主要引流盆后壁及其邻近脏器的淋巴。髂内淋巴结沿髂内血管排列,引流大部分盆壁、盆腔脏器、会阴深部、臀部和大腿后部深层结构的淋巴。髂外淋巴结沿髂外血管排列,引流腹前壁下部、膀胱、前列腺或子宫颈和阴道上部的淋巴,并收纳腹股沟浅、深淋巴结的输出淋巴管。髂总淋巴结沿髂总血管排列,收纳上述 3 群淋巴结的输出淋巴管,其输出淋巴管注入腰淋巴结。

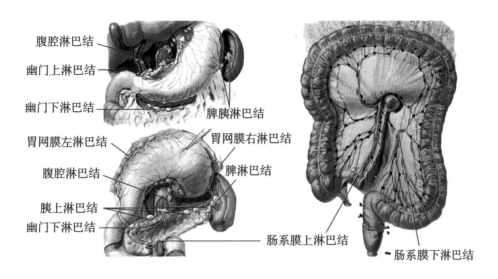

图 11-7 胃、脾、胰和肠系膜的淋巴结

（6）下肢的淋巴结和淋巴管 包括腘淋巴结和腹股沟淋巴结（图 11-8）。腘淋巴结分为浅、深两群，分别沿小隐静脉末端和腘血管排列，其输出淋巴管注入腹股沟深淋巴结。腹股沟淋巴结又分为浅、深两群。

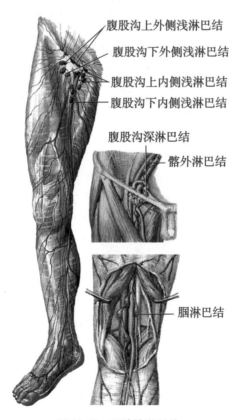

图 11-8 下肢的淋巴结

1)腹股沟浅淋巴结:位于腹股沟韧带下方,分为上、下两群。上群与腹股沟韧带平行排列,引流腹前外侧壁下部、臀部、会阴和外生殖器的淋巴;下群沿大隐静脉末端分布,引流除足外侧缘和小腿后外侧部(腘淋巴结引流范围)之外的下肢浅淋巴,其输出淋巴管注入腹股沟深淋巴结。

2)腹股沟深淋巴结:位于股静脉根部周围,引流大腿深部结构和会阴的淋巴,并收纳腹股沟浅淋巴结和腘淋巴结深群的输出淋巴管,其输出淋巴管注入髂外淋巴结。

2. 部分器官的淋巴引流　人体易发癌症的一些器官,如肺、食管、胃、肝、直肠、子宫、乳房等,其癌细胞可从原发部位随淋巴的引流向邻近部位或远处转移,了解这些器官的淋巴引流途径,有助于临床上做肿瘤根治性切除手术时进行区域淋巴结的清扫。

(1)肺的淋巴引流　肺浅淋巴管位于胸膜脏层深面,肺深淋巴管位于肺小叶间结缔组织内、肺血管和支气管的周围,注入肺淋巴结和支气管肺淋巴结。因此,肺的淋巴主要通过淋巴管依次由肺淋巴结、支气管肺淋巴结(肺门淋巴结)、气管支气管淋巴结和气管旁淋巴结进行引流(图11-9)。

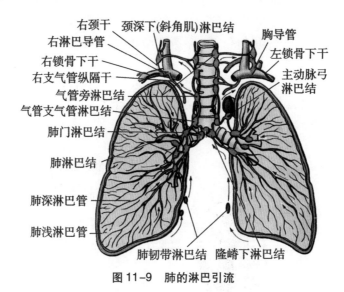

图11-9　肺的淋巴引流

(2)子宫的淋巴引流　子宫的淋巴引流方向较广(图11-10)。①子宫底和子宫体上部的淋巴管可沿卵巢血管上行,注入腰淋巴结;沿子宫圆韧带穿腹股沟管,注入腹股沟浅淋巴结。②子宫体下部和子宫颈的淋巴管可沿子宫血管行向两侧,注入髂内、外淋巴结;经子宫主韧带注入沿闭孔血管排列的闭孔淋巴结;沿子宫骶韧带向后注入骶淋巴结。

(3)乳房的淋巴引流　主要注入腋淋巴结和胸骨旁淋巴结,引流方向有3个(图11-10)。①乳房外侧部和中央部的淋巴管注入胸肌淋巴结。②乳房上部的淋巴管注入尖淋巴结和锁骨上淋巴结。③乳房内侧部的淋巴管注入胸骨旁淋巴结。此外,乳房内侧部的浅淋巴管与对侧乳房内侧部的淋巴管交通,乳房内下部的淋巴管通过腹壁和膈下的淋巴管与肝的淋巴管交通。

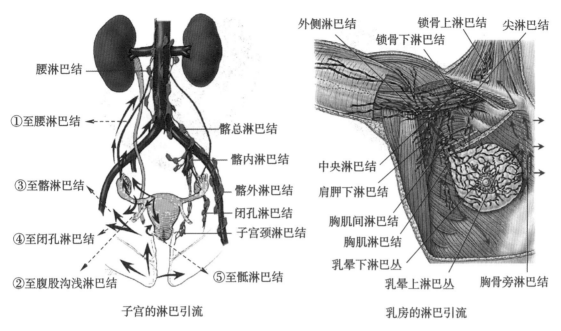

图 11-10　子宫和乳房的淋巴引流

二、脾

脾(spleen)是人体最大的淋巴器官,同时也是重要的免疫器官和造血器官。

1. 脾的位置　脾位于左季肋区,胃底与膈之间,第 9～11 肋的深面(图 11-11)。正常情况下,脾的长轴与第 10 肋一致,在左肋弓下缘不能触及。脾的位置可随呼吸和体位不同而变化。

2. 脾的形态结构　脾呈暗红色,质软而脆,左季肋区受暴力打击时易导致脾破裂。脾近似扁椭圆形,分为膈、脏两面,前、后两端及上、下两缘(图 11-12)。膈面光滑隆凸,与膈相对,又称为外侧面;脏面凹陷,中央处有脾门(splenic hilum),是脾的血管、神经和淋巴管出入的部位,又称为内侧面。前端较宽,朝向前外方;后端钝圆,朝向后内方。上缘较锐,朝向前上方,前上方有 2～3 个较深的脾切迹(splenic notch),是触诊时辨识脾大的标志;下缘较钝,朝向后下方。

3. 脾的功能　脾具有储血、造血、滤血(过滤和吞噬淋巴和血液中的肿瘤细胞、异物、致病原等)、破血(清除和重利用衰老的红细胞)、免疫(参与免疫应答)等功能。

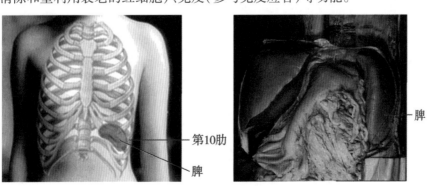

图 11-11　脾的位置

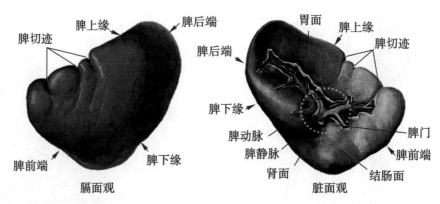

图 11-12　脾的形态

 强化训练

一、名词解释

1. 局部淋巴结（regional lymph node）　2. 脾切迹（splenic notch）

二、思考与讨论

1. 何谓局部淋巴结？掌握局部淋巴结群的位置及收纳范围有何重要意义？

2. 颈外侧淋巴结、腋窝淋巴结、腹股沟淋巴结如何分群？分布在何处？引流范围是什么？

3. 肺、子宫和乳房的淋巴引流途径有哪些？

4. 简述脾的位置、形态及功能。左季区肋弓下触及一包块，如何确定是否是脾大？

第四篇

感觉器官

感觉器(sensory organ)是由感受器及其辅助装置共同组成的感觉器官,简称感官。人体的感觉器主要有视器(眼)、前庭蜗器(耳)、嗅器(鼻)、味器(舌)、皮肤等。感受器(receptor)是接受机体内、外环境各种特定的刺激并把刺激信号转化为神经冲动的结构。感受器的种类繁多,形态功能各异,一般根据感受器所在部位和所接受刺激的性质为3类。

1. 外感受器 分布于皮肤、黏膜、视器、听器等处,如皮肤黏膜的环层小体、触觉小体(图Ⅳ-1),视网膜的视锥细胞和视杆细胞,内耳的螺旋器等;接受来自外界环境的各种物理和化学刺激,如皮肤接受触、压、痛、温度,黏膜接受切割、膨胀、牵拉、烧灼等,视器接受光,听器接受声等刺激。

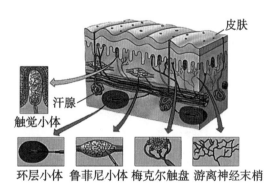

图Ⅳ-1 皮肤感受器

2. 内感受器 分布于内脏、心血管、腺体等处,如颈动脉窦、颈动脉小球、主动脉小球、嗅黏膜、味蕾等;接受人体内环境的各种物理和化学刺激,如血压、渗透压、离子及化合物浓度等刺激。

3. 本体感受器 分布于骨膜、骨骼肌、关节、韧带、肌腱等运动结构及内耳位置觉感受器等处,接受机体运动和平衡时产生的刺激等。

人体的感觉分为一般感觉和特殊感觉。一般感觉又分为浅感觉和深感觉,浅感觉由皮肤和黏膜产生,包括痛、温、触、压觉等;深感觉即本体感觉,来源于运动结构,包括运动觉、振动觉、位置觉和平衡觉。特殊感觉的感受器均位于头部,包括视觉、听觉、嗅觉和味觉。

第十二章 视 器

视器(visual organ),俗称眼(eye),由眼球和眼副器组成。眼球能感受光波的刺激,为视器的主要部分;眼副器为眼球的辅助结构,对眼球起支持、保护、营养、修复、运动等作用。

第一节 眼 球

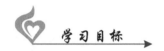 学习目标

掌握感受器、感觉器的概念,眼球壁的分层、结构特点和主要功能,眼球内容物的组成和功能,房水产生和回流的部位;晶状体的构造和功能,视网膜的感光结构和生理盲点;熟悉感觉器和感受器的分类,视器的组成和功能,眼球的屈光装置,房水的回流途径;了解感觉的类型和起源,眼的屈光调节原理,视器相关结构的临床意义。

眼球(eyeball)位于眶内,近似球形,由眼球壁和眼球内容物构成(图12-1)。眼球后部借视神经连于视交叉。眼球前面的角膜正中点(前极)与后面的巩膜正中点(后极)之间的连线称为眼轴(axis oculi)。经瞳孔中央至视网膜黄斑中央凹的连线与进入眼球内的光线(视线)方向一致,称为视轴(axis optica)。

一、眼球壁

眼球壁从外向内分外膜、中膜和内膜3层。

(一)外膜

外膜,又称为纤维膜,由坚韧的纤维结缔组织构成,分为前1/6的角膜(cornea)和后5/6的巩膜(sclera)(图12-1),具有维持眼球形态和保护眼球内部结构的作用。

1.角膜 无色透明,无血管和淋巴管,但富有感觉神经末梢,由三叉神经的眼支支配,临床上可进行适宜刺激以观察角膜反射。角膜曲度较大,外凸内凹,富有弹性,具有屈光作用。若角膜不同部位的表面曲率不一致,导致屈光方向形成明显的差异,称为散光眼。

2.巩膜 呈乳白色,质地厚韧,对维持眼球外形有重要作用。巩膜后部在眼球后极的内侧,因视神经纤维束穿行呈筛板状,称为巩膜筛板;在巩膜与角膜交界处的巩膜沟深面,有一环形小管,称为巩膜静脉窦(scleral venous sinus),是房水流出的通道。

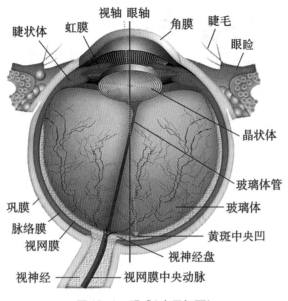

图 12-1 眼球(水平切面)

睫状体 虹膜 视轴 眼轴 角膜 睫毛 眼睑 晶状体 玻璃体管 玻璃体 巩膜 脉络膜 视网膜 黄斑中央凹 视神经盘 视神经 视网膜中央动脉

(二)中膜

中膜含有丰富的血管和色素,呈近似葡萄的棕黑色,故又称为血管膜、色素膜或葡萄膜,由前向后分为虹膜(iris)、睫状体(ciliary body)和脉络膜(choroid),具有营养、产生房水、调节晶状体曲度、维持眼内压、阻光等作用。

1. 虹膜 位于中膜最前部,是呈冠状位的圆盘状薄膜。虹膜中央有一圆形的孔,称为瞳孔(pupil)。虹膜将角膜和晶状体之间的腔隙分成较大的前房和较小的后房,二者借瞳孔相通,内有房水。在前房内,虹膜和角膜交界处构成虹膜角膜角,又称为前房角;此角的前外侧壁有小梁网,对房水具有滤帘作用。

虹膜内有两类平滑肌,可调节瞳孔大小和进入眼内光线的多少。一类在瞳孔周缘呈环形排列,称为瞳孔括约肌(sphincter pupillae),可缩小瞳孔,由动眼神经的副交感纤维支配;另一类自瞳孔向周围呈放射状排列,称为瞳孔开大肌(dilator pupillae),可开大瞳孔,由动眼神经的交感纤维支配。因此,在弱光下或视远物时瞳孔开大,在强光下或视近物时瞳孔缩小。在活体,透过角膜可见虹膜和瞳孔。虹膜的颜色因人种和肤色而异,白色人种的虹膜因缺乏色素呈浅黄色或浅蓝色;有色人种的虹膜因色素多呈棕褐色。

2. 睫状体 是中膜最肥厚的部分,位于巩膜与角膜移行部的深面,在眼球的矢状断面上呈三角形(图 12-2)。虹膜前部有向内突出呈辐射状排列的皱襞,称为睫状突(ciliary process);后部较为平坦,称为睫状环(ciliary ring);睫状体内的平滑肌称为睫状肌(ciliary muscle),由动眼神经的副交感纤维支配,可产生房水。在睫状体表面有许多均质透明的细丝状纤维,连于晶状体被膜,称为睫状小带(ciliary zonule),又称为晶状体悬韧带。睫状肌的收缩与舒张,而使睫状小带松弛和紧张,晶状体借助自身的弹性以调节晶状体的曲度,使视物焦点能准确投射到视网膜上。

3. 脉络膜 位于睫状体后方,巩膜的深面,占中膜的后 2/3。脉络膜呈棕色,富含血管、色素且具一定弹性,在眼内压调节、营养视网膜和吸收眼内分散光线以避免扰乱视觉等方面起重要作用。

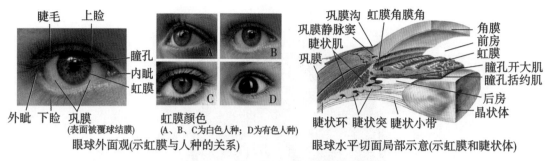

图 12-2 眼球及眼球壁前部的层次

（三）内膜

内膜，又称为视网膜（retina），位于眼球壁最内层，具有感光作用（图 12-3）。视网膜分为两层，外层为单层色素上皮层，内层为神经层，两层之间的潜在间隙是造成视网膜易于脱离的解剖学基础。视网膜从后向前分为脉络膜部、睫状体部和虹膜部。睫状体部和虹膜部无感光作用，称为视网膜盲部；视网膜脉络膜部可接受光波刺激，称为视网膜视部，能将光信号转变为神经冲动并向视神经传导。

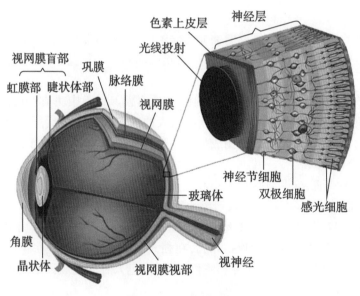

图 12-3 视网膜结构

1. 视神经盘和视凹　视网膜后部最厚，可见视神经起始处有圆盘形隆起，称为视神经盘（optic disc），临床又称为视神经乳头（optic papilla）。正常情况下，视神经盘呈浅红色，边缘清晰。因盲部的视凹无感光细胞，又称生理性盲点。视神经盘的边缘隆起，中央凹陷，因凹陷处有视网膜中央血管和视神经穿行，故称为视神经盘陷凹，简称视凹（optic pit）。

2. 黄斑及其中央凹　黄斑（macula lutea）为位于视神经盘颞侧约 3.5 mm 稍偏下方的一黄色小区，活体呈褐色或红褐色（图 12-4）。黄斑的中央处凹陷，称为中央凹（fovea centralis），此区无血管，是感光最敏锐处，由密集的视锥细胞构成。

3.视网膜视部细胞 主要由 3 层细胞组成。外层为视锥细胞(cone cell)和视杆细胞(rod cell),为感光细胞,视杆细胞能感受弱光,视锥细胞能感受强光和辨别颜色;中层为双极细胞,能将感光细胞的神经冲动传导至内层;内层为神经节细胞,其轴突穿过脉络膜和巩膜,构成视神经。视锥细胞主要分布在视网膜中央部,视杆细胞主要分布于视网膜周边部(图 12-4),其余的神经元均起传导和中继作用。

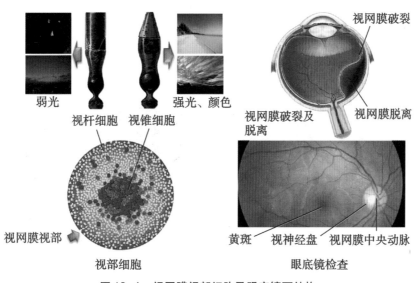

图 12-4 视网膜视部细胞及眼底镜下结构

二、眼球内容物

眼球的内容物包括房水(aqueous humor)、晶状体(lens)和玻璃体(vitreous body)。它们和角膜一样都由无血管的透明物质构成,具有屈光作用,故将角膜和眼球的内容物合称为屈光装置、屈光物质或屈光系统。

1.房水 是充满眼房内的无色透明液体,可为角膜和晶状体提供营养,维持正常的眼内压,并有折光作用。房水由睫状体产生,经眼后房、瞳孔至眼前房,然后经虹膜角膜角的小梁网过滤,进入巩膜静脉窦,最后借睫前静脉汇入眼静脉,最终参与血液循环(图 12-5)。在病理情况下,房水回流受阻,导致眼内压增高,压迫视网膜,致使视力减退甚至失明,临床上称为继发性青光眼。

2.晶状体 位于虹膜与玻璃体之间,称为双凸透镜状,富有弹性,且不含血管、神经、淋巴管等。晶状体前面曲度较小,后面曲度较大。外面包以高度弹性的被膜,称为晶状体囊,其表面借睫状小带(晶状体悬韧带)系于睫状体;晶状体实质由平行排列的晶状体纤维所组成,其周围较软的部分,称为晶状体皮质;中央为主要组成部

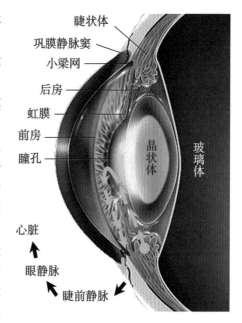

图 12-5 房水循环途径

分,称为晶状体核。

晶状体的曲度可随睫状肌舒缩而改变,通过睫状肌调节晶状体的曲度,使物象能聚焦于视网膜上(图12-6)。晶状体若因疾病如创伤、代谢等原因而变混浊,影响视力,则称为白内障;当眼球的成像焦点位于视网膜的前方,称为近视眼;当成像焦点位于视网膜的后方,称为远视眼。此外,随着年龄增长,晶状体逐渐萎缩,调节功能减退,视远物时清晰,而视近物时模糊,称为老视眼,俗称老花眼。

3.玻璃体　是无色透明的胶状物质,充填于晶状体和视网膜之间。玻璃体除有折光作用外,尚有支撑视网膜的作用。若玻璃体发生混浊,可影响视力;若支撑作用减弱,易导致视网膜脱离(图12-4)。

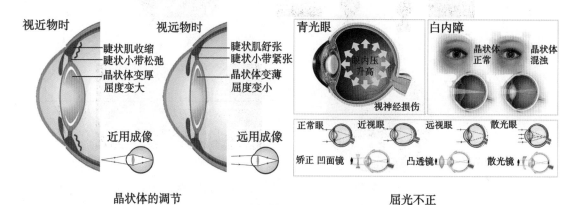

图12-6　晶状体的调节及屈光不正

强化训练

一、名词解释

1.屈光装置(refractive apparatus)　2.视神经盘(optic disc)　3.黄斑(macula lutea)

二、思考与讨论

1.感觉器和感受器有何不同?人体的感觉器和感受器分别有哪些?

2.眼球壁分哪几层?简述各层的分部及各部的功能。

3.何为屈光装置?光线经过哪些结构到达视网膜?

4.某患者因右眼球胀痛、视物模糊到院就诊,检查发现右眼球变硬,眼压9.8 kPa。请思考:①该患者可能是何疾病?其诊断依据是什么?②房水如何产生及循环途径和生理功能是什么?③引起房水循环障碍的原因有哪些?

5.视近物与视远物时晶状体的调节是如何实现的?近视、远视和散光的原理是什么?如何矫正近视、远视和散光?

6.眼内肌有哪几块?各位于何处?其功能是什么?

第二节 眼副器及眼球的血管和神经

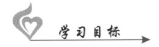

学习目标

掌握眼副器的组成,眼外肌的名称和作用;熟悉眼睑的划分、层次和腺体,结膜的分部和结膜囊的概念,泪器的组成和泪液排出途径;了解眶脂体和眶筋膜,眼球的血管和神经。

眼副器包括眼睑、结膜、泪器、眼球外肌、眶脂体、眶筋膜等结构,对眼球有支持、保护和运动作用。

一、眼睑

眼睑(eyelid)位于眼球前方,起屏障和保护眼球的作用(图12-7)。眼睑分为上睑和下睑,上、下睑之间的裂隙,称为睑裂;上、下睑在睑裂两侧的结合处,分别称为睑内侧连合和睑外侧连合;睑内、外侧连合均形成锐角,分别称为内眦和外眦。眼睑游离缘,称为睑缘,前缘生长有向外的睫毛,后缘有睑板腺的开口;睫毛根部的皮脂腺,称为睫毛腺。如果睫毛长向角膜,称为倒睫,可引起角膜溃疡、瘢痕甚至失明。

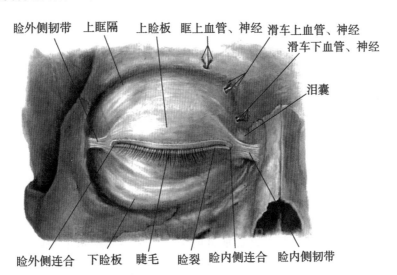

睑外侧韧带　上眶隔　上睑板　眶上血管、神经　滑车上血管、神经
　　　　　　　　　　　　　　　　　　　　　　滑车下血管、神经

泪囊

睑外侧连合　下睑板　睫毛　睑裂　睑内侧连合　睑内侧韧带

图12-7 眼眶(前面观)

眼睑由浅入深由皮肤、皮下组织、肌层、睑板和睑结膜构成(图12-8)。眼睑的肌层主要为眼轮匝肌和上睑提肌,眼轮匝肌收缩使睑裂闭合,上睑提肌收缩可上提上睑以开大睑裂。睑板由致密结缔组织构成,上、下睑板内有许多与睑缘成垂直排列的皮脂腺,呈麦穗状分支,称为睑板腺(tarsal gland),分泌油脂样液体,有润滑睑缘和防止泪液外溢的作用。睑板腺的排泄受阻塞时,形成睑板腺囊肿,又称为霰粒肿;睑板腺发炎时,称为内麦粒肿;睫毛毛囊或睫毛腺感染时,则称为外麦粒肿。

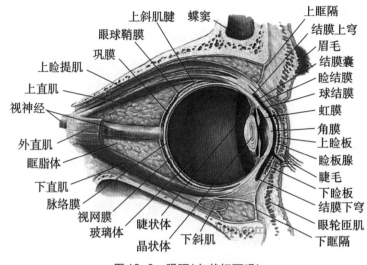

图 12-8　眼眶(矢状切面观)

二、结膜

结膜(conjunctiva)是一层薄而透明、富有血管的黏膜,分为睑结膜、球结膜和穹窿结膜。覆盖在眼球前面的部分,称为球结膜(bulbar conjunctiva);衬贴于上、下睑内面的部分,称为睑结膜(palpebral conjunctiva);睑结膜与球结膜之间的移行部,称为穹窿结膜(fornical conjunctival),分别构成结膜上穹和结膜下穹。当上、下睑闭合时,整个结膜形成囊状腔隙,称为结膜囊(conjunctival sac)。结膜各部构造不完全相同,病变常比较局限,如沙眼易发于睑结膜和穹窿结膜;疱疹多见于角膜缘部的结膜和球结膜。

三、泪器

泪器(lacrimal apparatus)由泪腺(lacrimal gland)和泪道(lacrimal duct)组成(图 12-9)。泪腺分泌泪液,具有湿润角膜和杀菌作用;泪道是将多余的泪液运送至鼻腔的通道。

1.泪腺　位于眶上壁外侧部的泪腺窝内,其排泄小管开口于结膜上穹外侧部。

2.泪道　由泪点、泪小管、泪囊和鼻泪管组成。在上、下睑缘近内侧端各有一小隆起,称为泪乳头,其顶部有一小孔,称为泪点,是泪小管的开口。泪小管位于上、下睑的皮下,分为上、下泪小管,分别连结泪点与泪囊,自泪点先分别垂直向上、下行,然后呈水平方向转向内侧汇合在一起,开口于泪囊。泪囊位于眼眶内侧壁的泪囊窝内,为一膜性囊,上部为盲端,下部移行于鼻泪管。鼻泪管(nasolacrimal duct)为膜性管道,上部包埋于骨性鼻泪管中,与骨膜紧密结合;下部在鼻腔外侧壁黏膜深面,末端开口于下鼻道前部。

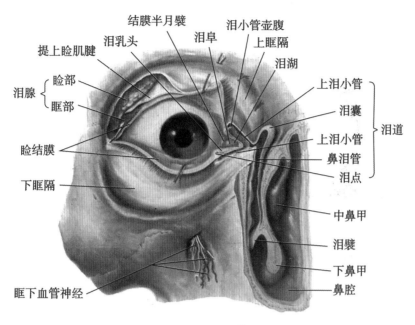

图 12-9　泪器

四、眼外肌

眼外肌(extraocular muscles)均为骨骼肌,共 7 块(图 12-10),可运动眼睑和眼球。上睑提肌仅 1 块,位于上睑肌层。运动眼球的肌有 6 块,包括 4 块直肌(上直肌、下直肌、内直肌和外直肌)和 2 块斜肌(上斜肌和下斜肌)。除下斜肌起于眶下壁的前内侧外,其余各肌均起自视神经管周围和眶上裂内侧的总腱环。

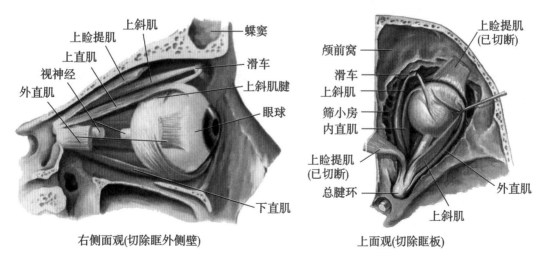

右侧面观(切除眶外侧壁)　　　　上面观(切除眶板)

图 12-10　眼外肌

眼外肌除上斜肌受滑车神经支配、外直肌受展神经支配外,其余 5 块肌均由动眼神经支配。这些肌肉收缩时,可运动眼球:内直肌(rectus medians)使瞳孔转向内侧;外直肌(rectus lateralis)

使瞳孔转向外侧；上直肌（rectus superior）使瞳孔转向上内侧；下直肌（rectus inferior）使瞳孔转向下内侧；上斜肌（obliquus superior）使瞳孔转向下外方；下斜肌（obliquus inferior）使瞳孔转向上外方（图 12-11）。

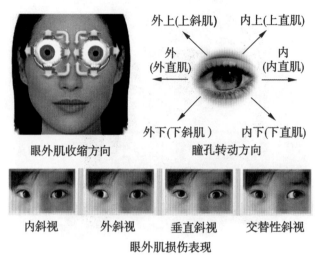

图 12-11 眼外肌的运动及损伤表现

五、眶脂体与眶筋膜

眶脂体是填充于眼球、眼肌与眶骨膜之间的脂肪团块，有固定和保护眶内结构的作用。眶筋膜是眶脂体与眼球之间的致密纤维隔膜，包括眶骨膜、眼球筋膜鞘、肌筋膜鞘和眶隔，有利于眼球在眶内灵活转动。

六、眼的血管和神经

1. 眼的动脉 眼球和眶内结构血液供应主要来自眼动脉（ophthalmic artery）（图 12-12），发自颈内动脉，在视神经下方经视神经管入眶，主要分支有视网膜中央动脉。视网膜中央动脉（central artery of retina）是供应视网膜的唯一动脉，自眼动脉发出后行于视神经下方，经视神经中央穿巩膜筛板进入眼球，从视神经盘穿出后分成 4 支，即视网膜鼻侧上、下动脉和视网膜颞侧上、下动脉，营养视网膜相应区域。

2. 眼的静脉 眼球内的静脉主要有视网膜中央静脉、涡静脉和睫前静脉（图 12-12），最后汇入眼上、下静脉。视网膜中央静脉（central vein of retina）与同名动脉伴行，收集视网膜回流的静脉血；涡静脉位于眼球中膜的外层，收集虹膜、睫状体和脉络膜的静脉血；睫前静脉收集眼球前份的虹膜等处的血液回流。眼上、下静脉无瓣膜，连接面静脉和海绵窦。

3. 眼的神经 见第十四章第二节脑神经。

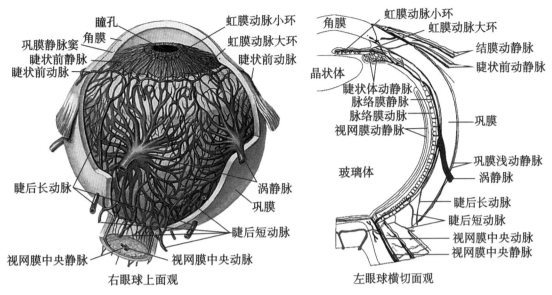

图 12-12 眼的血管分布模式图

强化训练

思考与讨论

1. 泪器由哪些部分组成? 泪腺分泌的泪液通过什么途径排入鼻腔?

2. 眼内肌和眼外肌分别有哪些? 有什么作用? 受哪些神经支配?

第十三章 前庭蜗器

前庭蜗器(vestibulocochlear organ),又称为位听器,俗称耳(ear)。按结构分为外耳、中耳和内耳(图13-1)。按功能包括位置觉感受器(平衡器)和听器(螺旋器),均位于内耳。位置觉感受器可感受头部位置变动、重力变化和运动速度刺激,听器可感受声波刺激。外耳和中耳是声波的传导装置,是前庭蜗器的附属结构。

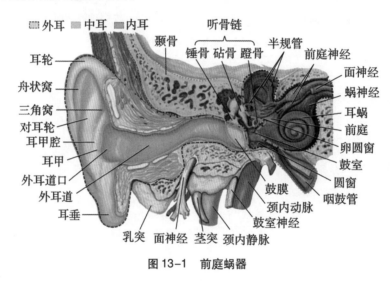

图 13-1 前庭蜗器

第一节 外 耳

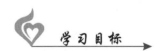 学习目标

掌握前庭蜗器的组成和功能;熟悉外耳道的分部和弯曲,鼓膜的位置和分部,了解光锥的位置和意义。

外耳(external ear)包括耳郭、外耳道和鼓膜,具有收集和传导声波的作用。

一、耳郭

耳郭（auricle），又称为耳廓，位于头部两侧，由弹性软骨和结缔组织构成，外被皮肤，有收集声波的作用。耳郭下部并无软骨，仅含结缔组织和脂肪，称为耳垂（earlobe），是临床常用采血部位。耳郭中部深凹的部位有外耳门（external acoustic pore），向内通外耳道。

二、外耳道

外耳道（external acoustic meatus）为外耳门至鼓膜之间的"S"弯曲管道，由外1/3的软骨部和内2/3的骨部构成。软骨部朝向内后上方，骨部朝向内前下方，故检查成人鼓膜时，应将耳郭拉向后上方，使外耳道变直以便观察到鼓膜。婴幼儿的外耳道较短而直，且鼓膜较水平，检查时应拉耳郭向后下方。外耳道皮肤内含有耵聍腺，分泌的黄褐色黏稠物称为耵聍，干燥后形成痂块，有保护作用。

三、鼓膜

鼓膜（tympanic membrane）位于外耳道底与中耳鼓室之间，为半透明的椭圆形薄膜，有两个面和两个部（图13-2）。其凹面朝外；凸面朝内，中心处附有锤骨柄末端，称为鼓膜脐。鼓膜上1/4的三角形区，薄而松弛，呈淡红色，称为松弛部；鼓膜下3/4固定于鼓膜环沟内，坚实紧张，呈灰白色，称为紧张部。鼓膜脐前下方的三角形反光区，称为光锥（cone of light）。中耳疾病可致光锥变形或消失，中耳炎或强声作用易致鼓膜穿孔。

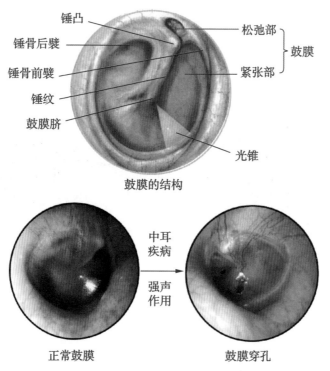

图13-2 鼓膜及其穿孔

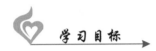 **强化训练**

一、名词解释

光锥(cone of light)

二、思考与讨论

1. 前庭蜗器在结构和功能上有什么区别和联系?

2. 做外耳道检查时,应分别将成人和幼儿耳郭拉向何方? 为什么?

3. 试述鼓膜的位置、形态和分部。

4. 什么是光锥? 光锥的变形或消失有什么意义?

第二节 中 耳

学习目标

掌握中耳的组成,听骨链的组成和功能,咽鼓管的位置、交通、功能及幼儿咽鼓管的特点;熟悉鼓室的位置,鼓室各壁名称、毗邻和结构;了解听小骨的形态结构和功能,乳突窦的位置和交通。

中耳(middle ear)由鼓室、咽鼓管、乳突窦和乳突小房组成,有传导和放大声波的作用(图13-3)。

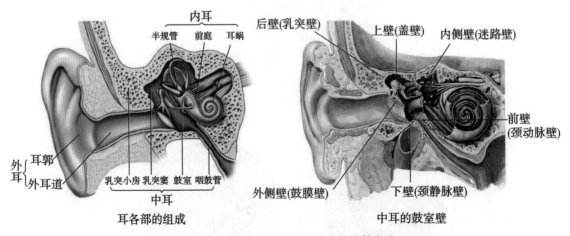

图13-3 耳各部的组成及中耳的鼓室壁

一、鼓室

鼓室(tympanic cavity)位于鼓膜与内耳之间,是颞骨岩部内的一个不规则含气小腔,由鼓室壁和鼓室内容物构成。向前经咽鼓管通咽,向后借乳突窦通乳突小房。

（一）鼓室壁

鼓室壁分为上、下、前、后、内侧和外侧共 6 个壁。

1. 上壁　又称为鼓室盖壁，为分隔鼓室与颅中窝的薄骨板。颅中窝骨折时，常发生于盖壁，导致脑脊液和血液进入中耳鼓室，形成耳漏甚至鼻漏；中耳疾病一旦侵犯此壁，可经此引起耳源性颅内并发症。

2. 下壁　又称为颈静脉壁，是分隔鼓室和颈内静脉起始部的薄层骨板。

3. 前壁　又称为颈动脉壁，即颈动脉管后外壁，借薄骨板分隔鼓室与颈内动脉，其上方有咽鼓管开口。

4. 后壁　又称为乳突壁，上部有乳突窦的开口，由此向后通入乳突小房，故中耳炎易引起乳突炎。

5. 外侧壁　又称鼓膜壁，大部分由鼓膜构成。

6. 内侧壁　又称为迷路壁，由内耳迷路的外侧壁构成（图 13-4）。此壁中部的圆形隆起，称为岬（promontory）；岬的后上方有卵圆形较大的孔，向内连于前庭，称为前庭窗（fenestra vestibuli），又称为卵圆窗（oval window），由镫骨底封闭；岬的后下方有圆形较小的孔，称为蜗窗（fenestra cochleae），又称为圆窗（round window），由膜状韧带封闭，故此膜又称为第二鼓膜。在前庭窗的后上方有一弓状隆起，称为面神经管凸，管内有面神经通过。中耳炎症或手术易伤及面神经。

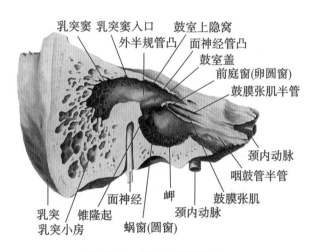

图 13-4　鼓室内侧壁结构

（二）鼓室内结构

鼓室内主要有 3 块听小骨（auditory ossicle）、2 块骨骼肌和 1 条鼓室神经（tympanic nerve）（图 13-5），室内充满空气，室内压力与大气压相等，主要依靠咽鼓管的开放进行调节。

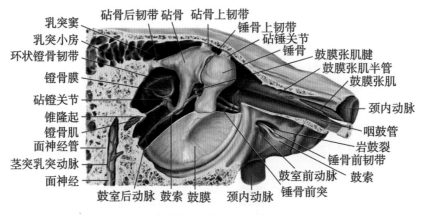

图 13-5　鼓室内结构

1. 听小骨　为人体中最小的一组小骨,由外向内依次为锤骨(malleus)、砧骨(incus)和镫骨(stapes)(图 13-6)。锤骨借柄附于鼓膜,镫骨底封闭前庭窗。鼓室内的 3 块听小骨在鼓膜与前庭窗之间借关节和韧带连成听骨链(ossicular chain),具有传导和放大声波的作用。

2. 鼓室肌　鼓室内有运动听小骨的肌,包括鼓膜张肌和镫骨肌。鼓膜张肌收缩时可使鼓膜内陷而紧张;镫骨肌收缩时使镫骨底前部离开前庭窗,以降低迷路内压;并解除鼓膜紧张。

3. 鼓室神经　鼓室内有鼓室神经穿行,是舌咽神经的分支,参与构成鼓室丛。

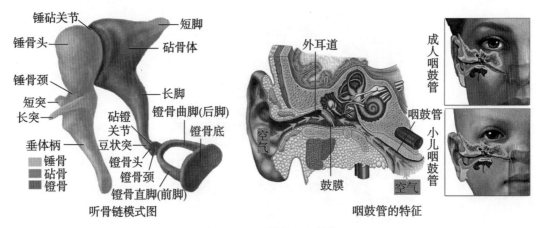

图 13-6　听骨链和咽鼓管

二、咽鼓管

咽鼓管(auditory tube)是连通鼻咽与鼓室的管道,由前内侧的软骨部和后外侧的骨部构成(图 13-6)。其外侧端开口于鼓室前壁,内侧端以咽鼓管咽口开口于鼻咽部侧壁,其作用是借此通道保持鼓膜内、外的压力平衡,利于鼓膜的振动。小儿咽鼓管宽短而平直,故鼻咽部感染可沿此管侵入鼓室,引起中耳炎。

三、乳突小房和乳突窦

乳突小房(mastoid cells)为颞骨乳突内的许多含气小腔,彼此通连,向前上扩大为乳突窦。

乳突窦(mastoid antrum)位于鼓室上隐窝的后方,向前开口于鼓室后壁的上部,向后下与乳突小房相通连,为鼓室和乳突小房之间的通道。乳突小房、乳突窦和鼓室的黏膜相续,故中耳炎可蔓延至乳突小房,引起乳突炎。

强化训练

一、名词解释

1. 听骨链(ossicular chain)　2. 咽鼓管(auditory tube)

二、思考与讨论

1. 鼓室6个壁上各有哪些结构? 中耳发炎化脓时可能向哪些部位蔓延?

2. 如何理解咽鼓管的位置、通连关系和功能? 为什么儿童较易患化脓性中耳炎?

3. 某儿童因突然高热入院就诊,经询问病史和检查发现,该患者经常感冒,外耳道流脓,面部表情肌运动障碍。初步诊断为"耳源性脑脓肿"。请思考:①儿童感冒引起中耳炎的原因是什么? ②中耳炎为何出现面部表情肌运动障碍? ③为什么中耳炎治疗不及时容易引起耳源性脑膜炎或脑脓肿?

第三节　内　耳

学习目标

掌握内耳的组成,内耳感受器的名称和位置;熟悉骨迷路和膜迷路的分部,各部的位置和结构,正常声波的传导途径;了解内、外淋巴的位置和作用。

内耳(internal ear)位于颞骨岩部内,介于鼓室与内耳道底之间,为听器和位置觉感受器所在部位。内耳由形状不规则、构造复杂的弯曲管道组成,形同迷宫,又称为迷路(labyrinth),分骨迷路和膜迷路(图13-7)。骨迷路和膜迷路之间充满外淋巴,膜迷路内充填有内淋巴,内、外淋巴彼此互不相通。

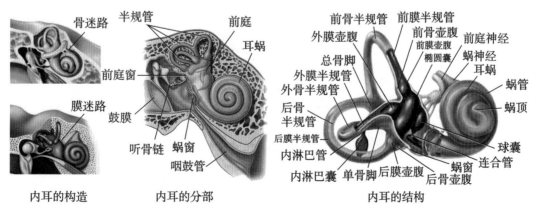

图 13-7　内耳

一、骨迷路

骨迷路(bony labyrinth)在颞骨岩部内沿其长轴排列,由前内向后外分为耳蜗(cochlea)、前庭(vestibule)和骨半规管(bony semicircular canal)(图 13-7)。

1. 耳蜗　位于骨迷路前部,形似蜗牛壳(图 13-8)。蜗底朝向后内的内耳道底,蜗顶朝向前外,由中央的蜗轴和环绕蜗轴约两圈半的蜗螺旋管构成。蜗轴为锥体形的骨松质,内有蜗神经和血管穿行;蜗螺旋管为螺旋状的骨密质通道,在蜗底通向前庭,在蜗顶止为盲端。蜗轴伸出一突入蜗螺旋管内的螺旋形薄骨板,称为骨螺旋板(osseous spiral lamina),但未达蜗螺旋管的对侧壁,而是续接为膜迷路的蜗管,故耳蜗内除中间有蜗管外,另有上、下两条管道。上方通道由蜗螺旋管的骨板与蜗管的前庭膜围成,称为前庭阶(scala vestibuli),起自前庭,向上行至蜗顶;下方通道由蜗螺旋管的骨板与基底膜围成,称为鼓阶(scala tympani),起自蜗顶,向下止于蜗窗。蜗管内充满内淋巴,而前庭阶和鼓阶内充满外淋巴,并在蜗顶处借蜗孔(helicotrema)相通。

2. 前庭　位于骨迷路中部,内藏膜迷路的椭圆囊和球囊(图 13-7)。前壁有一孔通耳蜗;后壁有 5 个小孔通 3 个半规管;外侧壁即鼓室的内侧壁,有前庭窗和蜗窗(图 13-8);内侧壁为内耳道底后部,有血管、神经穿行。

3. 骨半规管　为 3 个互相垂直的半环形小管,包括前(上)骨半规管、后骨半规管和外侧(水平)骨半规管(图 13-7)。每个骨半规管都有两个脚连于前庭,一个较细小,称为单骨脚;另一个骨脚较膨大,称为壶腹骨脚,脚上的膨大部,称为骨壶腹。前、后骨半规管的单骨脚合成一个总骨脚。

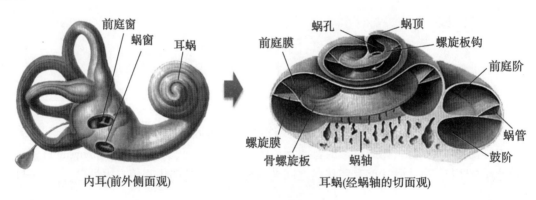

内耳(前外侧面观)　　　　耳蜗(经蜗轴的切面观)

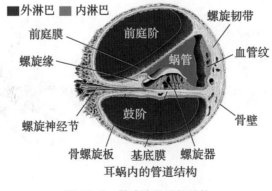

耳蜗内的管道结构

图 13-8　骨迷路及耳蜗结构

二、膜迷路

膜迷路(membranous labyrinth)是套在骨迷路内的膜性小管和小囊,与骨迷路形态相似,也相应分为互相通连的蜗管(cochlear duct)、膜前庭(vestibular membrane)和膜半规管(semicircular duct)(图13-9)。

1. 蜗管　套于蜗螺旋管内,介于骨螺旋板和蜗螺旋管外侧壁之间。顶端在蜗顶内,为盲端;起端在前庭内,借连合管与球囊相通连。蜗管横切面呈三角形,其外侧壁有富含血管的血管纹,可产生内淋巴;上壁为前庭膜、前庭壁,与前庭阶相隔;下壁为膜螺旋板,又称为螺旋膜或基底膜,与鼓阶相隔。在基底膜上有螺旋器(spiral organ),又称为科蒂器(organ of Corti),是听器。

2. 膜前庭　套在前庭内,包括椭圆囊和球囊。椭圆囊(utricle)居后上,前壁以椭圆球囊管接球囊,后壁有通膜半规管的5个开口。球囊(saccule)居前下,下端以连合管连于蜗管。在椭圆囊和球囊的壁上有斑块状隆起,分别称为椭圆囊斑(macula of utricle)和球囊斑(macula of saccule),均为位置觉感受器,能感受头部静止时的位置和直线变速运动的刺激。

3. 膜半规管　套于同名骨半规管内,也有前(上)、后、外侧膜半规管3个。套于骨壶腹内的部分也膨大,称为膜壶腹(membranous ampulla);其壁上有嵴状隆起,称为壶腹嵴(crista ampullaris),也是位置觉感受器,能感受头部旋转变速运动的刺激。

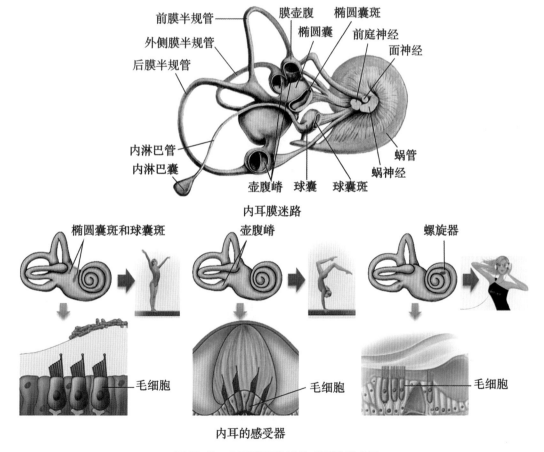

图13-9　内耳膜迷路及其感受器模式图

三、声波的传导

声波的传导分空气传导和骨传导,正常情况下以空气传导为主。在临床上,外耳和中耳疾患引起的耳聋为传导性耳聋(可由逆向传导和骨传导代偿,属不完全性耳聋);内耳、蜗神经、听觉传导通路及听觉中枢疾患引起的耳聋,为神经性耳聋(空气传导和骨传导正常,但不能产生听觉,属完全性耳聋)。

1. 空气传导　经耳郭收集声波依次沿外耳道→鼓膜→听骨链(放大)→前庭窗→前庭阶(外淋巴振动)→前庭膜→蜗管(内淋巴振动)→螺旋器→产生神经冲动→蜗神经→脑的听觉中枢,产生听觉。此外,当听骨链功能受损或鼓膜穿孔时,也可直接逆向传导,即鼓膜→鼓室内空气→蜗窗第二鼓膜→鼓阶(外淋巴振动)→基底膜和蜗管(内淋巴振动)→螺旋器,最后产生微弱的听觉。正常情况下,前庭阶内的外淋巴振动继续经蜗孔传向鼓阶,最后引起第二鼓膜外凸,振动消失,具有维持内耳压力平衡的作用。

2. 骨传导　声波直接冲击颅骨传入内耳,抵达骨迷路→前庭阶和鼓阶(外淋巴振动)→蜗管(内淋巴振动)→螺旋器,也产生微弱的听觉。骨导助听器的原理就是利用骨传导产生听觉。

 强化训练

一、名词解释

1. 螺旋器(spiral organ)　2. 迷路(labyrinth)

二、思考与讨论

1. 请说出内耳的构造,列出骨迷路与膜迷路各部的对应关系表。

2. 请说出位置觉感受器和听器的名称、位置和功能。

3. 声波是如何传导的? 神经性耳聋与传导性耳聋分别是何结构病变所致? 如何鉴别?

第五篇
神经系统

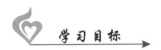 学习目标

　　掌握神经系统的组成和区分,神经元的结构特征和分类,神经系统的常用术语;熟悉神经系统在机体中的地位和作用,神经系统的基本活动方式及其物质基础;了解神经元的联系方式,神经纤维的构成和分类,神经胶质细胞的类型和功能。

　　神经系统(nervous system)由脑、脊髓及与之相连的脑神经和脊神经组成,在人体内起主导作用。其主要功能是感受内、外环境各种变化的刺激,维持机体与外环境间的统一;并通过调控其他各系统活动,使人体成为一个有机的整体。神经系统统领人体生命活动,其高级进化产生了人与动物的根本区别。这体现在人类大脑皮质不仅形成全身的感觉和运动中枢,还是复杂的高级神经活动如语言,逻辑、情感、学习记忆等思维,以及意识活动的物质基础。神经系统的活动方式即反射,反射(reflex)是指在神经系统的参与下,人体对内、外环境刺激所做出的规律性适宜反应。反射是神经系统的基本活动形式,其物质基础为反射弧(reflex arc),由感受器、传入神经、神经中枢、传出神经和效应器构成。

　　神经系统按所在部位和功能分为中枢部和周围部。中枢部即中枢神经系统(central nervous system),包括位于颅腔内的脑和位于椎管内的脊髓;周围部即周围神经系统(peripheral nervous system),其一端连于中枢部,另一端连于全身各器官和系统,通常分为与脑相连的脑神经和与脊髓相连的脊神经。

一、神经系统的基本构造

　　神经系统主要由神经组织构成,而神经组织又由神经元和神经胶质细胞组成。神经元(neuron)即神经细胞,是神经系统的基本结构和功能单位,具有感受和分析刺激、产生和传导兴奋的功能。神经胶质(neuroglia)为神经胶质细胞的简称,是神经系统的辅助成分,属结缔组织,对神经元有支持、营养、保护、吞噬、修复等作用。

1. 神经元

（1）神经元的构造　神经元是分化最高且不可再生的细胞，由胞体和突起构成（图Ⅴ-1）。胞体内有特化结构尼氏体（Nissl body）和神经原纤维。突起分为树突和轴突两种，树突数量多，轴突通常为单根。树突和胞体是接受冲动的主要部位，轴突则把冲动自胞体传出。神经元之间或神经元与效应器细胞之间传递信息的结构，称为突触（synapse），按传递方式分化学性突触和电突触，前者为神经系统传递信息的主要方式。

（2）神经元的分类　按神经元突起的数目分为假单极神经元、双极神经元和多极神经元3类（图Ⅴ-1）；按神经元功能或神经冲动转导方向也分为感觉（传入）神经元、运动（传出）神经元和中间（联络）神经元3类。假单极神经元和双极神经元多属于感觉神经元，多极神经元多属于运动神经和中间神经元。

（3）神经纤维　神经元较长的突起（轴突或长的树突）连同其外所包被的神经胶质（神经膜或髓鞘），组成神经纤维（nerve fiber）。根据其表面有无髓鞘包裹，分为有髓神经纤维（myelinated nerve fiber）和无髓神经纤维（unmyelinated nerve fiber）两种。大部分脑、脊神经均为有髓神经纤维。

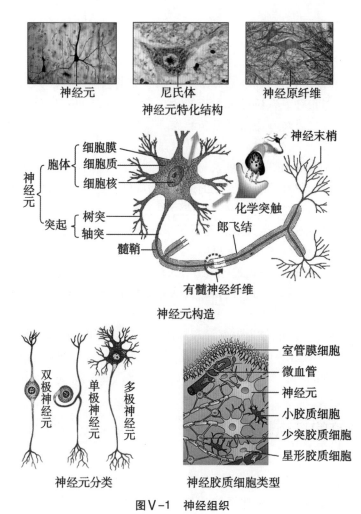

图Ⅴ-1　神经组织

2. 神经胶质细胞　神经胶质细胞广泛分布于中枢部和周围部,也有突起,但无树突和轴突之分。在中枢部,主要有星形胶质细胞、少突胶质细胞、小胶质细胞等;在周围部,主要为施万细胞和卫星细胞。

二、神经系统的常用术语

在中枢部和周围部,因神经元的胞体和突起聚集的部位和排列方式不同,故而形成不同术语。

1. 灰质和白质　在中枢部,神经元的胞体及其树突聚集的部位,在新鲜标本上呈灰色,故称为灰质(grey matter)。配布于大、小脑表面的灰质,称为皮质(cortex)。在中枢部,另有神经纤维聚集的部位,因多数纤维具有髓鞘,在新鲜标本上色泽亮白,故称为白质(white matter)。分布于在大、小脑深面的白质,称为髓质(medulla)。

2. 神经核和神经节　在中枢部,除皮质外,形态和功能相同或相似的神经元胞体聚集成团或柱状,称为神经核(nucleus)。在周围部,形态与功能相同或相似的神经元胞体聚集,外形略膨大,称为神经节(ganglion)。

3. 纤维束和神经　在中枢部,起止、行程和功能相同或相似的神经纤维聚集呈束状,称为纤维束(fasciculus)或传导束(conductive bundle)。在周围部,起止、行程和功能一致的神经纤维先聚合在一起,再由不同功能和数目的集束包被成粗细不等的一条,称为神经(nerve)。

4. 网状结构　在中枢部,某些神经纤维交织成网状,网眼内含有分散的神经元胞体或边界不甚清晰的核团,称为网状结构(reticular formation),如脊髓和脑干的网状结构。

第十四章 周围神经系统

周围神经系统根据其与中枢联系的部位，分为脑神经（cranial nerve）和脊神经（spinal nerve）。此外，还可按分布对象的不同，分为分布于体表、骨、关节和骨骼肌的躯体神经（somatic nerve）和分布于内脏、心血管、平滑肌和腺体的内脏神经（visceral nerve）；按神经纤维的性质及神经冲动的传导方向，分为将神经冲动自感受器传向中枢部的感觉神经（sensory nerve）或传入神经（afferent nerve），以及将神经冲动自中枢部传向周围的效应器的运动神经（motor nerve）或传出神经（efferent nerve）。因此，脑神经和脊神经内均含有躯体神经和内脏神经的成分，而躯体神经和内脏神经内又各自都有感觉纤维和运动纤维的成分。为简便起见，一般将周围神经系统分为脑神经、脊神经和内脏神经进行叙述。

第一节　脊神经

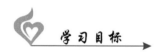

掌握脊神经的构成、纤维成分和主要分支，颈丛、臂丛、腰丛和骶丛的位置和主要分支（膈神经、胸长神经、肌皮神经、正中神经、尺神经、桡神经、腋神经、股神经、闭孔神经、坐骨神经、阴部神经）；熟悉脊神经的数目、分部和前、后支的分布特点，颈丛、臂丛、腰丛和骶丛的组成、行程及其主要分支分布；了解脊神经节的位置，胸神经前支的行程和分布特点。

一、脊神经的构成、分部和分支

脊神经连于对应的脊髓节段，共31对，传导躯干和四肢的运动和感觉信息。

1. 脊神经的构成　每对脊神经都由前、后根组成。前根和后根均由许多根丝构成，分别连于脊髓的前、后外侧沟，二者在椎间孔处合成为一条脊神经。前根所含神经纤维属运动性，后根属感觉性，故脊神经属混合性。后根在椎间孔附近形成椭圆形膨大，称为脊神经节（spinal ganglion），含假单极（感觉）神经元。

2. 脊神经的分部　31对脊神经分为5个部分（图14-1），包括8对颈神经（cervical nerve）、12对胸神经（thoracic nerve）、5对腰神经（lumbar nerve）、5对骶神经（sacral nerve）和1对尾神经（coccygeal nerve）。脊神经干从寰椎与枕骨之间（第1颈神经干）、椎间孔（第2颈神经干至5腰神经干）、骶前后孔（第1～4骶神经干）和骶管裂孔（第5骶神经和尾神经干）穿出。由于椎管比脊髓长,使腰骶神经根较长,近似垂直下行,形似马尾,故称为马尾(cauda equina)。

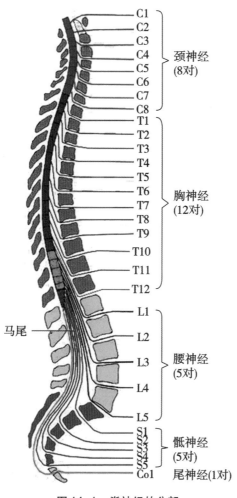

图 14-1　脊神经的分部

3. 脊神经的纤维成分　每对脊神经均含有 4 种纤维成分(图 14-2)。躯体感觉神经纤维发自脊神经节,分布于躯干和四肢的皮肤、骨骼肌、肌腱、关节等处,将其感觉冲动上传至中枢;内脏感觉神经纤维也发自脊神经节,分布于内脏、心血管和腺体,将其感觉冲动上传至中枢;躯体运动神经纤维起自脊髓灰质前角,分布于躯干和四肢的骨骼肌,将中枢发出的运动信息下传,支配其随意运动;内脏运动神经纤维起自胸腰段脊髓外侧角(交感中枢)或骶副交感核(副交感中枢),分布于内脏、心血管的平滑肌和腺体,将中枢发出的运动信息下传,支配心肌、内脏和血管平滑肌的运动,控制腺体的分泌。

4. 脊神经的分支和分布形式　脊神经干很短,出椎间孔后随即分为前支、后支、脊膜支和交通支(图 14-3)。脊膜支(meningeal branch)细小,经椎间孔返回椎管,分布于脊髓被膜、脊柱及其周围结构;交通支(communicating branch)也细小,连于脊神经与交感干神经节之间,分为灰、白交通支;后支(posterior branch)为混合性,较前支细,经相邻椎骨横突之间或骶后孔向后走行,呈节段性分布于项、背、腰骶部的深层肌及这些部位和枕、臀部的皮肤;前支(anterior branch)为混合性,最为粗大,进一步分支分布于颈部、躯干前外侧及四肢的肌肉和皮肤。胸神经前支仍保留明显的节段性分布,其余部位的脊神经前支先相互交织形成颈丛、臂丛、腰丛和骶丛 4 个神经丛,再分支分布于相应区域的肌肉和皮肤。

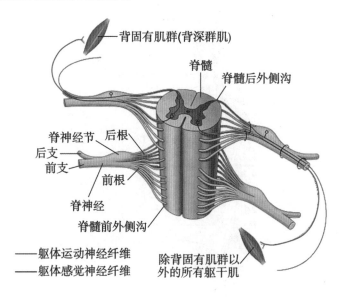

背固有肌群(背深群肌)

脊髓

脊髓后外侧沟

脊神经节 后根

后支

前支

前根

脊神经

脊髓前外侧沟

—— 躯体运动神经纤维
—— 躯体感觉神经纤维

除背固有肌群以
外的所有躯干肌

图 14-2 脊神经的构成及纤维性质

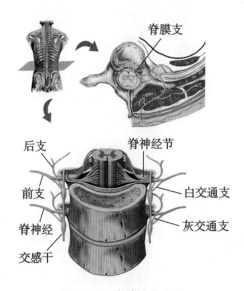

脊膜支

后支

脊神经节

前支

白交通支

脊神经

灰交通支

交感干

图 14-3 脊神经的分支

二、颈丛

颈丛(cervical plexus)位于胸锁乳突肌上部的深面,由第 1 ~ 4 颈神经(C1 ~ C4)前支组成。主要分为皮支和肌支,主要支配颈部皮肤的感觉和膈肌运动(图 14-4)。

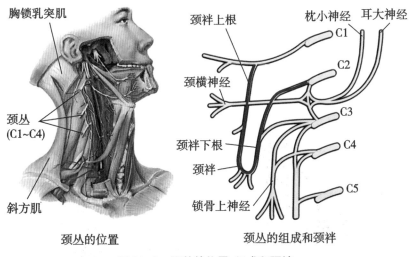

图14-4 颈丛的位置、组成和颈袢

1. 皮支 包括枕小神经、耳大神经、颈横神经和锁骨上神经(图14-5)。由胸锁乳突肌后缘中点附近穿出,分布于枕部、耳后、颈部、肩部和胸壁上部的皮肤。皮支浅出的位置是颈部浅层结构局部浸润麻醉的阻滞点。

2. 肌支 主要有膈神经(phrenic nerve),为混合性神经,沿前斜角肌表面下行,于锁骨下动、静脉之间进入胸腔,随后伴心包膈血管下行经肺根前方,继续下行达膈(图14-5)。其运动纤维支配膈肌,感觉纤维沿途分布于心包、膈上下的胸膜和腹膜,且右膈神经的感觉纤维还分为布于肝、胆囊和肝外胆道表面的腹膜。

膈神经受刺激时可产生呃逆;受损伤时可表现为同侧膈肌瘫痪,腹式呼吸困难,严重者可导致窒息。

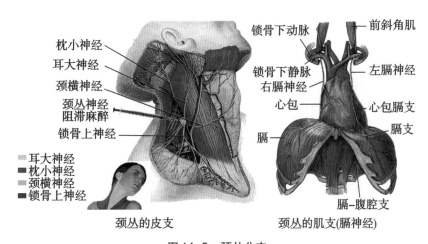

图14-5 颈丛分支

三、臂丛

臂丛(brachial plexus)行于颈、肩部深面和腋窝内,由第5~8颈神经(C5~C8)前支及第1胸神经(T1)前支的大部分组成。先经斜角肌间隙穿出,继而经锁骨后方进入腋窝。臂丛在行程中反复分支、组合(图14-6),先由5条神经根先形成3条神经干,每条神经干再分别分出前、后两股共计6股,最后在腋窝内形成3束,即内侧束、外侧束和后束。臂丛在锁骨中点后方比较集中,位置浅表,临床常选在锁骨中点上方2 cm处(锁骨上大窝内)作为臂丛阻滞麻醉的进针点。臂丛的分支较多,按部位分为锁骨上分支和锁骨下分支,按行程分为长支和短支,主要支配上肢的皮肤感觉和肌肉运动。

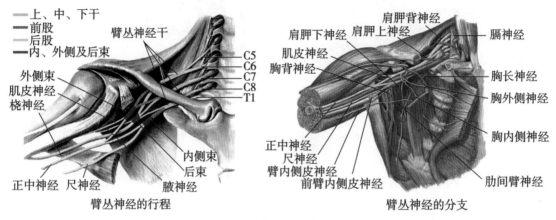

图14-6　臂丛

1. 锁骨上分支　多为短肌支,分布于颈深肌、背浅肌(斜方肌除外)、部分胸上肢肌及上肢带肌。主要长支有3支。胸长神经(long thoracic nerve)沿胸外壁中间部位的前锯肌表面伴胸外侧动脉下行,分布于前锯肌和乳房,损伤此神经可导致前锯肌瘫痪,表现为"翼状肩";肩胛背神经(dorsal scapular nerve)分布于菱形肌和肩胛提肌;肩胛上神经(suprascapular nerve)分布于冈上肌、冈下肌和肩关节。

2. 锁骨下分支　多为长支,分布于肩、胸、臂、前臂及手部的肌肉、关节和皮肤。主要分支有11支,除臂内侧皮神经和前臂内侧皮神经均属感觉性神经外,其余均为混合性神经。分布于肩、胸部的锁骨下长支有4支,胸内、外侧神经分别发自内、外侧束,肩胛下神经和胸背神经均发自后束。肩胛下神经(subscapular nerve)支配肩胛下肌及大圆肌;胸内、外侧神经(medial and lateral pectoral nerve)分别进入并支配胸小、大肌,同时各发出部分纤维在两肌之间形成神经丛,共同支配两肌;胸背神经(thoracodorsal nerve)支配背阔肌,乳腺癌根治术清除腋窝淋巴结时切勿伤及此神经。

另分布于上肢的长支有7条(图14-7),肌皮神经(musculocutaneous nerve)和正中神经(median nerve)外侧头均发自外侧束,正中神经内侧头和尺神经(ulnar nerve)均发自内侧束,腋神经(axillary nerve)和桡神经(radial nerve)均发自后束。臂内侧皮神经(medial brachial cutaneous nerve)和前臂内侧皮神经(medial antebrachial cutaneous nerve)也都发自内侧束。

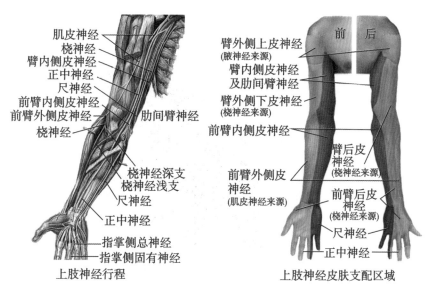

图 14-7　上肢神经的行程及分布

（1）肌皮神经　自外侧束发出后，斜穿喙肱肌，经肱二头肌和肱肌间下行，发出分支支配这3块肌（图 14-8）。终支在肘关节稍下方、肱二头肌下端外侧浅出，续为前臂外侧皮神经（lateral antebrachial cutaneous nerve），分布于前臂外侧皮肤。

肌皮神经损伤比较少见，多伴随肩关节损伤、肱骨骨折出现，可导致屈肘无力及前臂外侧感觉减弱。

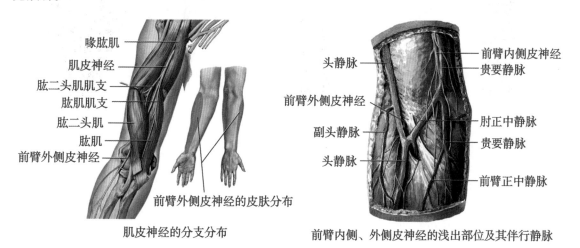

图 14-8　肌皮神经

（2）正中神经　由夹持腋动脉的内、外侧头向下汇合而成，在臂部伴肱动脉沿肱二头肌内侧沟下行至肘窝，经旋前圆肌后继续沿前臂正中指浅、深屈肌之间下行，穿经腕管至手掌（图 14-9）。腕管（carpal canal）由屈肌支持带（腕横韧带）和腕骨沟围成，内有指浅屈肌腱、指深屈肌腱、拇长屈肌腱（前臂屈肌群第 2、3 层的肌腱）和正中神经通过，腕关节损伤时可压迫正中神经，导致腕管综合征。正中神经在臂部无分支；在肘部和前臂发出许多肌支，支配除肱桡肌、尺侧腕屈肌和指深屈肌尺侧半以外所有前臂前群肌；在手掌发出肌支支配除拇收肌以外的鱼际肌和第 1、2 蚓状肌,皮支分布于掌心、桡侧 3 个半手指掌面及其中、远节指背的皮肤。

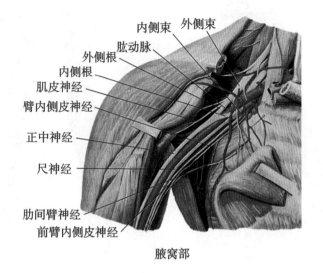

腋窝部

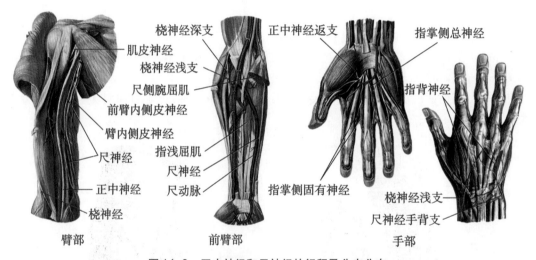

臂部　　　　　　前臂部　　　　　　手部

图 14-9　正中神经和尺神经的行程及分支分布

　　正中神经损伤多见于肱骨下端骨折、旋前圆肌压迫(形成旋前肌综合征,又称为"高尔夫球肘")和腕关节损伤(形成腕管综合征),可导致前臂不能旋前,屈腕无力,拇指、示指及中指不能屈曲,拇指不能做对掌动作;拇指、示指、中指掌面出现明显感觉障碍。慢性损伤则可导致鱼际肌瘫痪萎缩,手掌变平坦,故将此手部畸形称为"猿手"或"猿掌"(图 14-10)。

　　(3)尺神经　在腋动、静脉之间出腋窝后,在臂部沿肱二头肌内侧沟下行,至肘关节内后方经尺神经沟转至前臂前内侧,伴尺动脉在尺侧腕屈肌和指浅屈肌之间下行越过腕关节,经豌豆骨桡侧至手掌(图 14-9)。肘管(cubital tunnel)是由尺侧腕屈肌肱骨头、尺骨鹰嘴头之间的纤维筋膜组织和肱骨内上髁后的尺神经沟围成的纤维骨性鞘管,内有尺神经通过,容易发生卡压形成肘管综合征。尺神经在臂部亦无分支;在前臂发出肌支,支配尺侧腕屈肌和指深屈肌尺侧半;在手部发出肌支支配小鱼际肌、拇收肌、全部骨间肌和第 3、4 蚓状肌,皮支分布于小鱼际、小指和环指尺侧半掌面皮肤,以及手背尺侧半和小指、环指及中指尺侧半背面皮肤。

尺神经损伤多见于肱骨内上髁骨折(引起肘管综合征)和豌豆骨骨折,可导致屈腕无力,拇指不能内收,各指不能互相靠拢,各掌指关节过伸,环指与小指远节不能屈曲;小鱼际、手背内侧缘及小指皮肤感觉丧失。因小鱼际肌瘫痪萎缩导致小鱼际变平坦,因全部骨间肌及第3、4 蚓状肌瘫痪萎缩,掌骨间隙出现深沟,第4、5 指指间关节屈曲,故将此手部畸形称为"爪形手"(图 14-10)。

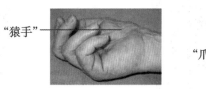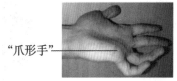

"猿手"　　　　　　　　　　　　　"爪形手"

正中神经损伤　　　　　　　　　　　尺神经损伤

图 14-10　正中神经、尺神经损伤的表现

(4)桡神经　在腋动脉后方出腋窝后,伴肱深动脉转至肱三头肌深面,紧贴桡神经沟行向外下,至肱骨外上髁前上方分为浅、深支,并转至前臂背侧(图 14-11)。桡神经管,又称为肱骨肌管(humeromuscular tunnel),是由肱三头肌与肱骨桡神经沟共同构成的一个自内上向外下绕肱骨后外侧面的管道;桡管(radial tunnel)是桡神经深支自起始至旋后肌管之间所行经的管道,容易发生神经卡压造成桡管综合征(图 14-12)。在臂部,沿途发出 3 个皮支:在腋窝处发出较小的臂后皮神经(posterior brachial cutaneous nerve),分布于臂后区皮肤;在桡神经沟内发出臂外侧下皮神经(inferior lateral brachial cutaneous nerve),分布于臂下外侧部皮肤;在桡神经沟内还发出前臂后皮神经(posterior antebrachial cutaneous nerve),经前臂后面下行至腕部,分布于前臂后面皮肤。此外,在臂部还发出肌支至肱三头肌、肘肌、肱桡肌和桡侧腕长伸肌,支配这些肌的运动。桡神经浅、深支为终支,浅支为皮支,沿桡动脉外侧下行并转向背侧,继续下行至手背区,分布于手背桡侧半和桡侧 3 个半手指近节背面的皮肤和关节;深支主要为肌支,经桡骨颈外侧穿旋后肌至前臂背侧,在前臂浅、深伸肌之间下行,再沿前臂骨间膜后方继续下行至腕关节背面,故又称为骨间后神经,沿途分支支配前臂伸肌、桡尺远侧关节、腕关节和掌骨间关节。

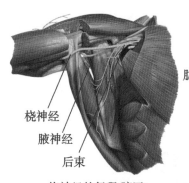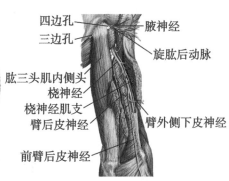

桡神经　　　　　　　　　　四边孔　　　腋神经
腋神经　　　　　　　　　　三边孔
后束　　　　　　　　　　　　　　旋肱后动脉
　　　　　　　　　　　　肱三头肌内侧头　　桡神经浅支
　　　　　　　　　　　　桡神经　　　　　桡神经深支
　　　　　　　　　　　　桡神经肌支
　　　　　　　　　　　　臂后皮神经　　臂外侧下皮神经
　　　　　　　　　　　　前臂后皮神经　　　骨间后神经

桡神经的行程(腋区)　　桡神经的行程和分支(臂后区)　　桡神经的行程和分支(前臂后区)

图 14-11　桡神经的行程及其分支

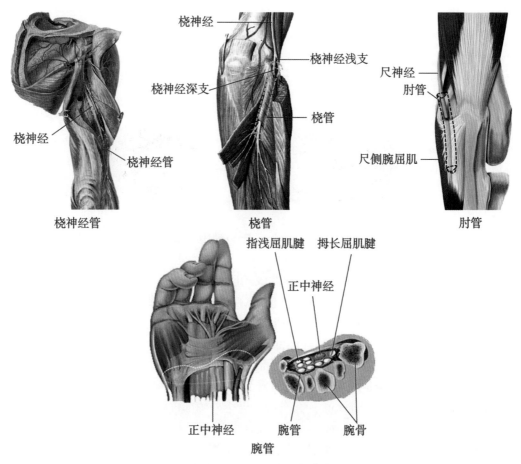

图 14-12　上肢神经穿行的管道

桡神经损伤多见于肱骨中段骨折,主要表现为不能伸腕和伸指,拇指不能外展,前臂旋后无力;前臂背侧及手背桡侧半感觉迟钝,以"虎口区"(第 1、2 掌骨间隙背面)的皮肤最为明显。屈肘抬前臂时,由于前臂伸肌瘫痪及重力作用,出现"垂腕"征(图 14-13)。

(5)腋神经　伴旋肱后血管向后穿四边孔,再向外绕肱骨外科颈至三角肌深面(图 14-14)。沿途发出肌支,支配小圆肌和三角肌;终末支为皮支,自三角肌后缘穿出,称为臂外侧上皮神经(superior lateral brachial cutaneous nerve),分布于肩部和臂外侧上部即三角肌区的皮肤。

腋神经损伤常见于肱骨外科颈骨折、肩关节脱位或腋杖使用不当造成压迫,可导致肩关节不能外展,三角肌区感觉障碍。由于三角肌瘫痪萎缩,肩部失去圆隆的外形,称为"方肩"畸形(图 14-13)。

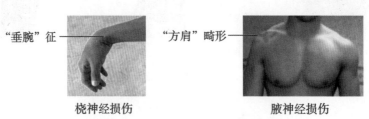

图 14-13　桡神经、腋神经损伤的表现

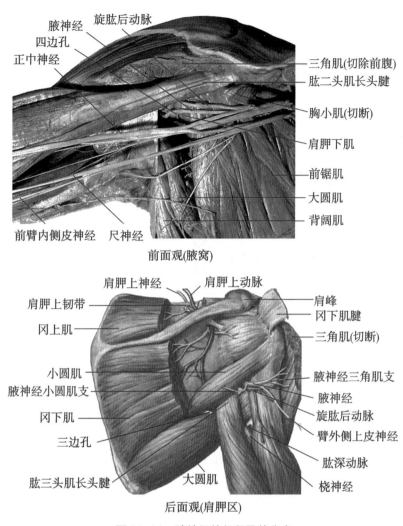

图 14-14 腋神经的行程及其分支

（6）臂内侧皮神经 先在腋静脉内侧下行,继而沿肱动脉和贵要静脉内侧下行至臂中份附近浅出,分布于臂内侧和臂前面内侧的皮肤。

（7）前臂内侧皮神经 先于腋动、静脉之间下行,继而沿肱动脉内侧下行在臂中份浅出,与贵要静脉伴行,然后分前、后两支分布于前臂内侧区前、后面的皮肤。

四、腰丛

腰丛(lumbar plexus)位于腰大肌深面,由第 12 胸神经(T12)前支的一部分、第 1～3 腰神经(L1～L3)前支和第 4 腰神经(L4)前支的一部分组成(图 14-15)。除发出短支支配髂腰肌和腰方肌外,还发出髂腹下神经(iliohypogastric nerve)、髂腹股沟神经(ilioinguinal nerve)、股外侧皮神经(lateral femoral cutaneous nerve)、股神经(femoral nerve)、闭孔神经(obturator nerve)和生殖股神经(genitofemoral nerve)共 6 个长支(图 14-16),主要支配腹股沟区、大腿前部和内侧部的皮肤感觉和肌肉运动。髂腹下神经、髂腹股沟神经、股外侧皮神经和股神经自上而下从腰大肌外侧缘穿出,闭孔神经自腰大肌内侧缘穿出,生殖股神经自腰大肌前面穿出。

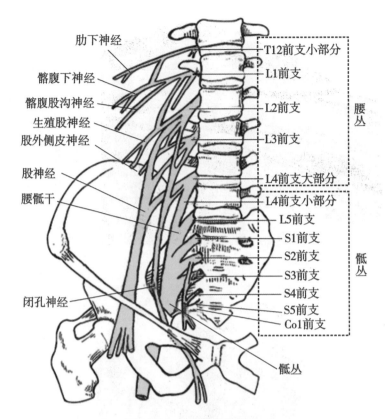

肋下神经
髂腹下神经
髂腹股沟神经
生殖股神经
股外侧皮神经
股神经
腰骶干
闭孔神经

T12前支小部分
L1前支
L2前支
L3前支
L4前支大部分
L4前支小部分
L5前支
S1前支
S2前支
S3前支
S4前支
S5前支
Co1前支

腰丛
骶丛
骶丛

图 14-15　腰、骶丛的组成

1. 髂腹下神经和髂腹股沟神经　共干或各自发出后,前者在上、后者在下平行走行,在髂嵴上方进入腹前外侧群肌之间(图 14-15、图 14-16)。沿途发出肌支支配腹壁诸肌,终支为皮支,分布于腹股沟区、腹壁下部、臀外侧区及阴囊或大阴唇的皮肤。髂腹股沟神经在行程中穿经腹股沟管。

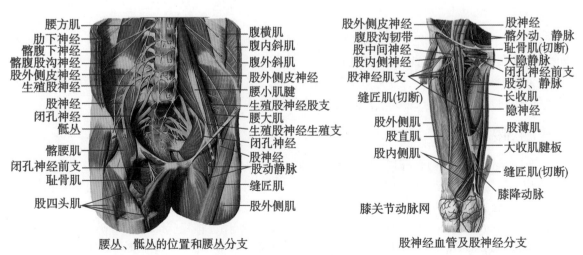

腰方肌
肋下神经
髂腹下神经
髂腹股沟神经
股外侧皮神经
生殖股神经
股神经
闭孔神经
骶丛
髂腰肌
闭孔神经前支
耻骨肌
股四头肌

腹横肌
腹内斜肌
腹外斜肌
股外侧皮神经
腰小肌腱
生殖股神经股支
腰大肌
生殖股神经生殖支
闭孔神经
股神经
股动静脉
缝匠肌
股外侧肌

腰丛、骶丛的位置和腰丛分支

股外侧皮神经
腹股沟韧带
股中间神经
股内侧神经
股神经肌支
缝匠肌(切断)
股外侧肌
股直肌
股内侧肌
膝关节动脉网

股神经
髂外动、静脉
耻骨肌(切断)
大隐静脉
闭孔神经前支
股动、静脉
长收肌
隐神经
股薄肌
大收肌腱板
缝匠肌(切断)
膝降动脉

股神经血管及股神经分支

图 14-16　腰丛

2.股外侧皮神经　沿髂肌表面行至髂前上棘内侧,经腹股沟韧带深面达股部(图14-15、图14-16),在髂前上棘下方5~6 cm处浅出,分布于大腿前外侧部的皮肤。经腹膜外位入路进行肾脏手术时,应注意保护肋下神经、髂腹下神经和髂腹股沟神经。

3.股神经　为腰丛最大的分支。沿腰大肌和髂肌之间的外侧下行,在腹股沟韧带中点稍外侧的深面进入股三角,随即在股动脉外侧分为数支(图14-15)。沿途发出肌支,支配髂腰肌、耻骨肌、股四头肌及缝匠肌;在股部分出2个皮支,分别为股中间、股内侧皮神经,分布于大腿(除开股三角)和膝关节前面的皮肤;终支为人体最长的皮支,先随股动脉入收肌管内,下行至膝关节内侧浅出,再伴随大隐静脉下行至足内侧缘,故称为隐神经(saphenous nerve),分布于膝关节内侧、小腿内侧面及足内侧缘的皮肤。

股神经损伤多见于外伤,主要表现为屈髋无力,不能伸膝,并导致行走困难和膝跳反射消失,以及大腿前面、小腿内侧面和足内侧缘的皮肤感觉障碍。

4.闭孔神经　伴随闭孔血管紧贴小骨盆内侧壁前行,穿闭膜管出骨盆,随后在短收肌上方分为前、后两支,分别经该肌的前、后面进入大腿内侧(图14-15)。沿途发出肌支,支配闭孔外肌和内收肌群;发出皮支,分布于大腿内侧面内收肌表面的皮肤和髋、膝关节。

闭孔神经损伤时,主要表现为大腿内收无力,两下肢交叉困难即患肢不能架于健侧大腿之上,走路时患肢向外摆动;大腿内侧皮肤感觉障碍。

5.生殖股神经　沿腰大肌前面下行,在腹股沟韧带上方分成生殖支和股支(图14-15、图14-16)。生殖支为混合支,经深环进入腹股沟管,沿途分出肌支支配提睾肌,分出皮支分布于阴囊或大阴唇的皮肤;股支为皮支,穿股鞘和阔筋膜,分布于股三角区的皮肤。

在腹股沟疝修补术或盲肠后位阑尾手术时,应注意避免损伤髂腹下神经、髂腹股沟神经和生殖股神经。

五、骶丛

骶丛(sacral plexus)是全身最大的脊神经丛,位于骶骨及梨状肌的前面,由第4腰神经(L4)前支余部、第5腰神经(L5)前支及全部的骶神经和尾神经前支组成(图14-15)。L4前支余部和L5前支汇合,形成腰骶干(lumbosacral trunk)。骶丛发出短肌支至梨状肌、闭孔内肌、股方肌等,并发出5个长支经坐骨大孔进入臀部,分支分布于盆壁、臀部、会阴、股后部、小腿和足部的肌肉及皮肤。骶丛的长支包括:臀上神经(superior gluteal nerve),自梨状肌上孔出骨盆;坐骨神经(sciatic nerve)、臀下神经(inferior gluteal nerve)、股后皮神经(posterior femoral cutaneous nerve)和阴部神经(pudendal nerve),自外向内依次排列,经梨状肌下孔出骨盆(图14-17)。

1.臀上神经和臀下神经　分别伴同名血管走行。臀上神经分布于臀中、小肌和阔筋膜张肌;臀下神经从臀大肌深面进入,支配臀大肌。

2.股后皮神经　自臀大肌下缘浅出,分布于臀区、股后区和腘窝皮肤。

3.阴部神经　伴阴部内血管走行,出梨状肌下孔后随即绕坐骨棘,经坐骨小孔进入坐骨肛门窝,在此窝外侧壁表面的阴部管内前行,出坐骨肛门窝后随即分支分布于会阴部、外生殖器和肛周的肌肉和皮肤。主要分支包括:肛神经(anal nerve),分布于肛门外括约肌和肛门皮肤;会阴神经(perineal nerve),分布于会阴肌和阴囊或大阴唇皮肤;阴茎或阴蒂背神经(dorsal nerve of penis or clitoris),分布于阴茎或阴蒂海绵体及其表面皮肤。

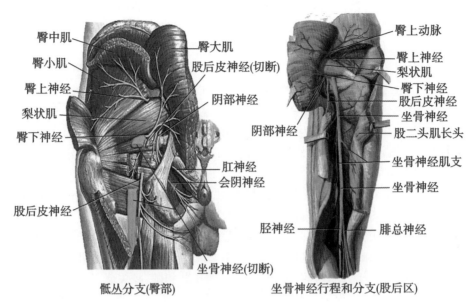

臀中肌　臀大肌
臀小肌　股后皮神经(切断)
臀上神经
梨状肌　阴部神经
臀下神经
肛神经
会阴神经
股后皮神经
坐骨神经(切断)

臀上动脉
臀上神经
梨状肌
臀下神经
股后皮神经
坐骨神经
股二头肌长头
坐骨神经肌支
坐骨神经
阴部神经
胫神经　腓总神经

骶丛分支(臀部)　坐骨神经行程和分支(股后区)

图 14-17　骶丛

4. 坐骨神经　为全身最粗大和最长的神经。出骨盆后行于臀大肌深面,经大转子与坐骨结节之间下行至股后区,在股二头肌长头深面继续下行,在腘窝上方分为胫神经(tibial nerve)和腓总神经(common peroneal nerve)两大终支(图 14-18)。坐骨神经干在股后区发出肌支支配大腿后群肌,也发出关节支分布于髋关节。

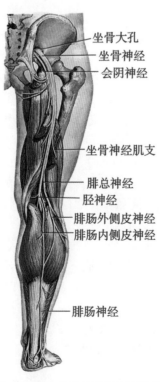

坐骨大孔
坐骨神经
会阴神经

坐骨神经肌支

腓总神经
胫神经
腓肠外侧皮神经
腓肠内侧皮神经

腓肠神经

图 14-18　坐骨神经和腓肠神经

（1）胫神经　为坐骨神经的直接延续，先后伴腘血管和胫后血管，在腘窝和小腿后区的比目鱼肌深面下行，经内踝后方进入足底，终末支分为足底内、外侧神经。胫神经沿途发出肌支支配小腿后群肌和足底肌；发出皮支分布于小腿后面和足底的皮肤。另发出皮支腓肠内侧皮神经，伴小隐静脉下行，沿途分支分布于相应区域的皮肤（图14-19）。

胫神经损伤时，主要表现为不能屈踝（跖屈）、屈趾，足内翻无力；小腿后面及足底感觉障碍。因小腿后群肌和足底肌瘫痪，小腿前群肌和足背肌则比较紧张，出现"仰趾钩状足"畸形（图14-20）。

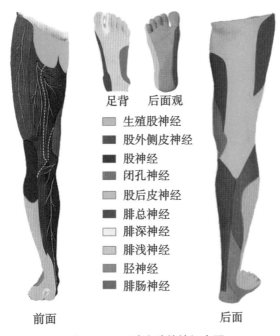

足背　　后面观

- 生殖股神经
- 股外侧皮神经
- 股神经
- 闭孔神经
- 股后皮神经
- 腓总神经
- 腓深神经
- 腓浅神经
- 胫神经
- 腓肠神经

前面　　　　　　　　后面

图14-19　下肢皮肤的神经支配

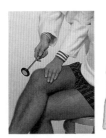
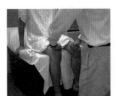

股神经损伤检查及步态　　　闭孔神经损伤检查及步态

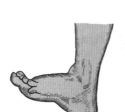
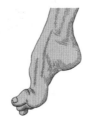

胫神经损伤畸形　　　　腓总神经损伤畸形
（仰趾钩状足）　　　　　（马蹄内翻足）

图14-20　下肢神经损伤的表现

（2）腓总神经　沿腘窝上外侧界行向外下，绕腓骨颈外侧向前，穿腓骨长肌分为腓浅神经（superficial peroneal nerve）和腓深神经（deep peroneal nerve），分支分布于小腿前、外侧群肌和足背肌及小腿外侧、足背和趾背的皮肤。

1）腓浅神经：初在腓骨长肌深面下降，继而在腓骨长、短肌深面下行。沿途发出肌支分布于腓骨长、短肌，发出皮支分布于小腿外侧、足背和第 2～5 趾背相对缘的皮肤。

2）腓深神经：经腓骨长肌与腓骨之间斜向前行，伴随胫前血管下行于胫骨前肌深面，经踝关节前方达足背。沿途发出肌支支配小腿前群肌和足背肌，发出皮支分布于第 1、2 趾相对缘的皮肤。腓总神经还发出皮支腓肠外侧皮神经，分布于小腿外侧面皮肤，并与胫神经分出的腓肠内侧皮神经吻合成腓肠神经（sural nerve）（图 14-18），经外踝后方沿足外侧前行，分布于足背及小趾外侧缘皮肤。

腓总神经损伤时，主要表现为不能伸踝（背屈）、伸趾，足下垂且内翻，行走时呈"跨阈步态"；小腿前外侧、足背及趾背皮肤感觉障碍。因腓浅神经支配的小腿外侧群肌瘫痪，小腿内侧群肌则比较紧张，导致"内翻足"；因腓深神经支配的小腿前群肌和足背肌瘫痪，小腿后群肌和足底肌则比较紧张，导致"马蹄足"，故腓总神经损伤可出现"马蹄内翻足"畸形（图 14-20）。

六、胸神经前支

胸神经前支共有 12 对（图 14-21）。第 1～11 对位于相应的肋间隙中，称为肋间神经（intercostal nerve）；第 12 对位于第 12 肋下方，称为肋下神经（subcostal nerve）。肋间神经和肋下神经的肌支支配肋间肌和腹前外侧肌群，皮支支配胸腹壁的皮肤和胸、腹膜壁层。另外，第 2 肋间神经发出外侧皮支，又称为肋间臂神经，横行经腋窝到达臂内侧，与臂内侧皮神经交通，分布于臂上部内侧面的皮肤。

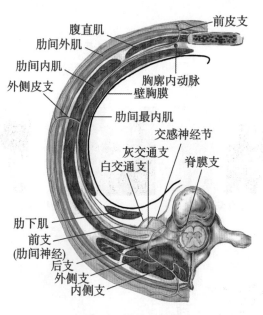

图 14-21　胸神经的分支

胸神经前支在胸、腹壁皮肤的分布也呈节段性（图 14-22），自上而下按顺序依次排列，其分布区与皮肤的对应关系如下：T2——胸骨角平面；T4——乳头平面；T6——剑突平面；T8——肋弓下缘或剑突与脐连线中点平面;T10——脐平面;T12——髂嵴上缘或脐与耻骨联合连线中点平面。临床常以节段性分布区皮肤的感觉障碍来测定麻醉平面的高低或推断感觉障碍的平面。

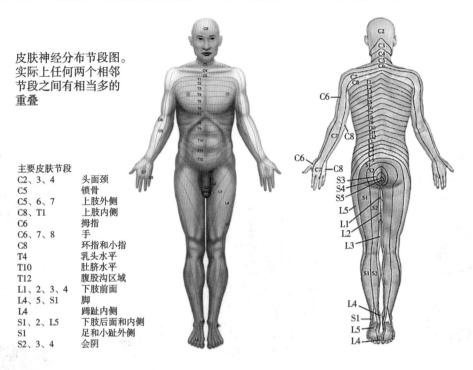

皮肤神经分布节段图。
实际上任何两个相邻节段之间有相当多的重叠

主要皮肤节段
C2、3、4　　　头面颈
C5　　　　　　锁骨
C5、6、7　　　上肢外侧
C8、T1　　　　上肢内侧
C6　　　　　　拇指
C6、7、8　　　手
C8　　　　　　环指和小指
T4　　　　　　乳头水平
T10　　　　　　肚脐水平
T12　　　　　　腹股沟区域
L1、2、3、4　　下肢前面
L4、5、S1　　　脚
L4　　　　　　踇趾内侧
S1、2、L5　　　下肢后面和内侧
S1　　　　　　足和小趾外侧
S2、3、4　　　会阴

图14-22　胸神经前支的节段性分布

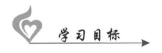 强化训练

思考与讨论

1.何谓脊神经? 共有多少对? 分为几个部分? 各部又分别有几对?

2.脊神经的前、后根和前、后支有什么区别?

3.归纳脊神经丛的名称、组成和位置。

4.膈神经、胸长神经、正中神经、桡神经、尺神经、腋神经、股神经、闭孔神经、坐骨神经、胫神经和腓总神经易在何处损伤? 损伤后可产生什么样的典型畸形?

5.简述胸神经前支的名称、节段性分布规律和临床意义。

第二节　脑神经

学习目标

掌握脑神经的序号、名称和分类,动眼神经、三叉神经、面神经、舌咽神经、迷走神经的纤维成分和主要分支分布,动眼神经、三叉神经、面神经和舌下神经损伤后的主要表现;熟悉脑神经连接脑和出入颅的部位,嗅神经、视神经、滑车神经、展神经、前庭蜗神经、副神经和舌下神经的行程特点和分布范围;了解脑神经的纤维成分,三叉神经三大分支、面神经、舌咽神经和迷走神经的行程特点,嗅神经、视神经、滑车神经、展神经、前庭蜗神经、舌咽神经和副神经损伤的临床特征。

一、概述

脑神经与脑相连,共12对,主要分布于头颈部,也可远至胸腹盆腔的脏器(图14-23)。

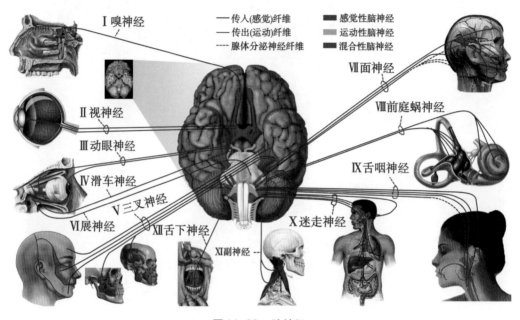

图14-23 脑神经

1.脑神经的排列顺序、名称和纤维成分 脑神经通常按连接脑的位置顺序用罗马数字表示,其名称通常采用口诀记忆为:一嗅二视三动眼,四滑五叉六外展;七面八听九舌咽,迷副舌下十二全。脑神经所含的纤维成分较脊神经复杂,包括7种。①一般躯体感觉纤维:分布于皮肤、肌、肌腱和大部分口、鼻腔黏膜。②一般内脏感觉纤维:分布于头、颈、胸、腹的脏器。③特殊躯体感觉纤维:分布于前庭蜗器、视器等特殊感觉器官。④特殊内脏感觉纤维:分布于味蕾和嗅器。⑤一般躯体运动纤维:分布于源于肌节的横纹肌,如眼外肌、舌肌等。⑥一般内脏运动纤维:分布于平滑肌、心肌和腺体。⑦特殊内脏运动纤维:分布于由鳃弓衍化而来的横纹肌,如咀嚼肌、面肌、咽喉肌等。故脑神经不存在特殊躯体运动纤维。

2.脑神经的分类及其与脊神经的区别 脑神经和脊神经的纤维成分大致相同,但也存在一些具体差别。①每对脊神经都是混合性,而脑神经有大致分为感觉性(Ⅰ、Ⅱ、Ⅷ)、运动性(Ⅲ、Ⅳ、Ⅵ、Ⅺ、Ⅻ)和混合性(Ⅴ、Ⅶ、Ⅸ、Ⅹ)3种。②脊神经所含的内脏运动纤维多数是交感纤维,而且存在于每对脊神经中,仅在第2~4骶神经中含有副交感纤维;脑神经中的内脏运动纤维均属副交感纤维,而且仅存在于第Ⅲ、Ⅶ、Ⅸ、Ⅹ对脑神经中。③脊神经节均属由假单极神经元集中构成的感觉性神经节,而脑神经节中除Ⅴ三叉神经节、Ⅶ膝神经节、Ⅸ和Ⅹ的上神经节、下神经节性质与脊神经节相同外,还存在由双极神经元胞体集中构成的Ⅷ前庭神经节和蜗神经节,均位于耳内,与平衡觉和听觉传入相关。④头部分化出特殊的感受器,随之也出现了与之相联系的Ⅰ、Ⅱ、Ⅷ对特殊感觉性脑神经。

3.脑神经连接脑的位置和出入颅的部位　见表14-1及图14-24。

表14-1　12对脑神经的特点

排列顺序	名称	纤维性质	连接脑的位置及脑神经核	出入颅的部位
Ⅰ	嗅神经	感觉性	端脑(额叶底面嗅窝内的嗅球)	筛孔
Ⅱ	视神经	感觉性	间脑(后丘脑的外侧膝状体)	视神经管
Ⅲ	动眼神经	运动性	中脑(动眼神经核和动眼神经副核)	眶上裂
Ⅳ	滑车神经	运动性	中脑(滑车神经核)	眶上裂
Ⅴ	三叉神经	混合性	脑桥(三叉神经运动核、三叉神经脑桥核和三叉神经脊束核)	眶上裂(Ⅴ1眼神经) 圆孔(Ⅴ2上颌神经) 卵圆孔(Ⅴ3下颌神经)
Ⅵ	展神经	运动性	脑桥(展神经核)	眶上裂
Ⅶ	面神经	混合性	脑桥(面神经核、上泌涎核、孤束核等)	内耳门
Ⅷ	前庭蜗神经	感觉性	脑桥(前庭神经核和蜗神经核)	内耳门
Ⅸ	舌咽神经	混合性	延髓(疑核、下泌涎核、孤束核和三叉神经脊束核)	颈静脉孔
Ⅹ	迷走神经	混合性	延髓(迷走神经背核、疑核、孤束核和三叉神经脊束核)	颈静脉孔
Ⅺ	副神经	运动性	延髓(疑核和颈髓的副神经核)	颈静脉孔
Ⅻ	舌下神经	运动性	延髓(舌下神经核)	舌下神经管

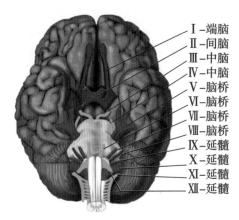

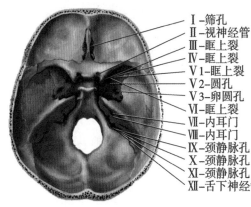

脑神经连接脑的位置　　　　　脑神经出入颅的位置

图14-24　脑神经连接脑的位置和出入颅的部位

二、感觉性脑神经

感觉性脑神经包括嗅神经（olfactory nerve）、视神经（optic nerve）和前庭蜗神经（vestibulocochlear nerve）。

1. 嗅神经　为特殊内脏感觉神经，传导嗅觉冲动。起于鼻腔嗅黏膜内的嗅细胞，汇成嗅丝穿筛孔入颅，连于端脑的嗅球（图14-25）。颅前窝骨折时可致嗅丝和脑膜撕脱，引起嗅觉障碍和鼻漏。

2. 视神经　为特殊躯体感觉神经，传导视觉冲动。始于视网膜中的节细胞，于视网膜后部汇成视神经盘（视神经乳头），穿眼球壁组成视神经，经视神经管入颅后，两侧汇合成视交叉，继而分出视束，连于间脑的外侧膝状体（图14-26）。脑的3层被膜也包裹视神经构成视神经鞘，蛛网膜下腔也随之延伸到视神经周围，故颅内压增高时可将压力传递至视神经盘，压迫视网膜血管，眼底镜检查可见视神经盘水肿。

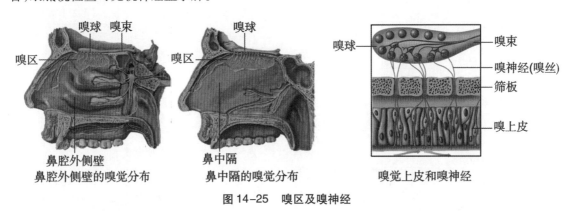

图14-25　嗅区及嗅神经

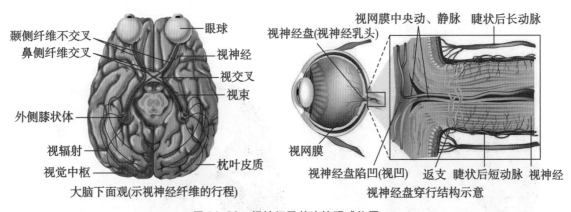

图14-26　视神经及其连接眼球位置

3. 前庭蜗神经　为特殊躯体感觉神经，由前庭神经和蜗神经组成。二者均始于内耳，穿内耳道底后汇成一支，经内耳门入颅，连于脑桥（图14-27）。前庭神经（vestibular nerve）传导平衡觉，始于内耳球囊斑、椭圆囊斑和壶腹嵴中的毛细胞，纤维经前庭神经节（vestibular ganglion）内的双极神经元换元后，聚集成前庭神经穿内耳道底入颅，止于脑桥的前庭神经核群、小脑等部位。蜗神经（cochlear nerve）传导听觉，始于内耳螺旋器的毛细胞，纤维也经蜗轴内的蜗神经节

（cochlear ganglion）即螺旋神经节（spiral ganglion）内的双极神经元换元后，聚集成蜗神经，与前庭神经一起穿内耳道底入颅，止于脑桥的蜗神经腹侧、背侧核。前庭蜗神经损伤表现为伤侧耳聋及平衡功能障碍；如前庭神经仅受刺激，可出现眩晕和眼球震颤，因前庭与自主神经的联系，故常伴呕吐。

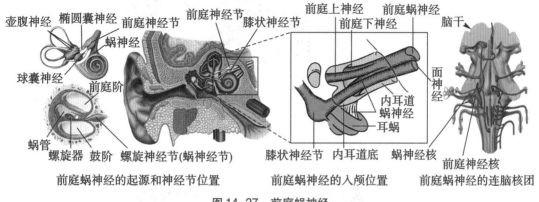

图 14-27　前庭蜗神经

三、运动性脑神经

运动性脑神经包括运动眼球的动眼神经（oculomotor nerve）、滑车神经（trochlear nerve）和展神经（abducent nerve），运动头颈的副神经（accessory nerve），以及运动舌的舌下神经（hypoglossal nerve）。

1. 动眼神经　为运动性脑神经，含有一般躯体运动和一般内脏运动两种纤维。一般躯体运动纤维为主要成分，起于中脑的动眼神经核，支配除上斜肌和外直肌以外的全部眼外肌；一般内脏运动纤维为副交感节前纤维，起于中脑的动眼神经副核，支配睫状肌和瞳孔括约肌，参与视觉成像、视觉反射和瞳孔对光反射的调节。两种纤维集合成动眼神经，自中脑的脚间窝出脑，向前穿海绵窦，经眶上裂入眶（图 14-28）。其躯体运动纤维分出上、下两支，支配相应的眼外肌；而副交感节前纤维进入睫状神经节（cilary ganglion）换元后，发出节后纤维组成睫状短神经，支配相应的眼内肌。动眼神经损伤主要表现为患侧上睑下垂、眼外下斜视、瞳孔扩大、对光反射消失、视近模糊等。

2. 滑车神经　为一般躯体运动性脑神经。起于中脑的滑车神经核。自中脑背侧的下丘下方出脑，绕两侧大脑脚外侧前行，穿海绵窦，经眶上裂入眶，支配上斜肌（图 14-28）。滑车神经损伤主要表现为瞳孔向下凝视，或在下楼梯时出现视物重影（复视）。

3. 展神经　为一般躯体运动性脑神经。起于脑桥的展神经核，自延髓脑桥沟出脑，穿海绵窦，经眶上裂入眶，支配外直肌（图 14-28）。展神经损伤主要表现为内斜视（俗称"斗鸡眼"）。

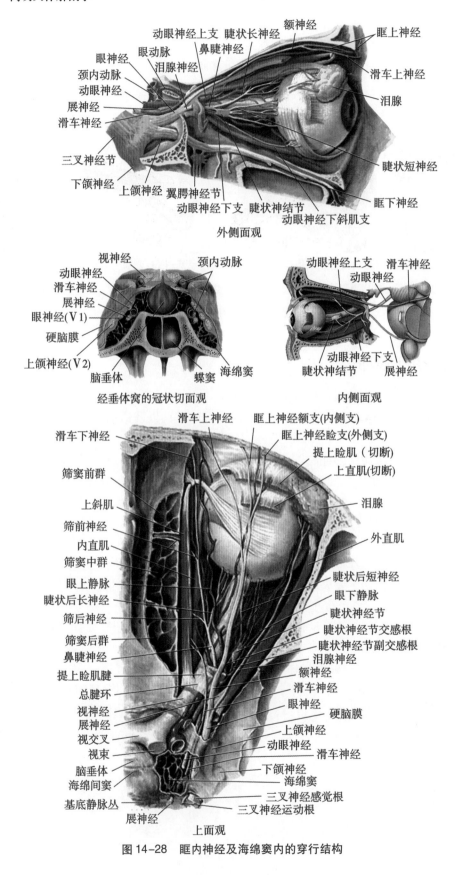

图 14-28　眶内神经及海绵窦内的穿行结构

4.副神经 为特殊内脏运动性脑神经,一般认为由脑根和脊髓根组成。脑根起自疑核,从延髓橄榄后沟的迷走神经根下方出脑,与副神经的脊髓根伴行,经颈静脉孔出颅后与脊髓根分开,加入迷走神经内,支配咽喉部肌;脊髓根起自颈髓第1~6节灰质前角内的副神经核,自脊神经前、后根之间出脊髓后,在椎管内上升,经枕骨大孔入颅,再与脑根一起经颈静脉孔出颅,随后分开走行于颈部,分支支配胸锁乳突肌和斜方肌(图14-29、图14-30)。副神经损伤主要表现为胸锁乳肌瘫痪,使头不能向患侧侧屈,面部不能向对侧转;斜方肌瘫痪使肩胛骨下垂,耸肩无力,可导致塌肩畸形。

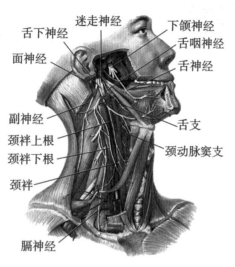

图14-29 头颈右侧面的脑神经

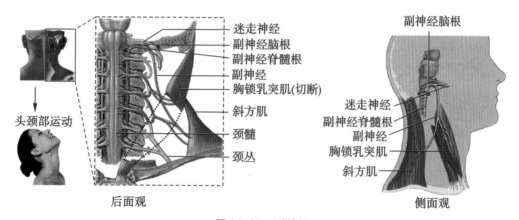

图14-30 副神经

5.舌下神经 主要为躯体运动性神经。起于舌下神经核,由延髓的前外侧沟出脑,经舌下神经管出颅,继而在颈内动、静脉的深面下行,再从颈内动、静脉之间浅出,呈弓形向前越过舌骨舌肌浅面,在舌神经和下颌下腺管下方穿颏舌肌入舌,支配全部舌内肌和大部分舌外肌(茎突舌肌、舌骨舌肌和颏舌肌)(图14-29、图14-31)。一侧舌下神经完全损伤时,患侧舌肌瘫痪,伸舌时健侧颏舌肌向前的牵拉力强于患侧,故舌尖偏向患侧。

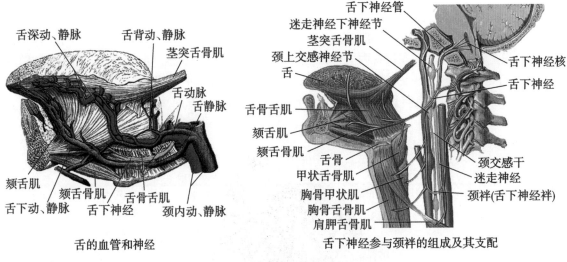

舌的血管和神经

舌下神经参与颈袢的组成及其支配

图14-31　舌的血管、舌下神经和颈袢

四、混合性脑神经

(一)三叉神经

1. 三叉神经的纤维成分及其功能　三叉神经(trigeminal nerve)为最粗大的脑神经,含一般躯体感觉和特殊内脏运动两种纤维(图14-32)。①一般躯体感觉纤维为主要成分,起于头面部皮肤和眼、鼻、口等处黏膜,经颞骨岩部尖端三叉神经压迹处的三叉神经节(trigeminal ganglion)即半月节(gasserian ganglion)内换元后,汇集成粗短的三叉神经感觉根,自脑桥基底部与臂部的交界处入脑,止于三叉神经的脑桥核和脊束核,传导头面部的痛、温、触觉等感觉(图14-33)。②特殊内脏运动纤维始于三叉神经运动核,汇集成三叉神经运动根后,与感觉根一起出脑,紧贴感觉根下内侧前行,加入下颌神经,经卵圆孔出颅,支配咀嚼肌。

2. 三叉神经的分支分布　包括眼神经(ophthalmic nerve,Ⅴ1)、上颌神经(maxillary nerve,Ⅴ2)和下颌神经(mandibular nerve,Ⅴ3)三大分支。

(1)眼神经　仅含一般躯体感觉纤维。向前穿海绵窦,经眶上裂入眶(图14-34)。主要分支包括泪腺神经(lacrimal nerve)、额神经(frontal nerve)和鼻睫神经(nasociliary nerve),分布于眶、眼球、泪腺、结膜、硬脑膜、部分鼻黏膜及额顶部、上睑、鼻背的皮肤。此外,泪腺神经与上颌神经分支颧神经交通,导入副交感纤维,控制泪腺分泌。眼神经终末支为眶上神经(supraorbital nerve),由额神经自眶上切迹出眶。

(2)上颌神经　仅含一般躯体感觉纤维。也向前穿海绵窦,经圆孔出颅,进入翼腭窝,再经眶下裂入眶(图14-34)。主要分支包括眶下神经(infraorbital nerve)、颧神经(zygomatic nerve)、上牙槽神经(superior alveolar nerve)(包括前、中、后3条)和翼腭神经(pterygopalatine nerve),主要分布于上颌牙齿、口腔和鼻腔黏膜、硬脑膜及睑裂与口裂之间的皮肤。上颌神经终末支为眶下神经,经眶下裂入眶后,经眶下沟、眶下管出眶下孔。颧神经发出交通支加入泪腺神经,支配泪腺的分泌。上牙槽前、中、后神经相连组成上牙槽神经丛的外环,腭前神经及鼻腭神经则组成上牙槽神经丛的内环。

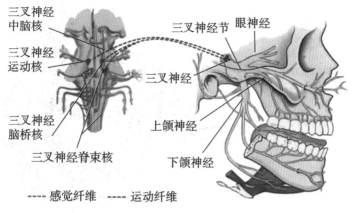

图 14-32　三叉神经的纤维成分和三大分支

（三叉神经中脑核、三叉神经运动核、三叉神经脑桥核、三叉神经脊束核、三叉神经节、眼神经、三叉神经、上颌神经、下颌神经）

---- 感觉纤维　---- 运动纤维

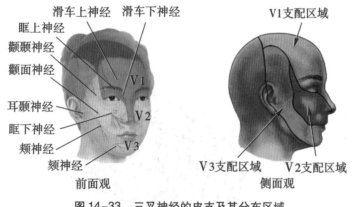

（滑车上神经、滑车下神经、眶上神经、颧颞神经、颧面神经、耳颞神经、眶下神经、颊神经、颏神经、V1、V2、V3、V1支配区域、V3支配区域、V2支配区域）

前面观　　　　　　　侧面观

图 14-33　三叉神经的皮支及其分布区域

（3）下颌神经　为混合神经,含一般躯体感觉和特殊躯体运动两种纤维。经卵圆孔出颅,进入颞下窝,在翼外肌深面分为前、后两干(图 14-35)。前干细小,发出肌支咀嚼肌神经(masticatory nerve),支配咀嚼肌、鼓膜张肌和腭帆张肌,还发出感觉支颊神经(buccal nerve),分布于口腔侧壁黏膜及颊部皮肤;后干粗大,发出混合性神经下牙槽神经(inferior alveolar nerve),支配下颌舌骨肌和二腹肌前腹的运动,主要分支有耳颞神经(auriculotemporal nerve)和舌神经(lingual nerve),分布于硬脑膜、下颌牙及牙龈、舌前 2/3 及口腔底的黏膜、耳颞区和口裂以下的皮肤,并支配下颌下腺和舌下腺的分泌。此外,耳颞神经将来源于舌咽神经的副交感纤维导入腮腺,控制腮腺分泌;舌神经有面神经管内分支鼓室的副交感纤维和味觉纤维导入,分布至舌前 2/3 黏膜,接受该部的味觉(图 14-36)。下颌神经终末支为颏神经(mental nerve),由下牙槽神经自下颌孔入下颌管,再从下颌骨的颏孔穿出后形成。

　　一侧三叉神经损伤时出现同侧面部皮肤及眼、口和鼻黏膜一般感觉丧失,角膜反射消失,以及咀嚼肌瘫痪引起张口时下颌偏向患侧。临床上常见的三叉神经痛,可通过压迫特定的部位如眶上孔、眶下孔和颏孔,称为“触发点”或“扳机点”,诱发患支分布区的疼痛,以帮助诊断。

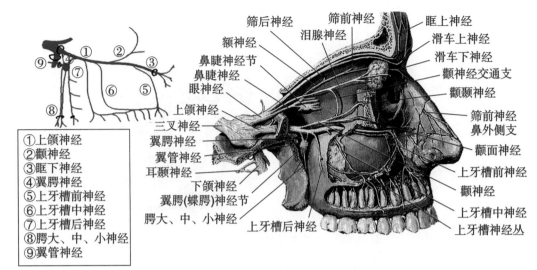

①上颌神经
②颧神经
③眶下神经
④翼腭神经
⑤上牙槽前神经
⑥上牙槽中神经
⑦上牙槽后神经
⑧腭大、中、小神经
⑨翼管神经

上颌神经及其分支模式图　　　　　　眼神经、上颌神经及其分支

图14-34　眼神经及上颌神经

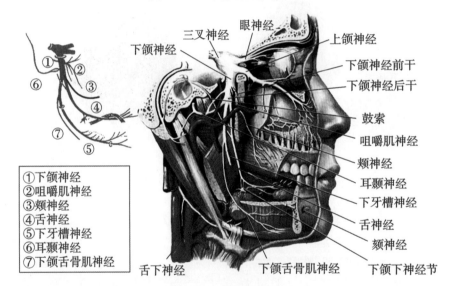

①下颌神经
②咀嚼肌神经
③颊神经
④舌神经
⑤下牙槽神经
⑥耳颞神经
⑦下颌舌骨肌神经

下颌神经及其分支模式图　　　　　　下颌神经及其分支

图14-35　下颌神经

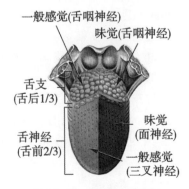

图14-36　舌的感觉支配

（二）面神经

1.面神经的纤维成分及其功能 面神经（facial nerve）为混合性脑神经，含有一般躯体感觉、特殊内脏感觉、一般内脏运动、特殊内脏运动4种纤维。①一般躯体感觉纤维传导耳部皮肤的躯体感觉和面肌的本体感觉。②特殊内脏感觉纤维即味觉纤维，分布于舌前2/3黏膜的味蕾，经面神经管弯曲处的膝神经节换元后，止于脑干内的孤束核。③一般内脏运动纤维属副交感节前纤维，起于上泌涎核，在副交感神经节内换元后，分布于泪腺、下颌下腺、舌下腺及鼻、腭部的黏膜腺，支配这些腺体的分泌。④特殊内脏运动纤维起于脑桥内的面神经核，主要支配面肌的运动。

2.面神经的行程和分支分布 面神经由较大的运动根和较小的混合根（又称为中间神经）组成。两根自脑桥延髓沟出脑，经内耳门合成一干后进入内耳道，穿内耳道底进入面神经管，先水平走行再垂直下行从茎乳孔出颅，向前穿经腮腺到达面部。在面神经管的起始部有膝神经节，是感觉神经元的胞体所在处。面神经的分支包括面神经管内分支和管外分支（图14-37）。

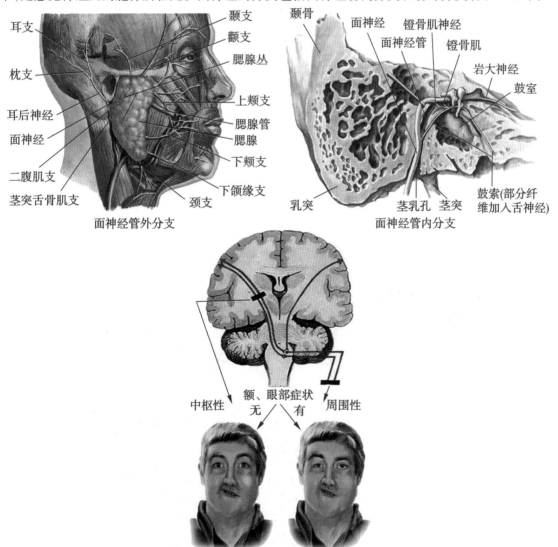

图14-37 面神经分支及面神经麻痹

（1）管内分支　主要有鼓索、岩大神经和镫骨肌神经。鼓索（chorda tympani）在面神经管内向前上行进入鼓室，继而穿岩鼓裂出鼓室至颞下窝，行向前下加入舌神经，其含有的两种纤维中，特殊内脏感觉纤维（味觉纤维）随舌神经分布于舌前 2/3 的味蕾，感受味觉；副交感节前纤维在下颌下神经节换元后，支配舌下腺和下颌下腺的分泌。岩大神经（greater petrosal nerve）含副交感节前纤维，起自上泌涎核，在膝神经节处分出，向前先入颅中窝，再穿破裂孔至颅外，与岩深神经合成翼管神经，穿翼管前行至翼腭窝，在翼腭神经节内换元后，加入颧神经，最后借颧神经与泪神经的交通支至泪腺，支配腺体分泌。镫骨肌神经（stapedial nerve）进入鼓室支配镫骨肌。

（2）管外分支　面神经进入腮腺内分支组成腮腺内丛，再发出 5 个肌支即颞支、颧支、颊支、下颌缘支和颈支，沿腮腺前缘呈辐射状穿出后，支配面部表情肌和颈阔肌。

面神经管外损伤时，主要表现为面肌瘫痪，导致额纹和鼻唇沟变浅或消失，不能皱眉、闭眼、鼓腮和口角流涎，口角向健侧歪斜，角膜反射消失等。面神经管内损伤时，除上述面瘫表现外，还有舌前 2/3 味觉障碍，泪腺和唾液腺分泌障碍、听觉过敏等。

（三）舌咽神经

1. 舌咽神经的纤维成分及其功能　舌咽神经（glossopharyngeal nerve）为混合性脑神经，含有一般躯体感觉、一般内脏感觉、特殊内脏感觉、一般内脏运动和特殊内脏运动共 5 种纤维。①一般躯体感觉纤维的胞体位于其上神经节内，将耳后皮肤的感觉冲动传入三叉神经脊束核。②一般内脏感觉纤维的胞体位于其下神经节内，将咽、舌后 1/3、咽鼓管和鼓室的黏膜及颈动脉窦、颈动脉小球等处的一感觉冲动传至孤束核。③特殊内脏感觉纤维的胞体也位于其下神经节内，将舌后 1/3 的味蕾产生的味觉冲动传至孤束核上部。④一般内脏运动纤维为副交感纤维，起于下泌涎核，在耳神经节内交换神经元后，支配腮腺分泌。⑤特殊内脏运动纤维起自疑核，支配茎突咽肌。

2. 舌咽神经的行程和分支分布　舌咽神经自延髓橄榄后沟出脑，经颈静脉孔出颅，先在颈内动、静脉之间下行，继而弓形向前，在舌骨舌肌内侧进入舌根。舌咽神经沿途分出的分支主要有舌支、咽支、鼓室神经（tympanic nerve）、颈动脉窦支、扁桃体支、茎突咽肌支等（图 14-38、图 14-39）。

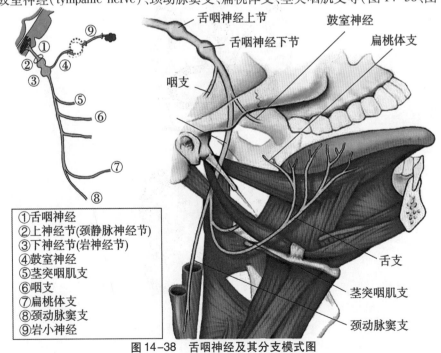

①舌咽神经
②上神经节(颈静脉神经节)
③下神经节(岩神经节)
④鼓室神经
⑤茎突咽肌支
⑥咽支
⑦扁桃体支
⑧颈动脉窦支
⑨岩小神经

舌咽神经上节
舌咽神经下节
鼓室神经
扁桃体支
咽支
舌支
茎突咽肌支
颈动脉窦支

图 14-38　舌咽神经及其分支模式图

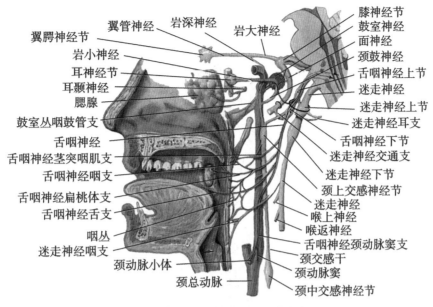

图 14-39 迷走神经颈段及其分支

（1）鼓室神经 起自舌咽神经下神经节，穿鼓室下壁进入鼓室，与交感神经纤维形成鼓室丛，发出小支分布于鼓室、乳突小房和咽鼓管黏膜，传导相应部位的感觉；发出终末支，称为岩小神经（lesser petrosal nerve），含来自下泌涎核的副交感纤维，穿鼓室盖入颅中窝，经卵圆孔出颅进入颞下窝，在耳神经节内换元后，随耳颞神经走行分布于腮腺，管理腮腺分泌。

（2）舌支和咽支 舌支为舌咽神经的终末支，经舌骨舌肌深面分布于舌后 1/3 的黏膜和味蕾，传导一般感觉和味觉。咽支为多条细支，沿咽壁走行，与迷走神经和交感神经的咽支共同构成咽丛，再发出分支分布于咽肌和咽黏膜，传导咽的感觉，支配咽黏膜腺体的分泌和咽肌运动。

（3）其他分支 颈动脉窦支属一般内脏感觉纤维，在颈静脉孔下方发出，分布于颈动脉窦和颈动脉小球，分别将动脉压力和二氧化碳浓度变化的刺激传入中枢，反射性调节血压和呼吸。茎突咽肌支支配茎突咽肌的运动。扁桃体支发自舌支，传导腭扁桃体、软腭及咽峡的黏膜感觉。

舌咽神经损伤后，主要表现为患侧舌后 1/3 味觉缺失，舌根及咽峡的痛觉消失（因还有其他感觉的存在，故咽反射和吞咽反射障碍通常不明显），患侧咽肌无力。

（四）迷走神经

1. 迷走神经的纤维成分及其功能 迷走神经（vagus nerve）以一般内脏运动纤维即副交感纤维为主要成分，相当于副交感神经主干，另含有特殊内脏运动、一般躯体感觉和一般内脏感觉纤维。①一般内脏运动纤维：起于延髓的迷走神经背核，调控颈、胸、腹部多种器官的平滑肌、心肌运动和腺体分泌。②特殊内脏运动纤维：起于延髓的疑核，支配咽喉部肌。③一般躯体感觉纤维：胞体位于迷走神经的上神经节，将硬脑膜和耳郭、外耳道的皮肤感觉冲动上传至三叉神经脊束核。④一般内脏感觉纤维：胞体位于迷走神经的下神经节，将相应颈、胸、腹部多种器官的感觉冲动上传至孤束核。

2. 迷走神经的行程和分支分布 迷走神经是行程最长、分布最广的混合性脑神经（图 14-40）。自橄榄后沟中部出延髓，经颈静脉孔出颅；在颈部下行于食管两侧的颈动脉鞘内，颈内动脉或颈总动脉与颈内静脉之间的后方，经胸廓上口入胸；在胸腔内，沿气管和食管之间的两侧下行,经肺根后方继续向下,左、右迷走神经最终延续为迷走神经前、后干,穿膈肌的食管裂孔进入腹腔。迷走神经沿途发出许多分支,包括颈部分支、胸部分支和腹盆部分。

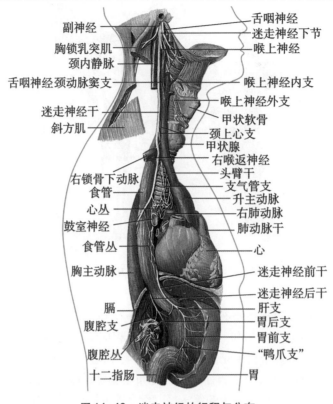

图 14-40　迷走神经的行程与分布

（1）颈部分支　主要分支为喉上神经（superior laryngeal nerve），另有脑膜支、耳支、颈心支、咽支等（图 14-41）。

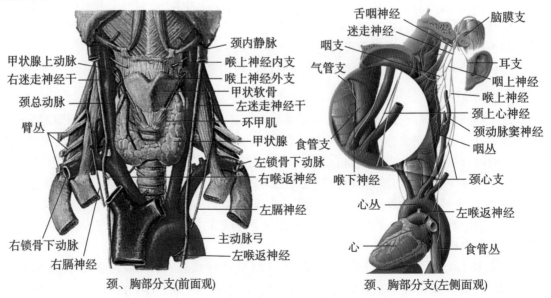

图 14-41　迷走神经在颈、胸和腹部的分支

1）喉上神经：起于迷走神经下节，沿颈内动脉深面下行，在平舌骨大角处分为内、外二支。内支含一般内脏感觉纤维，伴喉上动脉入喉，传导声门裂以上喉黏膜的一般内脏感觉及咽、舌根、会厌等处的特殊内脏感觉（味觉）；外支含特殊内脏运动纤维，伴甲状腺上动脉下行，支配环甲肌。

2）其他分支：脑膜支发自上神经节，传导颅后窝硬脑膜的一般内脏感觉冲动；耳支也发自上神经节，传导耳后及外耳道皮肤的一般躯体感觉冲动；颈心支分上、下两支行入胸腔，参与组成心丛，调节心脏活动，其上支还发出主动脉神经（或称减压神经），分布于主动脉弓壁内，感受血压变化和化学刺激；咽支起自下神经节，与舌咽神经和交感神经的咽支共同组成咽丛，含一般躯体感觉和特殊内脏运动纤维，传导咽喉部黏膜的感觉冲动，并支配咽肌和软腭肌。

（2）胸部分支　主要有喉返神经（recurrent laryngeal nerve）、支气管支、食管支和胸心支（图14-41）。

喉返神经：发自迷走神经胸段，左、右喉返神经自前向后分别勾绕主动脉弓和右锁骨下动脉后，继而上行返回颈部。在颈部，喉返神经上行于气管与食管之间的沟内，终末支在甲状腺下极附近经环甲关节的后方入喉，改称为喉下神经（inferior laryngeal nerve）。喉返神经含一般内脏感觉和特殊内脏运动纤维，分布于声门裂以下的喉黏膜，支配除环甲肌外的全部喉肌，是喉肌的重要运动神经。

其他分支：左、右迷走神经在下行过程中分出细小的支气管支、食管支和胸心支，参与构成左肺丛、右肺丛、食管前丛、食管后丛和心丛，支配这些器官的平滑肌、心肌运动和腺体分泌，传导这些器官及胸膜的感觉。

在颈部，喉上神经内支伴喉上动脉穿甲状舌骨膜入喉，外支在甲状腺上动脉（在甲状腺上极处深入腺体后面）的外后方下行；喉返神经在入喉前与甲状腺下动脉及其分支相互交错，并在甲状腺下极处深入腺体后面入喉，故在甲状腺手术钳夹或结扎血管时，为避免损伤喉上、下神经，通常采用"上靠下离"的血管处理原则。在甲状腺手术中，喉上神经损伤较少见，以单侧外支损伤为主，主要表现为声音变低；喉返神经或喉下神经损伤较常见，单侧损伤导致声音嘶哑，双侧同时受损可致失音、呼吸困难甚至窒息。

（3）腹部分支　在贲门附近，迷走神经前干发出贲门支、胃前支、肝支等，后干发出胃底支、胃后支、腹腔支等，并参与构成胃丛、肝丛和腹腔丛（图14-42）。胃前、后支沿胃小弯的前、后面走行，沿途分出前、后胃壁支，二者的终末支均为"鸭爪支"，分布于幽门部前、后壁。迷走神经的腹部分支与交感神经一起，随血管分布于结肠左曲以上的腹部消化管、肾、肾上腺、脾等众多器官。

迷走神经主干损伤后，主要表现为内脏活动障碍，如脉搏加快、心悸、恶心、呕吐、呼吸深慢甚至窒息等症状；由于咽喉部的感觉和运动障碍，可出现吞咽困难、声音嘶哑甚至失音等。

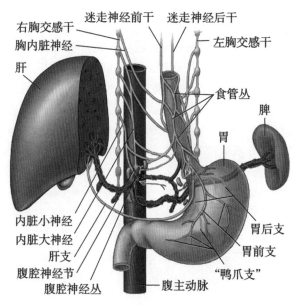

图 14-42　迷走神经腹部的分支（前面观）

 强化训练

思考与讨论

1. 试述脑神经按顺序排列的名称，以及按纤维成分进行的分类。

2. 经眶上裂入眶与眼球有关的脑神经有几对？这些脑神经如何分布和支配眼球运动？

3. 面部的感觉和运动由哪些脑神经支配？

4. 简述三叉神经的三大分支及其分布区域。终末支分别是什么神经？它们与三叉神经痛有何关系？

5. 喉以声门裂为界，舌以舌前2/3和舌后1/3之间为界，分别有哪些不同来源的感觉和运动神经支配？

6. 动眼神经、副神经、舌下神经、面神经和喉返神经损伤后分别会出现哪些症状？

7. 甲状腺手术时，通常可损伤哪些神经？分别出现哪些症状？如何规避？

第三节　内脏神经

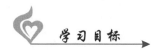 学习目标

掌握内脏神经的区别，交感干的组成和位置；熟悉内脏运动神经与躯体运动神经，交感神经和副交感神经低级中枢的位置和区别；了解交感神经和副交感神经的分布，内脏感觉的特点及牵涉性痛的概念。

内脏神经系统(visceral nervous system),又称为自主神经系统或植物神经系统,根据分布的部位,分为中枢部和周围部。中枢部分布于脊髓和脑,内脏活动的高级中枢位于脑的边缘叶,低级中枢位于脊髓和脑干,间脑和小脑内还有皮质下高级中枢;周围部主要分布于内脏、心血管和腺体,支配心肌、平滑肌运动和腺体分泌。内脏神经和躯体神经一样,也含有感觉和运动两种纤维成分。

一、内脏运动神经

(一)内脏运动神经与躯体运动神经的区别

内脏运动神经与躯体运动神经在结构和功能上有较大差别,见表14-2和图14-43。

表14-2 内脏运动神经与躯体运动神经的区别

区别	内脏运动神经	躯体运动神经
低级中枢部位	分散位于脑干的内脏运动神经核,脊髓第1胸节到第3腰节外侧角的中间带外侧核和第2~4骶节的骶副交感核	连续位于脑干内的躯体运动神经核和脊髓灰质前角
支配的器官	平滑肌、心肌和腺体	骨骼肌
纤维成分	有交感和副交感2种	只有1种
低级中枢至效应器的神经元数目	有2个:节前神经元位于低级中枢,发出节前纤维;节后神经元位于内脏运动神经节,发出节后纤维	只有1个神经元
分布形式	常以神经丛的形式分布	以神经干的形式分布
纤维类型	属较细的薄髓(节前纤维)和无髓(节后纤维)纤维	属较粗的有髓纤维
受意识的支配	在一定程度上不受意识直接控制	一般受意识支配

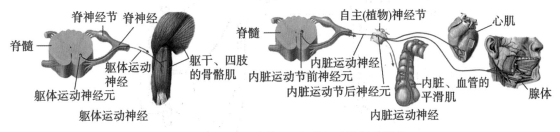

图14-43 内脏运动神经和躯体运动神经的区别

(二)交感神经和副交感神经的分支分布

按形态、功能和药理特点的不同,内脏运动神经分为交感神经(sympathetic nerve,又称为交感部)和副交感神经(parasympathetic nerve,又称为副交感部),见图14-44。

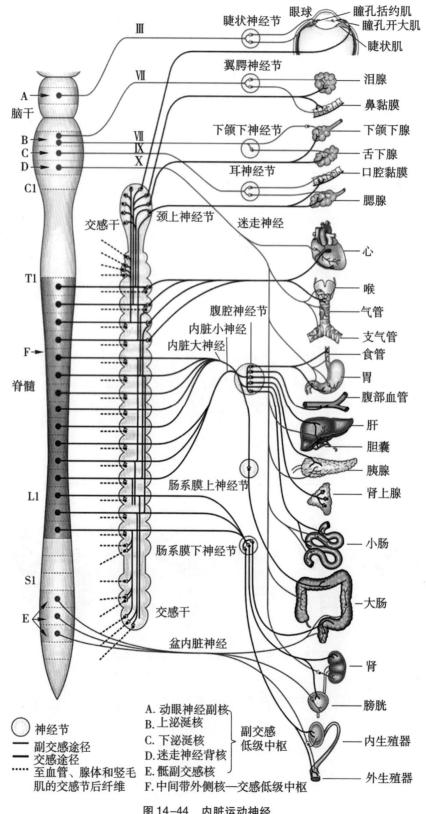

眼球
瞳孔括约肌
瞳孔开大肌
睫状肌
睫状神经节
Ⅲ

翼腭神经节
Ⅶ
泪腺
鼻黏膜

A
脑干

下颌下神经节
下颌下腺
B
C
D
Ⅶ
Ⅸ
Ⅹ
舌下腺
口腔黏膜

C1
耳神经节
腮腺

交感干
颈上神经节
迷走神经

心
T1
喉
气管

腹腔神经节
支气管
内脏小神经
食管
内脏大神经
胃
腹部血管
肝
胆囊
F
脊髓
胰腺
肾上腺

L1
肠系膜上神经节
小肠

肠系膜下神经节
大肠

S1
交感干
肾

E
盆内脏神经
膀胱

A. 动眼神经副核
B. 上泌涎核
C. 下泌涎核
D. 迷走神经背核
E. 骶副交感核
F. 中间带外侧核—交感低级中枢
副交感低级中枢

神经节
副交感途径
交感途径
至血管、腺体和竖毛
肌的交感节后纤维

内生殖器
外生殖器

图 14-44　内脏运动神经

1.交感神经　低级中枢位于 T1 ～ L3 髓节外侧角的中间带外侧核。周围部由交感干 (sympathetic trunk)、交感神经节(sympathetic ganglion)及由节发出的分支和神经丛组成。

（1）交感神经节　按照所在位置不同,分为椎旁节和椎前节。椎旁节即交感干神经节,位于脊柱两侧,自上而下分为颈节（3 对）、胸节（10 ～ 12 对）、腰节（4 对）、骶节（2 ～ 3 对）和尾节（1 个）。因尾节不成对,又称为奇神经节。椎前节位于椎体前方,包括成对的腹腔神经节、主动脉肾神经节及单个的肠系膜上神经节、肠系膜下神经节,它们分别位于同名动脉根部附近。

（2）交感干　位于脊柱两旁,左右各一,呈串珠状,由交感干神经节（椎旁节）借助节间支组成。上自颅底,下至尾骨前方,两干下端于尾骨前方相连,汇合于单一的奇神经节。每一个交感干神经节与相应的脊神经之间有灰、白交通支相连。

（3）交感神经节后纤维的分布　通常有 3 种去向（图 14-45）:①经灰交通支返回脊神经,随脊神经分布至头颈部、躯干和四肢的血管、汗腺、竖毛肌等。②攀附动脉走行,在动脉外膜形成相应的神经丛,如颈内、颈外、颈总动脉丛,腹腔丛,肠系膜上丛等,分布于动脉所支配的器官。③直接分布于所支配的脏器。

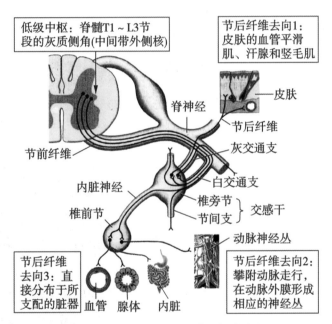

图 14-45　交感神经及其节后纤维去向

在颈部,一般每侧颈交感干上有 3 ～ 4 个颈交感神经节（图 14-46）,分别称为颈上、中、下节,颈下神经节常与第 1 胸神经节合并成颈胸神经节,又称为星状神经节（stellate ganglion）。在胸部,每侧胸交感干上有 10 ～ 12 对胸交感神经节（图 14-47）,可经灰交通支连接 12 对胸神经,并随其分布于胸腹壁的血管、汗腺、竖毛肌等;上 5 对胸节还发出分支参加胸主动脉丛、食管丛、肺丛、心丛等,分布于胸内脏器;穿过下 7 对胸节的节前纤维组成内脏大、小神经,内脏大神经(great splanchnic nerve)穿膈脚后主要止于腹腔节,内脏小神经(lesser splanchnic nerve)穿膈脚后主要止于主动脉肾节,它们的节后纤维分布于肝、脾、肾等脏器和结肠左曲以上的消化管。在腰部,腰交感干上有 4 ～ 5 对腰交感神经节（图 14-48）,也可经灰交通支连接 5 对腰神经,并随腰神经分布于腹后壁;穿过腰节的节前纤维组成腰内脏神经,止于腹主动脉丛和肠系膜下丛,它们的节后纤维分布结肠左曲以下的消化道、盆腔脏器、下肢等部位。在盆部,盆交感干上有 2 ~ 3 对骶交感干神经节和 1 个奇神经节,也借灰交通支连接骶、尾神经,分布于下肢及会阴部的血管、汗腺和竖毛肌;还发出一些小支加入盆丛,分布于盆腔器官。

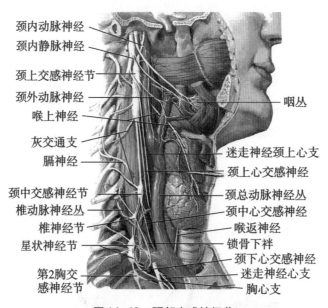

颈内动脉神经
颈内静脉神经
颈上交感神经节
颈外动脉神经
喉上神经
灰交通支
膈神经
颈中交感神经节
椎动脉神经丛
椎神经节
星状神经节
第2胸交感神经节

咽丛
迷走神经颈上心支
颈上心交感神经
颈总动脉神经丛
颈中心交感神经
喉返神经
锁骨下祥
颈下心交感神经
迷走神经心支
胸心支

图 14-46　颈部交感神经节

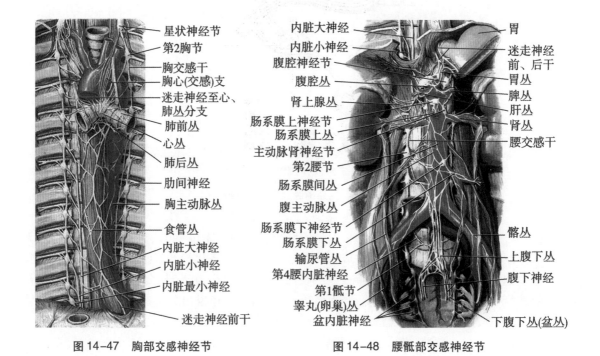

星状神经节
第2胸节
胸交感干
胸心(交感)支
迷走神经至心、肺丛分支
肺前丛
心丛
肺后丛
肋间神经
胸主动脉丛
食管丛
内脏大神经
内脏小神经
内脏最小神经
迷走神经前干

图 14-47　胸部交感神经节

内脏大神经
内脏小神经
腹腔神经节
腹腔丛
肾上腺丛
肠系膜上神经节
肠系膜上丛
主动脉肾神经节
第2腰节
肠系膜间丛
腹主动脉丛
肠系膜下神经节
肠系膜下丛
输尿管丛
第4腰内脏神经
第1骶节
睾丸(卵巢)丛
盆内脏神经

胃
迷走神经前、后干
胃丛
脾丛
肝丛
肾丛
腰交感干
髂丛
上腹下丛
腹下神经
下腹下丛(盆丛)

图 14-48　腰骶部交感神经节

2. 副交感神经　低级中枢位于脑干的一般内脏运动核(副交感脑神经核,包括迷走神经背核、上泌涎核、下泌涎核和动眼神经副核)和脊髓第 2 ~ 4 骶段的骶副交感核(图 14-44)。周围部由副交感神经节(parasympathetic ganglion)及其节前、节后纤维组成。

(1)副交感神经节 位于器官附近或器官壁内,故称为器官旁节和器官内节。多数器官旁节和壁内节较小,但颅部的副交感神经节较大,肉眼可见的有睫状神经节、翼腭神经节、下颌下神经节、耳神经节等;其他部位的副交感神经节很小,在显微镜下才能看见,如位于心丛、肺丛、膀胱丛和子宫阴道丛内的神经节,以及位于支气管和消化管壁内的神经节等。

(2)颅部的副交感神经节 其节前纤维行于第Ⅲ、Ⅶ、Ⅸ、Ⅹ对脑神经内(图14-49)。在此总结为:①由中脑动眼神经副核发出的节前纤维随动眼神经入眶后,经下斜肌支进入睫状神经节内换元,其节后纤维进入眼球壁,支配瞳孔括约肌和睫状肌。②由脑桥上泌涎核发出的节前纤维加入面神经后,一部分经岩大神经至翼腭窝内的翼腭神经节内换元,其节后纤维分布于泪腺、鼻腔、口腔及腭黏膜的腺体;另一部分以鼓索加入舌神经,再经舌神经下方的下颌下神经节换元,其节后纤维分布于下颌下腺和舌下腺。③由延髓下泌涎核发出的节前纤维加入舌咽神经,经鼓室神经到鼓室丛,由丛发出岩小神经出鼓室,经位于卵圆孔下方的耳神经节换元,其节后纤维经耳颞神经分布于腮腺。④由延髓迷走神经背核发出的节前纤维加入迷走神经,随迷走神经的分支到达心、肺、肝、脾、胰、肾及结肠左曲以上消化管的器官旁节或壁内节换元,其节后纤维分布于上述器官的平滑肌、心肌和腺体。

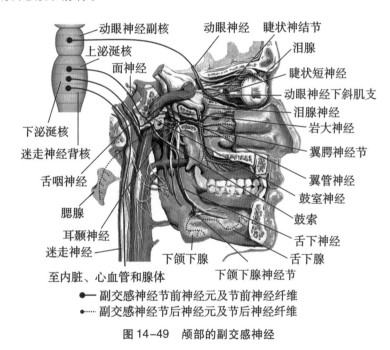

图14-49 颅部的副交感神经

(3)骶部的副交感神经 由脊髓骶副交感核发出的节前纤维加入骶神经,随其前支出骶前孔,组成盆内脏神经加入盆丛(下腹下丛)(图14-50),随盆丛分支分布到盆腔脏器,在这些脏器的器官旁节或壁内节换元,其节后纤维支配结肠左曲以下的消化管、盆腔器官的平滑肌和腺体。因部分节后纤维分布于阴茎或阴蒂,引起海绵体血管扩张,使其勃起,故又将盆内脏神经称为勃起神经。

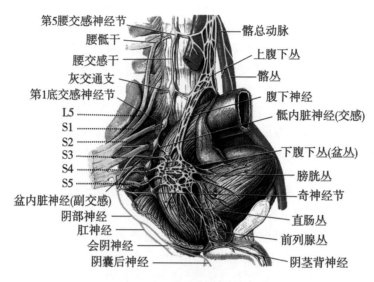

第5腰交感神经节
腰骶干
腰交感干
灰交通支
第1底交感神经节
L5
S1
S2
S3
S4
S5
盆内脏神经(副交感)
阴部神经
肛神经
会阴神经
阴囊后神经

髂总动脉
上腹下丛
髂丛
腹下神经
骶内脏神经(交感)
下腹下丛(盆丛)
膀胱丛
奇神经节
直肠丛
前列腺丛
阴茎背神经

图14-50 骶部的副交感神经

(三)交感神经和副交感受神经的区别

交感神经和副交感神经常对同一内脏器官进行双重神经支配,但在神经来源、形态结构、分布范围和功能上又有明显的区别。机体通过交感神经和副交感神经作用的对立统一,保持了机体内部各器官功能的动态平衡,从而使机体更好地适应内、外环境的变化。交感神经和副交感神经的主要区别见表14-3。

表14-3 交感神经和副交感神经的主要区别

区别	交感神经	副交感神经
低级中枢	脊髓第1胸节至第3腰节外侧角的中间带外侧核	脑干的一般内脏运动核(脑干副交感神经核),脊髓第2～4骶节的骶副交感核
神经节	椎旁节和椎前节	器官旁节和器官内节
节前、后神经元比例	1个节前神经元与多个节后神经元形成突触	节前神经元与较少的节后神经元形成突触
节前纤维	短	长
节后纤维	长	短
分布范围	广泛:除至头颈部、胸、腹、盆腔脏器外,尚遍及全身的血管、腺体、竖毛肌等;瞳孔开大肌	局限:头颈、胸腹盆腔脏器;瞳孔括约肌。但大部分血管、汗腺、竖毛肌、肾上腺髓质无副交感神经支配
主要功能	当机体处于应激状态时,交感神经兴奋,有利于提高机体适应能力,维持内环境相对稳定	当机体处于休息状态时,副交感神经兴奋占优势,有利于营养物的消化吸收和能量补充,并保护机体

（四）内脏神经丛

交感神经、副交感神经和内脏感觉神经在到达所支配的脏器过程中,常互相交织共同构成内脏神经丛(又称为自主神经丛或植物神经丛),并攀附于头颈、胸、腹腔内动脉的周围,或分布于脏器附近和器官之内。除颈内动脉丛、颈外动脉丛、锁骨下动脉丛、椎动脉丛等没有副交感神经参加外,其余的内脏神经丛均由交感、副交感神经组成。分布于胸、腹及盆腔脏器的神经丛主要有心丛、肺丛、腹腔丛、腹主动脉丛、腹下丛。腹下丛又分为上腹下丛和下腹下丛(图14-48、图14-50)。上腹下丛发出腹下神经,与盆内脏神经和骶交感干的节后纤维共同组成下腹下丛,即盆丛(pelvic plexus)。盆丛伴随髂内动脉的分支组成直肠丛、精索丛、输尿管丛、膀胱丛、前列腺丛、子宫阴道丛等,随动脉分支分布于盆腔各脏器。

二、内脏感觉神经

内脏感觉神经(visceral sensory nerve)可将来自内感受器接受的各种刺激转变为神经冲动,并将其传到中枢部。内脏感觉神经元的胞体也位于脑神经节和脊神经节内,也属假单极神经元,其周围突也形成粗细不等的有髓或无髓纤维,终止于脑干的孤束核和脊髓灰质后角,一方面参与完成内脏-内脏反射和内脏-躯体反射,另一方面将冲动传导到大脑皮质,形成内脏感觉。内脏感觉(visceral sense),又称为机体觉,包括饥渴、饱胀、窒息、疲劳、便意、尿意、恶心、疼痛、性等感觉。内脏痛感包括内脏痛、体腔壁痛和牵涉痛。内脏痛常由机械性牵拉、痉挛、缺血、炎症等刺激所致;体腔壁痛常由脏器膨胀、炎症等使浆膜受刺激或骨骼肌痉挛所致;牵涉痛常因某些病变内脏的痛觉冲动扩散或影响至邻近的躯体感觉神经元所致。

（一）内脏感觉的特点

1. 敏感程度不一　内脏感觉神经主要对化学性刺激比较敏感,对触碰、挤压、切割、烧灼等物理性刺激比较迟钝,但对牵拉、膨胀、痉挛等刺激非常敏感,能引起痛感。例如,在外科手术中挤压、切割或烧灼内脏时,患者并不感觉疼痛;但频繁牵拉内脏或造成脏器缺血、肿胀和痉挛时,可产生内脏痛。

2. 痛阈高　内脏感觉的传入纤维数目较少,且多为细纤维,正常内脏活动一般不引起主观感觉,只有较剧烈的内脏活动或病理刺激才引起内脏感觉。例如,正常的胃蠕动、直肠和膀胱充盈不足以感觉到,但在饥饿时胃强烈收缩可引起饥饿感;直肠和膀胱充盈到一定程度时可引起膨胀感(便意、尿意)等。

3. 定位不准确　由于内脏感觉的传入途径较分散,即一个脏器的感觉纤维可经多个节段的脊神经传入中枢,而一条脊神经又包含来自几个脏器的感觉纤维。因此,内脏痛通常比较弥散、模糊,发展缓慢,持续时间比较长,主要表现为定位不准确的慢痛或钝痛,并伴有恶心、呕吐及心血管和呼吸活动改变。

（二）牵涉痛

当某些内脏器官发生病变时,常在体表的一定区域产生感觉过敏或痛觉,将此现象称为牵涉痛(referred pain)。牵涉痛可发生在患病器官附近的皮肤,也可发生在与患病器官较远的皮肤。例如,心绞痛时常在左胸前区及左上臂内侧感到疼痛;肝胆疾病时常在右肩部感到疼痛;阑尾炎时常在上腹部或脐周感到疼痛(图14-51);肾结石时可引起腹股沟区疼痛等。了解各器官病变时牵涉痛的部位,有一定的临床诊断意义。

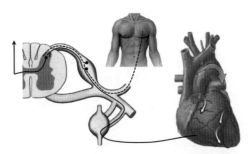
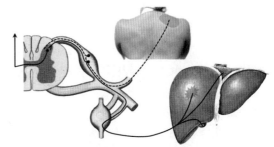

心绞痛、心肌梗死等疾病的牵涉痛示意　　　　　　肝胆疾病的牵涉痛示意

图 14-51　牵涉痛的机制

强化训练

一、名词解释

1. 交感干（sympathetic trunk）　2. 牵涉痛（referred pain）

二、思考与讨论

1. 内脏运动神经与躯体运动神经有何主要区别？

2. 简述交感干的组成和位置，交感神经节的类型及其节后纤维的去向。

3. 交感神经和副交感神经有何不同？

4. 内脏感觉有何特点？何为牵涉痛？请举出一些例子。

第十五章　中枢神经系统

中枢神经系统由位于椎管内的脊髓和位于颅腔内的脑组成,是神经系统的高级部位。中枢神经系统接收全身各处的传入信息,一方面进行整合加工后发出运动指令,另一方面予以储存后完成学习、记忆、语言、思维、情感活动等高级行为。因此,人体的神经中枢分为3级:低级中枢分布于脊髓和脑干,中级中枢(皮质下高级中枢)分布于间脑,高级中枢分布于端脑。

第一节　脊　髓

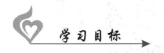

学习目标

掌握脊髓的位置、外形和功能,脊髓节段的划分;熟悉脊髓灰质的分部及各部的神经元性质,脊髓白质的重要传导束(薄束和楔束、脊髓小脑束、脊髓丘脑束、皮质脊髓束)的行程和功能;了解脊髓节段与椎骨的对应关系及其应用,脊髓中央管的通联关系,脊髓灰质板层与核团的对应关系,脊髓不同部位损伤的典型表现。

脊髓(spinal cord)是进化较低、功能较简单的中枢部分,借相连的脊神经,调控躯干和四肢的活动。脊髓与脑各部之间有着广泛的联系,不仅能独立完成许多反射活动,还在脑的控制下完成复杂的功能。

一、脊髓的位置和外形

1.位置　脊髓位于椎管内,外包被膜,上端于枕骨大孔处与脑的延髓相连,下端以脊髓圆锥末端止于第1腰椎下缘(成人)或第3腰椎(新生儿)水平(图15-1)。

2.外形　脊髓呈前、后稍扁的圆柱形,全长粗细不均,可形成1个圆锥、2个膨大、3层被膜、4对沟裂和5部分节段(图15-1)。

(1)脊髓圆锥　脊髓末端自腰骶膨大开始逐渐变细呈圆锥形,称为脊髓圆锥(conus medullaris)。

(2)颈膨大和腰骶膨大　为脊髓全程的2个梭形膨大,因其与四肢的出现有关,内部的神经元数量相对较多。第4颈节至第1胸节的膨大部,称为颈膨大(cervical enlargement),全部与支配上肢的臂丛神经根相连;第2腰节至第3骶节的膨大部,称为腰骶膨大(lumbosacral enlargement),主要与支配下肢的腰骶丛神经根相连。

（3）脊髓被膜　自外向内依次包被有硬脊膜、脊髓蛛网膜和软脊膜3层。

（4）脊髓表面的沟裂　脊髓表面可见4对条纵行的沟裂。第1对沟裂为前正中裂和后正中沟,分别为脊髓前、后面正中线上较深和较浅的沟,二者将脊髓分为左右对称的两半。第2和第3对为两对外侧沟,即前外侧沟和后外侧沟,分别有脊神经前、后根的根丝附着。第4对为后中间沟,是后正中沟和后外侧沟之间的较浅的沟,在颈髓和胸髓上部比较明显,可作为薄束和楔束的分界标志。

（5）脊髓节段　脊髓仍保留有明显的节段性,虽在外形上不明显,但表面连有31对脊神经,故将每对脊神经前、后根的根丝附着于脊髓的范围,称为1个脊髓节段（spinal segment）,共计有31个,自上而下包括颈髓8节（C1~C8）、胸髓12节（T1~T12）、腰髓5节（L1~L5）、骶髓5节（S1~S5）和尾髓1节（Co1）。

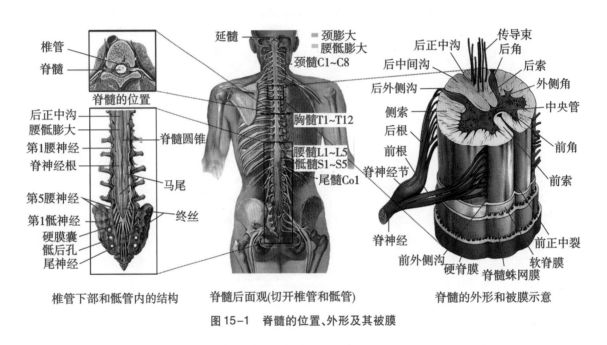

图15-1　脊髓的位置、外形及其被膜

二、脊髓节段与椎骨的位置关系

脊髓在胚胎发育前3个月占据椎管的全长,自胚胎发育4个月以后,脊柱的生长速度比脊髓快,导致成人的椎管比脊髓长,脊柱的长度与脊髓节段的长度也并不完全对应（图15-2）。因此,了解脊髓节段与椎骨的对应关系,对脊髓或脊椎病变的部位和麻醉的定位具有重要的临床意义。

在成人,一般的推算方法为:上颈髓节（C1~C4）大致与同序数椎骨平对,如第4颈节平对第4颈椎的椎体;下颈髓节（C5~C8）和上胸髓节（T1~T4）与同序数椎骨上方的第1节椎体平对,如第6颈节平对第5颈椎的椎体;中胸节（T5~T8）约与同序数椎骨上方的第2节椎体平对,如第7胸节平对第5胸椎的椎体;下胸节（T9~T12）约与同序数椎骨上方的第3节椎体平对,如第10胸节平对第7胸椎的椎体;腰节大致平对第10~12胸椎体;全部骶、尾节约平对第1腰椎体。

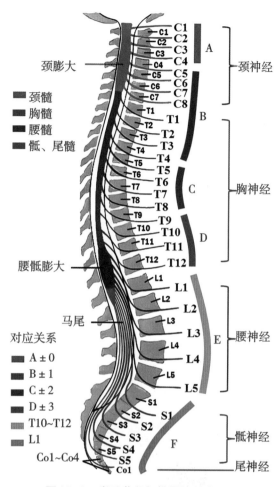

颈膨大

颈髓
胸髓
腰髓
骶、尾髓

C1
C2
C3
C4
C5
C6
C7
C8

C1
C2
C3
C4
C5
C6
C7

A

颈神经

T1
T2
T3
T4
T5
T6
T7
T8
T9
T10
T11
T12

T1
T2
T3
T4
T5
T6
T7
T8
T9
T10
T11
T12

B

C

D

胸神经

腰骶膨大

马尾

对应关系

A ± 0
B ± 1
C ± 2
D ± 3
T10~T12
L1

L1
L2
L3
L4
L5

L1
L2
L3
L4
L5

E

腰神经

S1
S2
S3
S4
S5
Co1

S1
S2
S3
S4

Co1~Co4

F

骶神经

尾神经

图 15-2　脊髓节段与椎骨的对应关系

因为脊髓比脊柱短,腰、骶、尾部的脊神经前、后根都要在椎管内下行一段距离,才能到达各自相应的椎间孔,这些在脊髓末端下行的脊神经合称为马尾(cauda equina)。为避免损伤脊髓,临床常选择第 3、4 或第 4、5 腰椎棘突之间进针行蛛网膜下腔穿刺或麻醉术。

三、脊髓的内部结构

脊髓实质由灰质和白质两大部分组成(图 15-3)。在脊髓的横切面上,中央有细小的中央管,中央管周围是灰质,灰质的外面是白质。此外,脊髓内还有网状结构。

(一)脊髓中央管

中央管(central canal)纵贯脊髓全长,管内含有脑脊液,向上经延髓中央管通第四脑室,向下在脊髓圆锥内扩大为终室[terminal ventricle,或称为终池(terminal cistern)]。成人中央管逐渐闭合,40 岁后多闭塞。

(二)脊髓灰质

1.脊髓灰质的组成　脊髓灰质(gray matter of spinal cord)是由神经元胞体和突起、神经胶质、血管等构成的复合体,在脊髓新鲜标本的横断面上,呈"H"形或"蝴蝶"形的灰暗区。脊髓灰质内有大小、形态和功能不同的神经元,大多数神经元的胞体集聚成群或层,称为神经核或板层(图15-3)。在纵切面上灰质纵贯成柱状,称为脊神经的功能柱(column);在横切面上,这些灰质柱呈突起状,称为角(horn)。

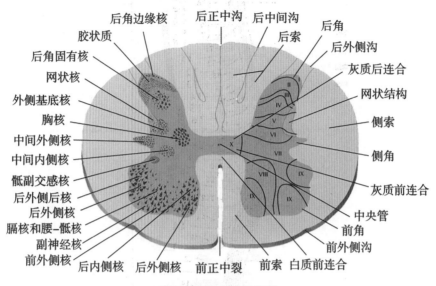

脊髓内部的构造及核群

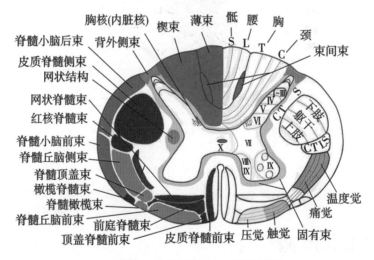

脊髓的内部板层和上、下行纤维束

图15-3 脊髓内部的构造、核群、纤维束及板层分布

2.脊髓灰质的分部和核群 每侧灰质分为4个部分(图15-3):前部扩大为前角(anterior horn);后部细长为后角(posterior horn);前、后角之间的区域为中间带(intermediate zone);连接双侧灰质的区域称为灰质连合(gray commissure)。

(1)前角 又称为前柱,是灰质前端的宽短部分,主要由运动神经元组成,是脊髓后根部分运动纤维的终止处。脊髓前角运动神经元还是锥体传导路的下运动神经元,以及其他一些下行传导束的终止处。一般将前角运动神经元分为内、外侧群,又称为内、外侧核,分别管理躯干肌和四肢肌的运动。

（2）后角 又称为后柱，是灰质后端的狭小部分，由感觉神经元和中间神经元组成，主要接受脊髓后根的感觉纤维。后角的神经元比前角的复杂，由后向前分为后角边缘核、胶状质、后角固有核、网状核、外侧基底核和胸核（又称为背核）等核群。后角边缘核位于后角尖，是接受脊髓后根一般感觉性传入纤维的部位；外侧基底核和胸核分别位于后角基底部的外侧和内侧，是接受脊髓后根本体感觉性初级传入纤维，以及大量大脑皮质运动区、感觉区和皮质下结构下行纤维的部位。

（3）中间带 是连接前、后角的灰质部分，由大量的中间神经元和少量的内脏神经元组成。大部分神经元组成中间内侧核和中间外侧核。中间内侧核位于胸核的前方，胸核仅见于颈8到腰2或腰3脊髓节段，二者发出纤维，分别组成对侧的脊髓小脑前束和同侧的脊髓小脑后束。在脊髓胸1至腰3节段处，中间带向外侧突出形成外侧角，主要有中间外侧核，是交感神经的低级中枢；在脊髓骶2至骶4节段的外侧部，即相当于外侧角的部位，有骶副交感核，是副交感神经在脊髓的低级中枢。

（4）灰质连合 因其位于中央管周围，又称为中央灰质（central gray matter），包括灰质前连合和灰质后连合。某些后根的纤维终于此处。

3.脊髓灰质的板层和核团 脊髓灰质神经元并不是分群存在，而是分层排列，由后向前分为10个板层，用罗马数字Ⅰ～Ⅹ命名。板层Ⅰ～Ⅳ向上与三叉神经脊束核尾端相续，为皮肤外感受性（痛、温、触、压觉）的初级传入纤维终末和侧支的主要接受区；板层Ⅴ、Ⅵ接受后根本体感觉性初级传入纤维，以及自大脑皮质运动区、感觉区和皮质下结构的大量下行纤维，参与调节运动；板层Ⅶ主要含有交感神经和副交感神经的节前神经元（低级中枢）；板层Ⅷ、Ⅸ由前角运动神经元和中间神经元组成；板层Ⅹ某些后根纤维终于此。

脊髓灰质板层与脊髓核团的对应关系，以及各层的位置和层内神经核的主要功能见表15-1。

表15-1 脊髓灰质板层的位置、层内神经核名称及主要功能

板层	位置	神经核（神经元性质）	主要功能
Ⅰ	后角头最后部	后角边缘核（感觉）	接受后根的传入纤维
Ⅱ	后角头大部分	胶状质（感觉）	对分析、加工脊髓的感觉信息特别是痛觉信息起重要作用
Ⅲ、Ⅳ	后角中间的体部	后角固有核（感觉）	接受大量后根传入纤维，并发出纤维组成脊髓丘脑前束和侧束
Ⅴ	后角颈部	网状核（感觉）	形成脊髓网状结构，参与复杂的功能调节
Ⅵ	后角基底部	外侧基底核，胸核后部（感觉）	外侧基底核接受后根本体感觉性传入纤维

续表 15-1

板层	位置	神经核（神经元性质）	主要功能
VII	中间带大部分	胸核前部（感觉）	胸核发出纤维组成同侧脊髓小脑后束
		中间内侧核（感觉）	接收后根传入的内脏感觉纤维，发出纤维组成对侧脊髓小脑前束
		中间外侧核（运动）	交感神经节前神经元胞体所在部位（交感神经的低级中枢）
		骶副交感核（运动）	副交感神经节前神经元胞体所在部位（副交感神经的低级中枢）
VIII	前角基底或内侧部	含有大量的中间神经元	接受邻近板层的纤维终末和一些锥体外系下行纤维束的终末
IX	前角最腹侧	前角内、外侧核（运动、中间）	是脊髓后根部分运动纤维的终止处，管理躯干和四肢的运动
X	中央管周围	中央灰质（感觉）	某些后根的纤维终于此处

（三）脊髓白质

1. 脊髓白质的分部　每侧白质借脊髓的 3 条纵沟分为 3 个索（图 15-3）。前正中裂与前外侧沟之间为前索（anterior funiculus）；后外侧沟与后正中沟之间为后索（posterior funiculus）；前、后外侧沟之间为侧索（lateral funiculus）。在灰质前连合的前方，两侧前索之间有纤维横越，称为白质前连合（anterior white commissure）。在后角基底部外侧与白质侧索之间，灰、白质混合交织，称为网状结构（reticular formation），在颈髓比较明显。

2. 脊髓白质的组成　脊髓白质由纵行排列的长短不等的纤维束（传导束）组成，包括长的上行纤维束、下行纤维束和短的固有束。向上将感觉信息传递至脑的纤维束，称为上行（感觉）传导束；向下将脑的运动信息传递至脊髓的纤维束，称为下行（运动）传导束。紧贴灰质边缘有一薄层白质，起止均在脊髓，称为固有束，在脊髓内起联络作用，参与脊髓节段内和节段间的反射活动。

（1）上行传导束　由躯干和四肢传入的感觉信息都经脊神经后根传入脊髓，后根进入脊髓时分为内侧部和外侧部，管理皮肤和黏膜的感觉信息。内侧部的纤维粗，进入后索上行组成薄束和楔束，主要传导躯干和四肢的深（本体）感觉和精细触觉；外侧部的纤维细，进入脊髓上升或下降 1~2 节组成背外侧束［又称为李骚束（fasciculus of Lissauer）］，主要传导躯干和四肢的部分浅感觉（痛觉和温度觉）和内脏感觉信息。

上行传导束主要有薄束（fasciculus gracilis）和楔束（fasciculus cuneatus）、脊髓丘脑束（spinocerebellar tract）和脊髓小脑束（spinothalamic tract）。

1）薄束和楔束：位于后索，T5 以下全为薄束，T4 以上薄束行于后索内侧，楔束行于后索外侧（图 15-4）。薄束和楔束均起自脊神经节，经脊髓后根内侧部进入同侧后索上行，止于延髓的薄束核和楔束核。薄束和楔束传导同侧躯干和四肢的意识性本体感觉和精细触觉信息。薄束主要传导上半身的感觉信息，楔束主要传导上半身的感觉信息。

2）脊髓小脑束：由脊髓小脑前、后束组成，分别位于外侧索边缘的前、后部。脊髓小脑前束起自双侧(以对侧为主)腰髓以下Ⅴ～Ⅶ板层外侧部的中间内侧核,经脑干和小脑上脚入小脑,止于小脑皮质。脊髓小脑后束仅见于L2以上脊髓节段,起自双侧(以同侧为主)Ⅶ板层内侧部的胸核,上行经延髓和小脑下脚入小脑,止于小脑皮质。脊髓小脑束传导来自同侧躯干和四肢的非意识性本体感觉。前束与整个肢体的运动和姿势有关,后束可能与肢体个别肌的精细运动和姿势协调有关。

3)脊髓丘脑束:由脊髓丘脑前、侧束组成,分别位于外侧索的前半部和前索的外侧部(图15-5)。脊髓丘脑束主要起自对侧板层Ⅰ和Ⅳ～Ⅶ层,大部分纤维在脊髓上行1～2个节段后,经白质前连合交叉至对侧(仅有脊髓丘脑前束的少部分纤维不交叉),继续沿外侧索和前索上行,当上行至脑干下部时,脊髓丘脑前束加入内侧丘系,而脊髓丘脑侧束构成脊丘系,二者均上行止于背侧丘脑的腹后外侧核。脊髓丘脑束传导躯干和四肢的浅感觉(痛觉、温度觉、粗触觉和压觉)信息。通常将交叉至对侧经外侧索内上行的纤维束,称为脊髓丘脑侧束,传导躯干和四肢的痛觉和温度觉信息;而将交叉至对侧经前索内上行的纤维束,称为脊髓丘脑前束,传导躯干和四肢的粗触觉和压觉信息。一侧脊髓丘脑束损伤时,对侧损伤平面1～2节以下的区域出现痛、温觉的减退或消失。

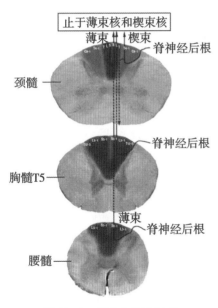

图15-4　薄束和楔束示意

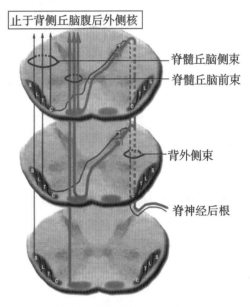

图15-5　脊髓丘脑束示意

(2)下行传导束　起自脑的不同部位,直接或间接止于前角或侧角,管理骨骼肌的运动。下行纤维束分锥体束(pyramidal tract)和锥体外束(extrapyramidal tract),前者包括止于脊髓前角的皮质脊髓束(corticospinal tract)和脑干的皮质核束(corticonuclear tract)。

皮质脊髓束分皮质脊髓侧束和皮质脊髓前束,分别位于脊髓侧索后部和前索最内侧(图15-6)。皮质脊髓束起自大脑皮质中央前回中、上部和中央旁小叶前部,经内囊后肢和脑干下行,大部分纤维在延髓锥体交叉处交叉至对侧外侧索后部继续下行,称为皮质脊髓侧束,止于同侧前角运动细胞;小部分纤维不交叉,在同侧前索最内侧继续下行,称为皮质脊髓前束,止于双侧(以对侧为主)前角运动细胞。皮质脊髓束传导躯干和四肢的运动信息,控制骨骼肌的随意运动。支配四肢的前角运动神经元只接受对侧半球来的纤维,而支配躯干肌的运动神经元接受双侧皮质脊髓束的支配。因此,一侧皮质脊髓束的损伤,可出现同侧肢体的肌肉瘫痪,而躯干肌不会瘫痪。

锥体外系的纤维束包括止于脊髓的红核脊髓束、前庭脊髓束、顶盖脊髓束、网状脊髓束、内侧纵束等。锥体外系结构较复杂,涉及脑内大脑皮质、背侧丘脑、纹状体、底丘脑、中脑顶盖、红核、黑质、脑桥核、前庭核、小脑、脑干网状结构等结构,主要功能是调节肌张力和协调肌的活动,保持肌的精细随意运动。

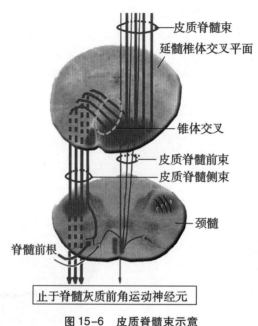

图 15-6　皮质脊髓束示意

四、脊髓的功能和典型损伤表现

(一)脊髓的功能

根据脊髓的构造及其纤维联系,脊髓的功能可概括为传导和反射两大功能。

1. 传导功能　脊髓白质中有上、下行纤维束和固有束,脊髓灰质内还有一些部位是上、下传导路径的中继站,均可建立躯干和四肢与脑各部或者脊髓上、下节段之间的联系,是完成传导功能的重要结构。

2. 反射功能　完成脊髓反射的结构为脊髓的固有装置,包括脊髓灰质、固有束和脊神经前、后根。但在正常情况下,脊髓的反射活动总是在脑的控制下进行的。脊髓反射包括躯体反射和内脏反射,躯体反射是指骨骼肌的反射活动,如牵张反射、屈曲反射、浅反射等;内脏反射是指一些躯体-内脏反射、内脏-内脏反射和内脏-躯体反射,如竖毛反射、膀胱排尿反射、直肠排便反射等。

(二)脊髓损伤的典型表现

1. 脊髓全横断　脊髓在突然受到严重损伤导致完全横断时,损伤平面以下的所有感觉和运动功能丧失,进入无反射状态,称为脊髓休克。脊髓休克属暂时现象,数周至数月后,各种脊髓反射可逐渐恢复,但由于传导束很难再生,损伤平面以下的感觉和骨骼肌运动功能不能恢复,而脊髓又失去了脑的易化和抑制作用,导致深反射和肌张力比正常时高,表现为肌紧张增高、腱反射亢进、排尿和排便不能随意控制等。

2.脊髓半横断　表现为损伤平面以下,伤侧深感觉消失和肢体硬瘫,而对侧浅感觉丧失。

3.中央管周围损伤　脊髓空洞症或脊髓内肿瘤造成中央管扩大或灰、白质连合受压,脊髓丘脑束的交叉传导被阻断,而后索不受影响,引起浅感觉消失,而深感觉和精细触觉正常,这种现象称为感觉分离。

4.脊髓前角损伤　多见于脊髓灰质炎(又称为小儿麻痹症)患者,脊髓灰质炎病毒对灰质前角具有很强的亲噬性,可造成同侧肢体软瘫,表现为肌张力低下、腱反射消失、肌萎缩和无病理性反射,但感觉正常。

✣ 强化训练

一、名词解释

1.脊髓节段(spinal segment)　2.脊髓圆锥(conus medullaris)

二、思考与讨论

1.脊髓位于何处? 有何外形特征? 根据相连的脊神经根部位,脊髓分为哪些节段?

2.成人腰椎穿刺常选择3、4或4、5腰椎棘突之间,为什么?

3.简述脊髓灰质在横断面上的分部。不同部位所含的神经元有何不同?

4.简述脊髓白质在横切面上的分部。薄束、楔束、脊髓丘脑束和皮质脊髓束分别位于何处? 各有什么主要功能?

5.脊髓的主要功能是什么? 请做出合理解释。

6.何谓感觉分离现象? 常见于脊髓什么部位的病变?

第二节　脑

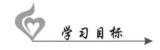

学习目标

掌握脑的位置和分部,脑干的位置、组成和主要功能,小脑的位置、形态分叶和功能分区,间脑的位置、分部和各部的主要功能,大脑半球的主要脑沟、脑回和分叶,大脑皮质的主要功能定位,内囊的组成、位置和损伤的典型表现;熟悉脑干的外形结构、脑神经出入部位、内部主要核团和主要传导束的位置和功能,小脑的核团和功能,间脑各部的外形结构和内部核团,大脑的外形结构、大脑皮质的细胞构筑和髓质的纤维联系;了解脑干网状结构的概念和功能,小脑和间脑各部的纤维联系,大脑边缘叶、边缘系统和海马结构的组成、位置和功能,第三脑室、第四脑室和侧脑室的位置、通联及第四脑室的分部,脑干、小脑、下丘脑、大脑语言中枢和纹状体损伤的典型表现。

脑(brain/encephalon)是进化很高、功能极为复杂的中枢部分,分为脑干、小脑、间脑和端脑,其中间脑又分为5个部分,脑干又分为3个部分(图15-7)。

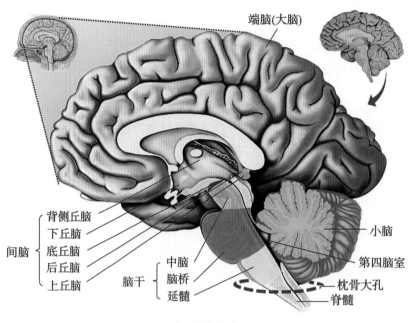

端脑(大脑)

间脑
- 背侧丘脑
- 下丘脑
- 底丘脑
- 后丘脑
- 上丘脑

脑干
- 中脑
- 脑桥
- 延髓

小脑

第四脑室

枕骨大孔

脊髓

图 15-7　脑的位置及分部

一、脑干

(一)脑干的位置和外形

1. **脑干的位置**　脑干(brain stem)位于颅后窝前部,脊髓和间脑之间。延髓和脑桥的腹侧面邻接枕骨斜坡,背侧面与小脑相连。脑干自下而上由延髓(medulla oblongata)、脑桥(pons)和中脑(midbrain/mesencephalon)组成。延髓下端在枕骨大孔内,于第 1 颈神经根处与脊髓相续。

2. **脑干的外形**　脑干在腹侧面和背侧面上形成许多沟裂、陷窝和隆起,并与 10 对脑神经根相连。在脑桥、延髓和小脑之间还有第四脑室。

(1)腹侧面观　在脑干腹侧面(图 15-8),延髓与脑桥之间借延髓脑桥沟(bulbopontine sulcus,简称桥延沟)为界,与脊髓以锥体交叉为界;中脑与脑桥之间以脑桥基底部的上缘为界,与间脑以视束为界。桥延沟自内向外有展神经、面神经(运动根和中间神经)和前庭蜗神经的神经根丝出入。

1)延髓:延髓与脊髓的外形近似,其表面有与脊髓相续的相同纵行沟、裂,其下部内腔仍为中央管。在前正中裂的两侧有纵行隆起,称为锥体(pyramid);锥体在延髓下端与脊髓交界处,有皮质脊髓束的大部分纤维斜行交叉至对侧,称为锥体交叉(decussation of pyramid)。在锥体背外侧,延髓前、后外侧沟的上部之间有卵圆形隆起,称为橄榄,内含下橄榄核。橄榄前、后的外侧沟处分别称为橄榄前、后沟。橄榄前沟内连有舌下神经根丝;延髓后外侧沟内自上而下连有舌咽神经、迷走神经和副神经的根丝。

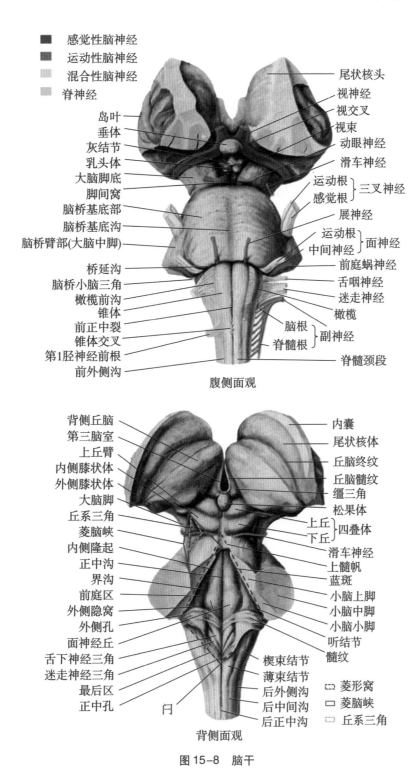

■ 感觉性脑神经
■ 运动性脑神经
混合性脑神经
脊神经

岛叶
垂体
灰结节
乳头体
大脑脚底
脚间窝
脑桥基底部
脑桥基底沟
脑桥臂部(大脑中脚)
桥延沟
脑桥小脑三角
橄榄前沟
锥体
前正中裂
锥体交叉
第1颈神经前根
前外侧沟

尾状核头
视神经
视交叉
视束
动眼神经
滑车神经
运动根 } 三叉神经
感觉根
展神经
运动根 } 面神经
中间神经
前庭蜗神经
舌咽神经
迷走神经
橄榄
脑根 } 副神经
脊髓根
脊髓颈段

腹侧面观

背侧丘脑
第三脑室
上丘臂
内侧膝状体
外侧膝状体
大脑脚
丘系三角
菱脑峡
内侧隆起
正中沟
界沟
前庭区
外侧隐窝
外侧孔
面神经丘
舌下神经三角
迷走神经三角
最后区
正中孔

内囊
尾状核体
丘脑终纹
丘脑髓纹
缰三角
松果体
上丘 } 四叠体
下丘
滑车神经
上髓帆
蓝斑
小脑上脚
小脑中脚
小脑小脚
听结节
髓纹

楔束结节
薄束结节
后外侧沟
后中间沟
后正中沟

闩

菱形窝
菱脑峡
丘系三角

背侧面观

图15-8 脑干

2)脑桥:脑桥在腹侧面正中有较宽的纵行浅沟,称为基底沟(basilar sulcus),容纳基底动脉。沟的两侧形成宽阔的膨隆,称为脑桥基底部(basilar part of pons),由大量横行纤维和部分纵行纤维组成。基底部向两侧延伸并逐渐变窄，称为脑桥臂部(brachium part of pons)，又称为小脑中脚(middle cerebellar peduncle)。脑桥基底部和臂部移行处有粗大的三叉神经根出入。在桥延沟的外侧，延髓、脑桥与小脑之间的三角形区域，称为脑桥小脑三角(pontocerebellar trigone)，前庭蜗神经根位居于此，故邻近的占位性病变极易压迫前庭蜗神经。

3)中脑：中脑腹侧面有一对粗大的纵行隆起，称为大脑脚底(crus cerebri)。两侧大脑脚底之间有"V"字形凹陷，称为脚间窝(interpeduncular fossa)，在窝内大脑脚底的内侧连有动眼神经根；窝底有许多血管出入的小孔，称为后穿质(posterior perforated substance)。中脑的内腔向上、向下分别与第三、第四脑室通连，称为中脑导水管(cerebral aqueduct)。

(2)背侧面观　在脑干背侧面(图15-8)，延髓与脑桥之间以髓纹为界，中脑与脑桥之间以下丘下方的滑车神经为界。

1)延髓：其上部构成菱形窝的下半部，下部在后正中沟的两侧，沿菱形窝边缘形成内、外侧两个膨大，分别称为薄束结节(gracile tubercle)和楔束结节(cuneate tubercle)，其深面有薄束核和楔束核，是薄束和楔束的终止和换元部位。在楔束结节的外上方有隆起，称为小脑下脚(inferior cerebellar peduncle)，由进入小脑的纤维构成。

2)脑桥：主要构成菱形窝的上半部。窝的两侧是左、右小脑上脚(superior cerebellar peduncle)和小脑中脚。小脑上脚上段腹外侧有一三角区，称为丘系三角(trigonum lemnisci)，其上界为下丘臂，下界为小脑上脚外侧缘，腹侧界为中脑外侧沟，内有外侧丘系纤维通过。

3)中脑：有上、下两对圆形隆起，上方一对称为上丘(superior colliculus)，深部的上丘核是视觉反射中枢；下方一对称为下丘(inferior colliculus)，深部的下丘核是听觉反射中枢。上、下丘合称为四叠体(corpora quadrigemina)或中脑顶盖(tectum of midbrain)。自上、下丘向外上方各形成一条状隆起，称为上丘臂和下丘臂，分别连于外、内侧膝状体。滑车神经根在下丘下方出脑，是唯一自脑干背侧面连接脑的脑神经。

(3)菱形窝和第四脑室　延髓上部和脑桥的中央管沿后壁中线向后敞开，形成菱形窝(rhomboid fossa)；继续向小脑脚之间形成较大的腔隙，称为第四脑室(fourth ventricle)。

1)菱形窝：位于延髓上部和脑桥的背面，呈菱形，构成第四脑室底部，又称为第四脑室底。其外上界为小脑上脚，外下界自内下向外上依次为薄束结节、楔束结节和小脑下脚。外上界和外下界的汇合处为菱形窝的外侧角，两外侧角的尖端各有一通向脑干外的小孔，称为第四脑室外侧孔，通向环池或小脑延髓池。在菱形窝下角尖的正上方也有一小孔，称为第四脑室正中孔，通向小脑延髓池。

菱形窝分为4个部分。髓纹(striae medullares)为横行于菱形窝外侧角与中线之间浅表的纤维束，将菱形窝分为上部和下部；在后正中线上有纵贯菱形窝全长的正中沟(median sulcus)，又将菱形窝分成对称的左、右两半。后正中沟的外侧有与之平行的沟，称为界沟(sulcus limitans)，将每侧半的菱形窝又分为内、外侧区。内侧区形成长条形隆起，称为内侧隆起(medial eminence)，在靠近髓纹的上方可见更明显的圆形隆起，称为面神经丘(facial colliculus)，内含面神经膝和展神经核；在髓纹的下方则形成两个三角形隆起，内上方者称为舌下神经三角(hypoglossal triangle)，外下方者称为迷走神经三角(vagal triangle)，深面分别含有舌下神经核和迷走神经背核。外侧区呈大的三角形，称为前庭区(vestibular area)，深面含前庭神经核；该区外侧角有一小隆起，称为听结节(acoustic tubercle)，内含蜗神经背侧核。此外，在界沟上端有一新鲜标本呈蓝灰色的小区域，称为蓝斑(locus ceruleus)，内含蓝斑核，为含黑色素的去甲肾上腺素能神经元聚集的部位。

2）第四脑室：为脑桥、延髓和小脑之间的室腔，由室底、室顶和菱形窝两侧界围成（图15-9）。室底即菱形窝。窝顶前部为小脑上脚及张于其间的上髓帆（superior medullary velum），窝顶后部为张于两小脑下脚之间的下髓帆（inferior medullary velum）及其深面的第四脑室脉络丛，是生成脑脊液的部位。室腔内充满脑脊液，向上经中脑导水管通第三脑室，向下续为延髓和脊髓的中央管并止于终室，向前和向两侧分别借正中孔和两外侧孔与脑干周围的脑蛛网膜下腔（脑池）相通。

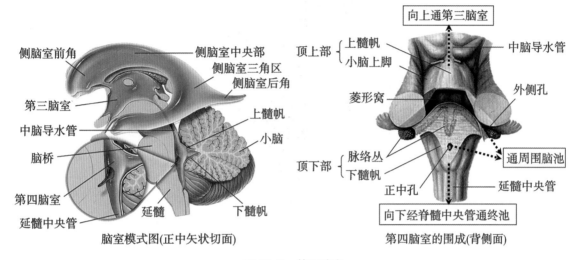

图 15-9 第四脑室

（二）脑干内部结构

脑干的内部结构也由灰质、白质和网状结构组成，但结构和功能均较脊髓更为复杂。与脊髓相比，脑干的内部结构具有以下主要特征：延髓下部的结构配布与脊髓基本相似，但在延髓上部和脑桥内中央管向背面敞开形成菱形窝，原脊髓中央管周围的灰质构成第四脑室室底的灰质；灰质不再连续成灰质柱，而是分离聚集成团状或柱状核团，主要含有与脑神经直接相连的脑神经核；经过脑干的纤维束多在其内形成中继使之出现中继核，并交叉传导以致打乱了原脊髓内的灰、白质界限；脑干灰、白质之间还有更大范围且功能更为复杂的网状结构，从而出现了重要的网状核及生命中枢，如血管运动中枢、呼吸中枢等。

1. 脑干灰质　由神经元胞体组成两类核团。依据其纤维联系及功能的不同，分为3类：第1类为脑神经核，与第Ⅲ～Ⅻ对脑神经相连；第2类为中继核，经过脑干的上、下行纤维束在此中继换元；第3类为网状核，位于脑干的网状结构中，间接维持大脑皮质兴奋。后两类合称为非脑神经核。

（1）脑神经核　若干功能相同的脑神经核，在脑干内有规律地排列成纵行的细胞柱，即脑神经核的功能柱。可粗略分为脑神经感觉核和脑神经运动核两大类，具体包含7种性质的脑神经核，即一般躯体运动核、一般内脏运动核、特殊内脏运动核、一般内脏感觉核、特殊内脏感觉核、一般躯体感觉核和特殊躯体感觉核（图15-10）。由于一般内脏感觉核和特殊内脏感觉核实际上位于孤束核的不同部分，合称为内脏感觉核，故脑干每侧半实际上只有6个脑神经核功能柱。内脏感觉核由单一的孤束核构成，与第Ⅶ、Ⅸ、Ⅹ对脑神经相连，又分为两部分，上端达脑桥下部，称为味觉核（gustatory nucleus）；下端达内侧丘系交叉平面，称为心-呼吸核（cardiorespiratory nucleus）。

心-呼吸核在维持心搏、血压和呼吸活动方面具有重要作用,是重要的生命中枢。一般以界沟为界,感觉柱位于界沟的外侧,运动柱位于界沟的内侧。

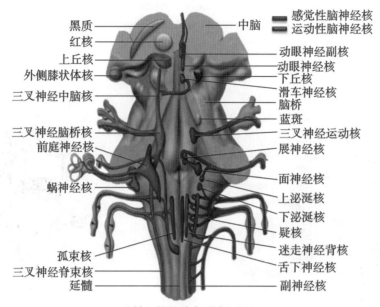

脑神经核的分布(腹侧面观)

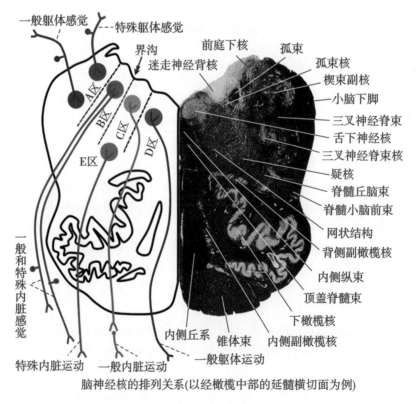

脑神经核的排列关系(以经橄榄中部的延髓横切面为例)

图 15-10　脑神经核的分布及其排列关系

现将脑干内的脑神经核按功能柱的排列关系,列表说明其位置、与脑神经的连接关系及主要主要功能(表 15-2)。

表 15-2 不同类别脑神经核的名称、位置、连脑神经及主要功能

脑神经核类别	名称	位置	连脑神经	主要功能
一般躯体运动核	动眼神经核	中脑	III	支配上睑提肌、上直肌、下直肌、内直肌和下斜肌
	滑车神经核	中脑	IV	支配上斜肌
	展神经核	脑桥	VI	支配外直肌
	舌下神经核	延髓	XII	支配全部舌内、外肌
特殊内脏运动核	三叉神经运动核	脑桥	V	支配咀嚼肌、二腹肌前腹、下颌舌骨肌、腭帆张肌和鼓膜张肌
	面神经核	脑桥	VII	支配面肌、颈阔肌、二腹肌后腹、茎突舌骨肌和镫骨肌
	疑核	延髓	IX、X、XI	支配软腭、咽、喉和食管上部的肌
	副神经核	颈髓	XI	支配胸锁乳突肌和斜方肌
一般内脏运动核（副交感神经核）	动眼神经副核	中脑	III	支配眼球瞳孔括约肌和睫状肌
	上泌涎核	脑桥	VII	支配泪腺、舌下腺和下颌下腺的分泌
	下泌涎核	延髓	IX	支配腮腺的分泌
	迷走神经背核	延髓	X	支配颈部和胸、腹腔大部分脏器及心的活动
内脏感觉核	孤束核	延髓	VII、IX、X	接受味觉（孤束核上部），胸、腹腔脏器感觉（孤束核中下部）
一般躯体感觉核	三叉神经中脑核	中脑	V	接受咀嚼肌和表情肌的本体感觉
	三叉神经脑桥核	脑桥	V	接受头面部皮肤和口、鼻腔黏膜的触、压觉
	三叉神经脊束核	脑桥、延髓	V	接受头面部皮肤和口、鼻腔黏膜的痛、温觉
特殊躯体感觉核	前庭神经核	脑桥、延髓	VIII	接受内耳的平衡觉
	蜗神经核	脑桥、延髓	VIII	接受内耳的听觉

(2)非脑神经核 中继核主要有薄束核、楔束核、脑桥核、上丘核、下丘核、顶盖前核、蓝斑核、红核、黑质等;网状核是脑干网状结构内的小细胞核团。

1)延髓的中继核:薄束核(gracile nucleus)与楔束核(cuneate nucleus)分别位于延髓下部的薄束结节和楔束结节深面,接受来自薄束和楔束的纤维终止(图 15-11)。薄束核和楔束核是躯干和四肢意识性本体感觉和精细触觉传导通路上的中继性核团。

2) 脑桥的中继核：脑桥核(pontine nuclei)位于脑桥基底部的深面,接受来自同侧大脑皮质广泛区域的皮质脑桥纤维,即额桥束和顶枕颞桥束(图15-12);发出大量的横行纤维交叉到对侧,组成粗大的小脑中脚止于小脑新皮质。脑桥核是将大脑皮质运动信息传递至小脑的最重要中继核。

3) 中脑的中继核：主要有位于上、下丘深面的上丘核和下丘核(图15-13)。下丘核(nucleus of inferior colliculus)接受外侧丘系的终止,也发出纤维组成下丘臂到达间脑的内侧膝状体,主要完成由声刺激所引起头、眼定向运动。因此,下丘核既是听觉传导通路的重要中继站,又是听觉反射中枢。上丘核(nucleus of superior colliculus)的浅、深层分别接受来自视觉皮质、视束上丘臂及下丘的纤维,并发出纤维至脊髓、脑干、背侧丘脑等部位,主要完成由光刺激所引起的头、眼动向运动。因此,上丘核既是听觉传导通路上的重要中继站,又是视觉反射中枢。

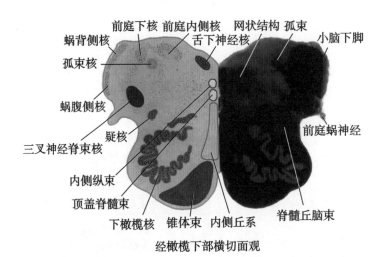

经橄榄下部横切面观

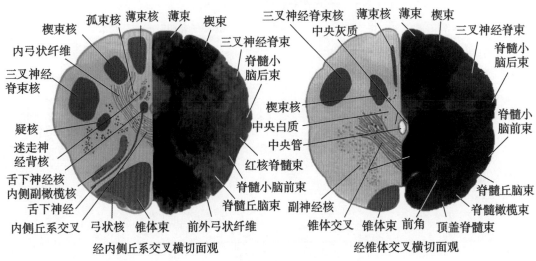

经内侧丘系交叉横切面观　　　经锥体交叉横切面观

图15-11　延髓内的核团和纤维束分布

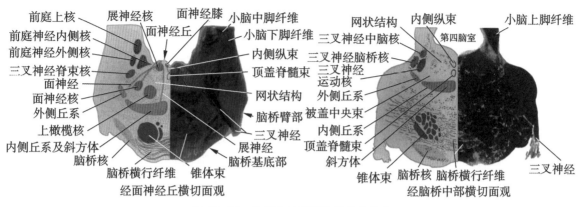

图 15-12 脑桥内的核团和纤维束分布

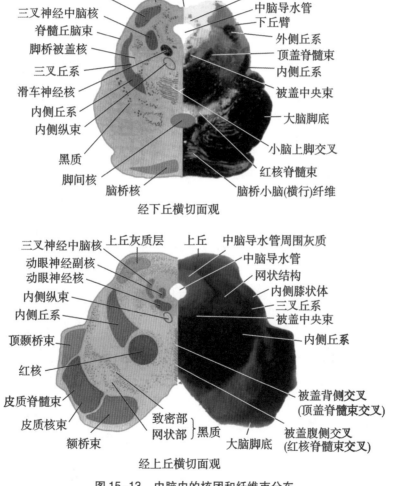

经下丘横切面观

经上丘横切面观

图 15-13 中脑内的核团和纤维束分布

4)其他核团:在中脑和间脑交界,上丘的腹侧,有与上丘相连的区域或核团,称为顶盖前核(pretectal nuclei)或顶盖前区(pretectal region),直接接受经视束、上丘臂中来自视网膜的视觉纤维,并接受视觉皮质和上丘的投射,并发出纤维止于双侧动眼神经副核,从而使两眼同时完成直接和间接对光反射,故顶盖前核是瞳孔对光反射中枢。红核(red nucleus)(图15-13)位于中脑上丘水平的被盖部,黑质的后内侧,接受来自小脑齿状核和大脑皮质发出的纤维,并发出少部分纤维至脊髓形成红核脊髓束,大部分纤维至下橄榄核,经中继后达对侧小脑,因此,在功能上主要参与锥体外系对躯体运动的调节。黑质(substantia nigra)(图15-13)位于中脑被盖和大脑脚底之间,分为网状部和致密部,前者的细胞形态、纤维联系和功能与大脑的苍白球相似,后者主要由多巴胺能神经元组成,其胞质含黑色素颗粒(故名黑质),是脑内合成多巴胺的主要场所。端脑的新纹状体接受致密部多巴胺能神经元的投射,在生理状况下,黑质是调节随意运动的重要中枢。蓝斑(locus coeruleus)位于第四脑室底,脑桥前背部,与脊髓和脑的各个部位均形成广泛的投射。蓝斑中的神经元也含有黑色素颗粒,是脑中合成去甲肾上腺素的主要部位,其功能主要与应激反应有关。

2.脑干白质　脑干白质如同脊髓一样,主要分布在脑干的周围,由长的上、下行纤维束和出入小脑的纤维组成。其中出入小脑的纤维在脑干背面集合成上、中、下3对小脑脚。

(1)上行纤维束　主要形成内侧丘系、外侧丘系、三叉丘系和脊髓丘系4个丘系(图15-14)。

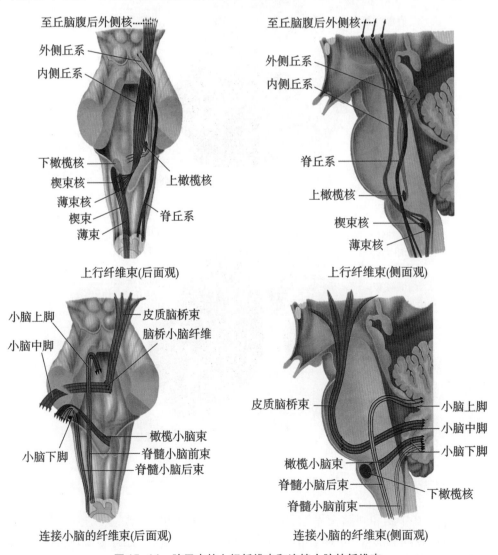

图15-14　脑干内的上行纤维束和连接小脑的纤维束

1)内侧丘系:薄束核和楔束核发出的纤维在延髓中央管腹侧中线上行并交叉至对侧,称为内侧丘系交叉,继续沿中线两侧上行,形成内侧丘系(medial lemniscus),终于背侧丘脑的腹后外侧核。内侧丘系的功能同薄束和楔束,它们的区别是薄束和楔束上传同侧信息,经薄束核和楔束核中继换元后,内侧丘系继续上传对侧信息。

2)外侧丘系:起于双侧蜗神经核和双侧上橄榄核的纤维上行组成外侧丘系(lateral lemniscus),大部分纤维行于脑桥和中脑被盖的外侧边缘部分,在脑桥中、下部经被盖的腹侧部横行越边到对侧,称为斜方体;少部分纤维不交叉,加入同侧外侧丘系上行,大部分纤维止于下丘核,小部分纤维穿下丘和下丘臂止于内侧膝状体。因此,一侧外侧丘系传导双侧耳的听觉冲动,故外侧丘系以上部位的损伤不引起明显听力障碍。

3)三叉丘系:由三叉神经脑桥核和三叉神经脊束核发出的三叉丘脑纤维,越过中线至对侧后,组成三叉丘系(trigeminal lemniscus),紧随内侧丘系的背外侧继续上行,终止于背侧丘脑的腹后内侧核。三叉丘系传递对侧头面部的痛、温觉和触、压觉。

4)脊髓丘系:简称脊丘系。脊髓丘脑束进入大脑后,脊髓丘脑前束加入内侧丘系,而脊髓丘脑侧束纤维自行组成脊髓丘系(spinal lemniscus),终止于背侧丘脑的腹后外侧核。脊髓丘脑束与伴行的脊髓网状束和脊髓中脑束在脊髓侧索前部上行,故合称为前外侧系统。脊丘系的功能同脊髓丘脑束。

(2)下行纤维束　包括锥体束和锥体外束(图15-15)。锥体束有经过脑干下行至脊髓前角运动神经元的皮质脊髓束,以及止于脑干运动核团的皮质核束;锥体外束有自大脑皮质下传至脑桥的额桥束和顶枕颞桥束,以及经脑干下传至脊髓的红核脊髓束、网状脊髓束、顶盖脊髓束、前庭脊髓束等。

1)皮质核束:又称为皮质脑干束、皮质延髓束。皮质核束(corticonuclear tract)起自大脑半球额、顶叶,躯体运动区和感觉区及附近的顶叶后部皮质,经内囊膝部下传,至脑干的脑神经运动核(包括动眼神经核、滑车神经核、三叉神经运动核、展神经核、疑核和副神经核),传导头颈部骨骼肌的随意运动信息。皮质核束和皮质脊髓束组成的锥体束主要与随意运动的控制有关,也参与对上行感觉信息的调制。

2)皮质脑桥束:锥体外系包括纹状体系和前庭小脑系,锥体外系的主要功能是调节肌张力、协调肌的活动等。在前庭小脑系中,由大脑皮质额叶起始的纤维组成额桥束,由顶、枕、颞叶起始的纤维组成顶枕颞桥束,它们分别经内囊前、后肢下行,终于同侧脑桥核。

3.脑干网状结构　在脑干被盖部的中央区域,脑神经核、界限明确的非脑神经核和长的上、下行纤维束之间,纵横的神经纤维交织成网,网眼中散布着大量大小不等的神经元胞体,这些区域称为脑干网状结构(reticular formation of brain stem),参与构成上行网状激动系统。上行网状激活系统(ascending reticular activating system)由向脑干网状结构的感觉传入、自脑干网状结构向间脑的上行投射、从间脑向大脑皮质的广泛投射(非特异性投射系统)3个部分组成(图15-16),可间接维持大脑皮质兴奋,对于维持睡眠-觉醒状态起决定性作用。

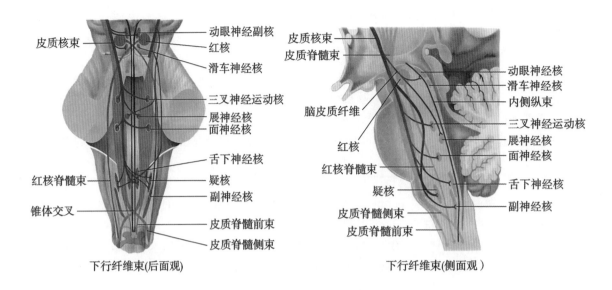

下行纤维束(后面观)

下行纤维束(侧面观)

左图标注:
皮质核束
动眼神经副核
红核
滑车神经核
三叉神经运动核
展神经核
面神经核
舌下神经核
红核脊髓束
疑核
副神经核
锥体交叉
皮质脊髓前束
皮质脊髓侧束

右图标注:
皮质核束
皮质脊髓束
脑皮质纤维
红核
红核脊髓束
疑核
皮质脊髓侧束
皮质脊髓前束
动眼神经核
滑车神经核
内侧纵束
三叉神经运动核
展神经核
面神经核
舌下神经核
副神经核

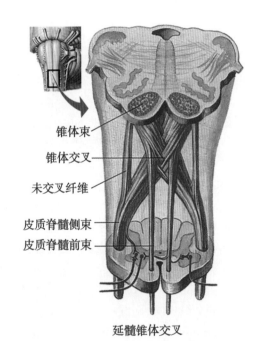

锥体束
锥体交叉
未交叉纤维
皮质脊髓侧束
皮质脊髓前束

延髓锥体交叉

图 15-15 脑干内的下行纤维束和延髓锥体交叉

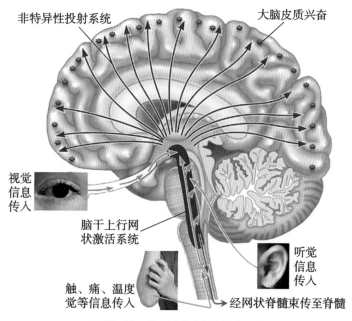

非特异性投射系统

大脑皮质兴奋

视觉信息传入

脑干上行网状激活系统

触、痛、温度觉等信息传入

听觉信息传入

经网状脊髓束传至脊髓

图 15-16　脑干上行网状激活系统

(三)脑干的功能和典型损伤表现

脑干的功能与脊髓相似,也有反射与传导两种功能。但脑干网状结构相比脊髓网状结构,所占据的范围更广,与中枢神经其他部位的纤维联系更为错综复杂,在功能上也更为重要。

1.传导功能　脑干内有上、下行传导束组成的多个丘系和运动调节系统,是脑和脊髓之间相互连接的重要桥梁,参与全身感觉和运动信息的传导。

2.反射功能　脑干的反射功能远较脊髓复杂,尤其是延髓网状结构内存在重要的生命活动中枢,如心血管活动中枢、呼吸运动中枢等。此外,脑干也是许多皮质下中枢所在的部位,如上丘核是视觉反射中枢,下丘核是听觉反射中枢,顶盖前核是瞳孔对光反射中枢,延髓背外侧部有呕吐中枢等。

3.维持大脑皮质兴奋　脑干网状上行激动系统是具有上行唤醒作用的功能系统,它通过背侧丘脑非特异性投射系统发挥作用,维持和改变大脑皮质的兴奋状态,是多突触接替,易受药物阻滞。临床全身麻醉药物就是通过阻滞该系统而发挥作用,引起患者暂时性昏迷和失去痛觉。

脑干损伤通常是一种严重甚至是致命的损伤,主要表现为意识障碍(嗜睡、昏睡或昏迷)、感觉障碍、运动障碍(去皮质强直和锥体束征)、重要生命体征的变化(如呼吸功能和心血管功能紊乱)等。

二、小脑

(一)小脑的位置和外形

1.小脑的位置　小脑(cerebellum)位于颅后窝后部。后上方隔小脑幕,紧邻端脑枕叶;前下方借 3 对小脑脚连于脑干(图 15-17)。小脑上脚,又称为结合臂,大部分由小脑的传出纤维构成;小脑中脚,又称为脑桥臂,主要由脑桥核传入小脑的纤维组成;小脑下脚,又称为绳状体,主要由脊髓和延髓下橄榄核传入小脑的纤维组成。

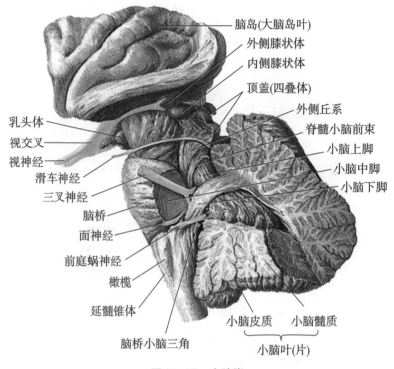

图 15-17 小脑脚

2. 小脑的外形 由中间缩窄的小脑蚓（cerebellar vermis）和两侧明显膨大的小脑半球
（cerebellar hemisphere）组成（图 15-18）。小脑上面较平坦，小脑蚓与小脑半球无明显分界，前部
有一深沟，称为原裂（primary fissure）；后部有一延伸向小脑下面的深沟，称为后外侧裂
（posterolateral fissure）。小脑下面中间的小脑蚓深陷，称为小脑谷（cerebellar vallecula），谷底自前
向后有蚓小结（nodulus of vermis）、蚓垂（uvula of vermis）、蚓锥体（pyramid of vermis）和蚓结节
（tuber of vermis）；在蚓垂两旁，小脑半球的下面向前内侧明显膨隆，凸向枕骨大孔和延髓后面，称
为小脑扁桃体（cerebellar tonsil）。当颅内压增高时，小脑扁桃体可嵌入枕骨大孔形成小脑扁桃体
疝，压迫脑干，甚至危及生命。

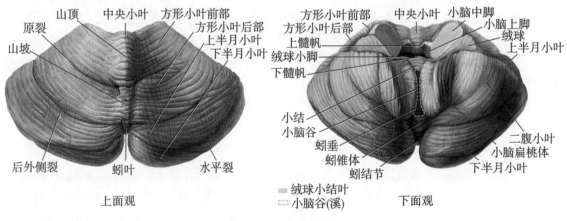

图 15-18 小脑外形

（二）小脑的形态学分叶和功能学分区

1.小脑的形态学分叶　小脑表面借原裂和后外侧裂分为前叶、后叶和绒球小结叶 3 叶（图 15-19）。在小脑上面的前部，原裂将小脑分成前叶（anterior lobe）和后叶（posterior lobe）。前叶和后叶合称为小脑体（corpus of cerebellum），构成小脑的主体。在小脑下面的前部，可见小脑半球上有一绒球状结构，称为绒球（cerebellar flocculus），并与蚓小结之间由纤维束相连接，称为绒球脚（floccular peduncle）。绒球、蚓小结及其连接结构绒球脚，合称为绒球小结叶（flocculonodular lobe），借后外侧裂与后叶分界。

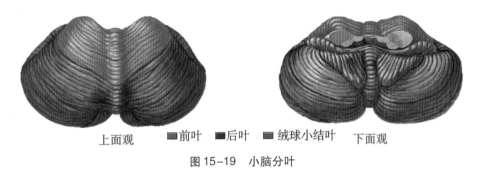

上面观　■前叶　■后叶　■绒球小结叶　下面观

图 15-19　小脑分叶

2.小脑的功能学分区　小脑按照进化、纤维联系和功能上的不同,分为前庭小脑、脊髓小脑和大脑小脑 3 个区（图 15-20）。前庭小脑（vestibulocerebellum）由绒球小结叶及相关的前庭神经核构成,因其在进化上出现最早,又称为原小脑或古小脑；脊髓小脑（spinocerebellum）由小脑蚓和半球中间部及相关的顶核与中间核构成,因其在种系发生上晚于绒球小结叶,又称为旧小脑；大脑小脑（cerebrocerebellum）由小脑半球外侧部及相关的齿状核构成,因其在进化中出现最晚,又称为新小脑。

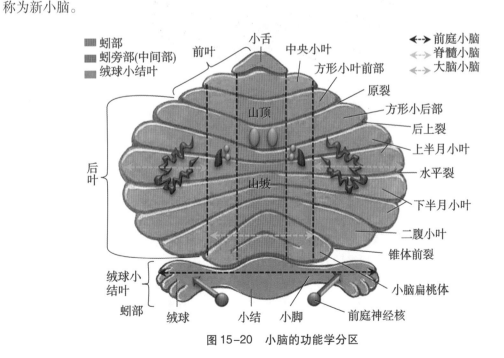

■蚓部　　　　　前叶　小舌　中央小叶　　◄─►前庭小脑
■蚓旁部(中间部)　　　　　方形小叶前部　◄─►脊髓小脑
■绒球小结叶　　　　　　　原裂　　　　　◄─►大脑小脑
　　　　　　　山顶　　　　方形小后部
　　　　　　　　　　　　　后上裂
　　　　　　　　　　　　　上半月小叶
后叶　　　　　　　　　　　水平裂
　　　　　　　山坡　　　　下半月小叶
　　　　　　　　　　　　　二腹小叶
　　　　　　　　　　　　　锥体前裂
绒球小　　　　　　　　　　小脑扁桃体
结叶
蚓部　　绒球　小结　小脚　前庭神经核

图 15-20　小脑的功能学分区

（三）小脑的内部结构

小脑由小脑皮质（cerebellar cortex）、小脑髓质（cerebellar medulla）和小脑核（cerebellar nuclei）构成，表面形成小脑沟和小脑叶片。

1. 小脑皮质　是小脑表面的薄层灰质，由神经元胞体和树突组成，由内向外分为颗粒层、梨状细胞层和分子层。皮质向内部深陷成沟，称为小脑沟（cerebellar sulcus）；将小脑分成许多大致横行的薄片，称为小脑叶片（cerebellar folia），由小脑皮质和髓质构成，是小脑的基本结构和功能单位。进入小脑的纤维止于小脑皮质，由小脑皮质发出的纤维止于小脑核。

2. 小脑髓质　是小脑皮质深面的白质，又称为髓体（medullary center），主要由进出小脑的纤维组成，即小脑的上、中、下 3 对脚，以及小脑皮质与小脑中央核之间的联合纤维。

3. 小脑核　是埋于髓体内的灰质核团，含 4 种（图 15-21）。从内向外依次为 1 对顶核（fastigial nucleus）、2 对球状核（globose nucleus）、1 对栓状核（emboliform nucleus）和 1 对齿状核（dentate nucleus）。球状核和栓状核合称为中间核（interposed nuclei）；小脑的全部核团，又称为小脑中央核（central nuclei of cerebellum）。

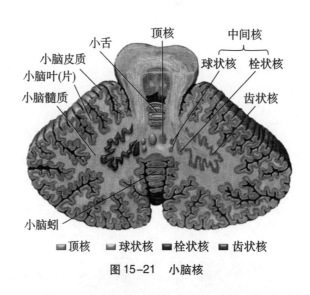

图 15-21　小脑核

（四）小脑的功能和典型损伤表现

小脑结合外形结构、进化程度和纤维联系，在功能上主要表现为维持躯体平衡、调节肌张力和协调随意运动。前庭小脑主要接受来自前庭神经及前庭神经核的纤维，发出纤维主要至同侧前庭神经核，再经前庭脊髓束和内侧纵束，控制躯干肌及眼外肌运动神经元，维持身体平衡，协调眼球运动；脊髓小脑接受来自脊髓小脑束的纤维，发出纤维经顶核和中间核，离开小脑后经前庭脊髓束、网状脊髓束、红核脊髓束和皮质脊髓侧束下传至脊髓中间带和前角，调节肌张力和维持躯体姿势；大脑小脑接受大脑皮质经由脑桥核转达的信息，发出纤维至齿状核，接替后组成结合臂传至对侧大脑皮质运动区和红核，也经皮质脊髓侧束和红核脊髓束下传至脊髓中间带和前角，控制上、下肢精确运动的计划和协调，协调随意运动。

小脑损伤后不会引起随意运动丧失（肌肉瘫痪），而是出现同侧运动障碍，主要表现为共济失调、眼球震颤和意向性震颤。前庭小脑损伤所致的原小脑综合征，主要表现为平衡失调、醉酒步态、眼球震颤等；小脑半球损伤所致的新小脑综合征，主要表现为肌张力低下、共济失调和意向性震颤。

三、间脑

间脑（diencephalon）位于脑干与端脑之间，分为背侧丘脑（dorsal thalamus）、下丘脑（hypothalamus）、上丘脑（epithalamus）、后丘脑（metathalamus）和底丘脑（subthalamus），两侧间脑之间的腔隙为第三脑室。间脑是仅次于端脑的高级中枢部位，含有较多的皮质下高级中枢（又称为中级中枢或次级高级中枢）。

（一）背侧丘脑

1. 背侧丘脑的位置和形态　背侧丘脑简称丘脑（thalamus），是间脑中最大的部分，由一对卵圆形的灰质团块借丘脑间黏合（interthalamic adhesion）连接而成（图15-22）。背侧丘脑前端隆凸较小，称为丘脑前结节（anterior thalamic tubercle）；后端膨大，称为丘脑枕（pulvinar），其后下方附有内、外侧膝状体；中间的连接部丘脑间黏合，又称为中间块（intermediate mass）。内侧面有一自室间孔走向中脑导水管的浅沟，称为下丘脑沟（hypothalamic sulcus），是背侧丘脑与下丘脑的分界标志。

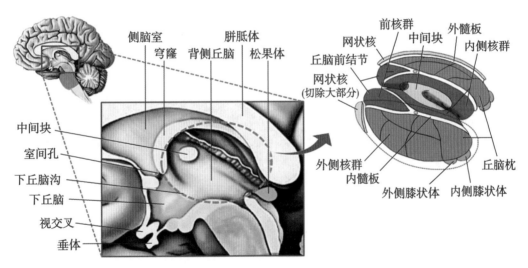

图15-22　背侧丘脑的位置和形态

2. 背侧丘脑的核群　背侧丘脑灰质团块内有一在水平切面上呈"Y"字形的白质，称为内髓板（internal medullary lamina），埋于其内的核群统称为板内核（图15-23）。埋于丘脑间黏合内的核团称为中线核；与丘脑内侧面上第三脑室侧壁的薄层灰质，合称为正中核，是背侧丘脑最古老的核群。背侧丘脑外侧的薄层白质板，紧邻内囊，称为外髓板（external medullary lamina），在外髓板与内囊之间也有薄层灰质，称为丘脑网状核。

两侧背侧丘脑的核群被内髓板分成前核群、内侧核群和外侧核群。前核群位于丘脑前结节的深面，内髓板分叉部前方，内侧核群位于内髓板的内侧，外侧核群位于内髓板的外侧。外侧核群又分为背侧组和腹侧组，背侧组从前向后分为背外侧核、后外侧核和枕核；腹侧组由前向后分为腹前核、腹外侧核（又称为腹中核）和腹后核，腹后核又分为腹后内侧核和腹后外侧核。

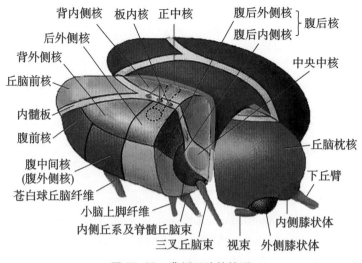

图 15-23　背侧丘脑的核群

3.背侧丘脑的纤维联系和功能　按进化程度、纤维联系和功能,将背侧丘脑的核团分为三大类。

(1)非特异性投射核团　包括正中核、板内核和丘脑网状核,在进化上最为古老,又称为古丘脑。脑干网状结构上行激动系统的纤维经这些核团中继后,投射到皮质广泛的区域,维持机体的清醒状态。

(2)特异性中继核团　包括腹前核、腹中核和腹后内、外侧核,在进化上比较新,又称为旧丘脑。这些核群充当脊髓或脑干等特异性上行传导系统的中继核,发出的纤维将不同的感觉和运动信息转送到大脑的特定区,可产生具有意识的感觉或调节躯体的随意运动。故背侧丘脑是重要的皮质下高级感觉中枢。

(3)联络性核团　包括前核群、内侧核群和外侧核群背侧组,在进化中最新,又称为新丘脑。这些核群不直接接受上行的传导束,但与背侧丘脑其他核团和大脑皮质均有广泛的纤维联系,能汇聚躯体和内脏的感觉和运动信息,参与人类的高级活动,具备情感辨识和学习记忆能力。

(二)下丘脑

1.下丘脑的外形和分区　下丘脑位于背侧丘脑的下方,构成第三脑室的侧壁下部和底壁(图15-24)。下丘脑底壁下面,从前向后依次有视交叉(optic chiasma)、灰结节(tuber cinereum)和乳头体(mammillary body)(图15-25)。视交叉的前上方连接终板,板内有纤维束,称为前连合,构成第三脑室的前壁。灰结节向下移行为漏斗,内有漏斗核;其背侧(后上部)与下丘脑相连,称为正中隆起;其腹侧(前下部)与垂体相连,称为漏斗柄。乳头体是灰结节后方的一对圆形隆起,内有乳头体核。下丘脑分为4个区和3个带:从前向后分为视前区、视上区、结节区和乳头体区;在冠状切面上以穹窿柱和乳头丘脑束为标志,由内向外分为室周带、内侧带和外侧带。

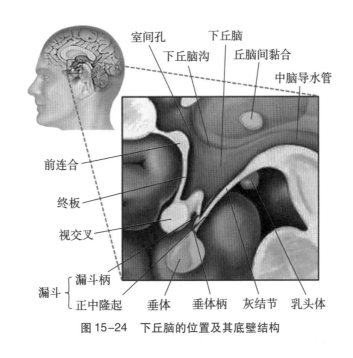

图 15-24 下丘脑的位置及其底壁结构

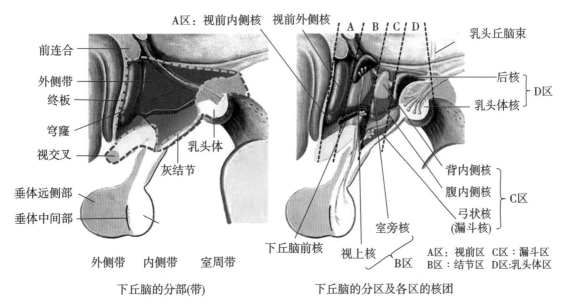

图 15-25 下丘脑的分部和分区

2.下丘脑的核群和纤维联系 下丘脑内含有大量界限不清的核团,包括视上核、室旁核、下丘脑前核、漏斗核、腹内侧核、背内侧核、乳头体核、下丘脑后核等,主要分泌多种多肽类激素,如催产素、加压素、促激素释放激素和抑制激素等。下丘脑主要与垂体形成功能联系(图 15-26),还与大脑边缘系统、背侧丘脑和脑干形成复杂的纤维联系。视上核和室旁核均能分泌催产素和加压素,前者主要分泌加压素,后者主要分泌催产素,此两种激素分别经视上垂体束和室旁垂体束输送至垂体后叶(神经垂体),再通过神经垂体的血管扩散到全身,调节血压、子宫肌收缩和乳汁分泌;而促激素释放激素和抑制激素经结节垂体束(又称为结节漏斗束)运送至漏斗正中隆起,再经垂体门脉系统运送至垂体前叶(腺垂体),控制垂体的分泌活动。

3.下丘脑的功能 主要有 4 个方面的作用。①下丘脑是神经内分泌活动中枢,它通过与垂体的密切联系,将神经调节和体液调节融为一体,调节机体的内分泌活动。②下丘脑还是内脏活动的皮质下高级中枢,它通过与大脑边缘叶和脑干内脏运动核形成广泛的联系,对机体体温、饮食饮水、生殖、电解质和渗透压平衡、内脏活动等进行调节。③下丘脑通过与边缘系统形成密切联系,参与人类高级活动如情感和学习记忆的调节。④下丘脑的视交叉上核与人类昼夜节律有关,具有调节机体昼夜节律(生物钟)的功能。

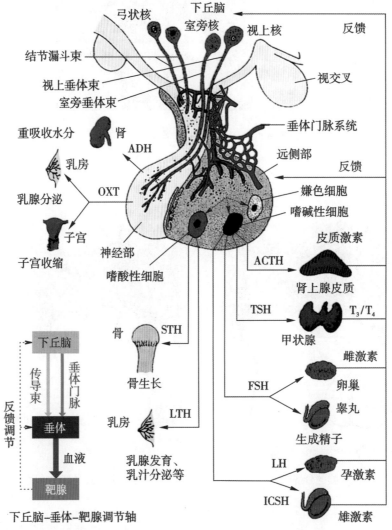

ADH—抗利尿激素;OXT—催产素;STH—促生长素;LTH—催乳素;ACTH—促肾上腺皮质激素;TSH—促甲状腺素;T_3—三碘甲腺原氨酸;T_4—甲状腺素;FSH—卵泡刺激素;LH—黄体生成素;ICSH—促间质细胞激素。

图 15-26 下丘脑与垂体的功能联系

(三)上丘脑、后丘脑和底丘脑

1.上丘脑 位于背侧丘脑的后上方,构成第三脑室顶的周缘,由松果体、缰三角、缰连合、丘脑髓纹和后连合组成(图15-27)。松果体是内分泌腺,能分泌松果体素(又称为褪黑素)。褪黑素经血液运送至皮下时能见光分解,故白天浓度变低,午夜浓度最高,具有调节生物钟、抑制生殖腺活动等作用。

2.后丘脑　由丘脑枕下外方的内、外侧膝状体构成,属特异性中继核(图15-27)。内侧膝状体(medial geniculate body)接受来自下丘的听觉纤维,发出纤维组成听辐射,止于大脑颞叶的听觉中枢;外侧膝状体(lateral geniculate body)接受视束的传入纤维,发出纤维组成视辐射,止于大脑枕叶的视觉中枢。

3.底丘脑　是中脑被盖和背侧丘脑的过渡区,属于锥体外系的重要结构。

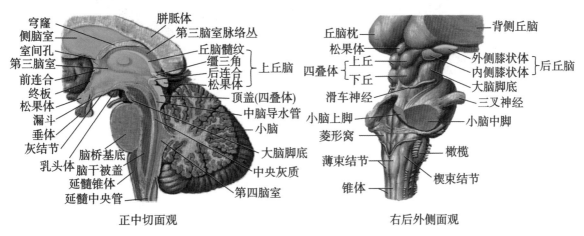

图15-27　上丘脑、下丘脑、后丘脑和脑室

(四)第三脑室

第三脑室(third ventricle)是位于两侧背侧丘脑和下丘脑之间呈矢状位的狭窄腔隙,分顶、底、前、后和两侧壁。顶壁为第三脑室脉络丛,可产生脑脊液;底壁主要由下丘脑下部组成,自前向后为视交叉、灰结节和乳头体;前壁下部为终板,上部为穹窿柱和前连合;后壁下部为后连合,上部为松果体;两侧壁由后上部的背侧丘脑和前下部的下丘脑构成,两侧壁之间有丘脑中间块相连接。背侧丘脑内侧面上缘有一带区,称为丘脑带(thalamic tenia),是第三脑室脉络组织的附着处。前上方借左、右室间孔与两侧大脑半球内的左、右侧脑室相通,后下方借中脑导水管与第四脑室相通。

四、端脑

(一)端脑的位置和外形

1.端脑的位置　端脑(telencephalon)俗称大脑(cerebrum),位于脑最上端,是脑的最高级部位。

2.端脑的外形　大脑由两侧半球借胼胝体连接而成,两侧半球内有左、右侧脑室(图15-28)。从外侧面看,大脑半球形似拳击手套,表面分布有许多深陷的脑沟(sulcus)和隆起的脑回(gyrus)。两侧大脑半球之间有纵行裂隙,称为大脑纵裂(cerebral longitudinal fissure),内容纳大脑镰;大脑和小脑之间有水平裂隙,称为大脑横裂(cerebral transverse fissure),内容纳小脑幕。每侧半球分外侧面、内侧面和下面,外侧面隆凸,内侧面平坦,两者以大脑上缘为界;下面高低不平,与外侧面之间以大脑下缘为界,与内侧面之间分界不明显。

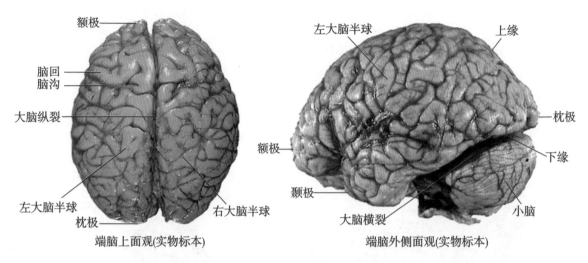

端脑上面观(实物标本)　　　　　端脑外侧面观(实物标本)

图 15-28　端脑外形

3.端脑的分叶　每侧大脑半球借 3 条恒定的脑沟分成 5 叶(图 15-29)。

(1)3 条恒定的脑沟　外侧沟(lateral sulcus)起于半球下面,行向后上方,转向外侧面向后行;中央沟(central sulcus)起于大脑上缘中点稍后方,行向前下方,下端在外侧面止于外侧沟中点附近的上方,上端在内侧面向中央旁小叶中间部位延伸;顶枕沟(parietooccipital sulcus)位于半球内侧面后部,起止扣带回峡后方,自前下斜行向后上至上缘的顶枕切迹。顶枕沟越过大脑上缘时形成的凹陷,称为顶枕切迹;在大脑下缘上有一向上的凹陷,位于大脑最后端(枕极)的前方约4 cm 处,称为枕前切迹;顶枕切迹和枕前切迹在外侧面上做一凸向前的弧形连线,称为顶枕线。

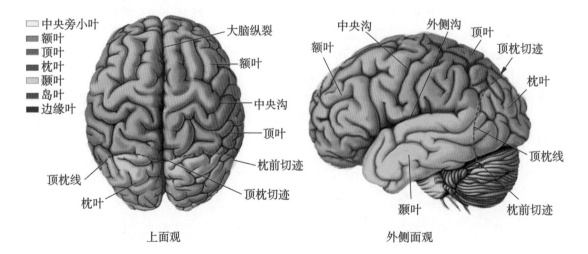

上面观　　　　　　　　　　　　外侧面观

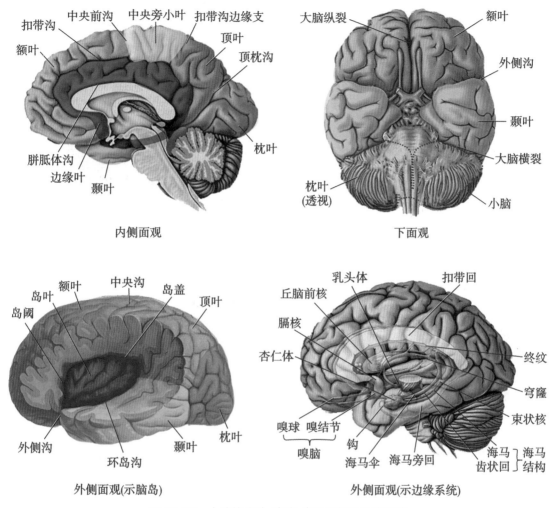

内侧面观

下面观

外侧面观(示脑岛)

外侧面观(示边缘系统)

图 15-29　大脑的分叶、嗅脑、海马结构及边缘系统

（2）半球的 5 个脑叶　大脑半球借上述 3 条恒定的脑沟和顶枕线,结合邻近覆盖的颅骨和外形特点分成 5 叶:外侧沟上方和中央沟以前的部分,称为额叶(frontal lobe);外侧沟及其向后延长至顶枕线处以下的部分,称为颞叶(temporal lobe);顶枕线和顶枕沟后面的部分,称为枕叶(occipital lobe);位于额叶后方、颞叶上方和枕叶前方之间的部分,称为顶叶(parietal lobe);在外侧沟的深面,有三角形的岛状部分,称为岛叶(insula)。额叶、顶叶、颞叶和枕叶分别被相应的颅骨所掩盖,而岛叶又被额、顶、颞叶所掩盖。

4. 大脑半球的脑回和脑沟　脑沟和脑回是对大脑半球进行分叶和皮质功能定位的重要标志(图 15-30)。

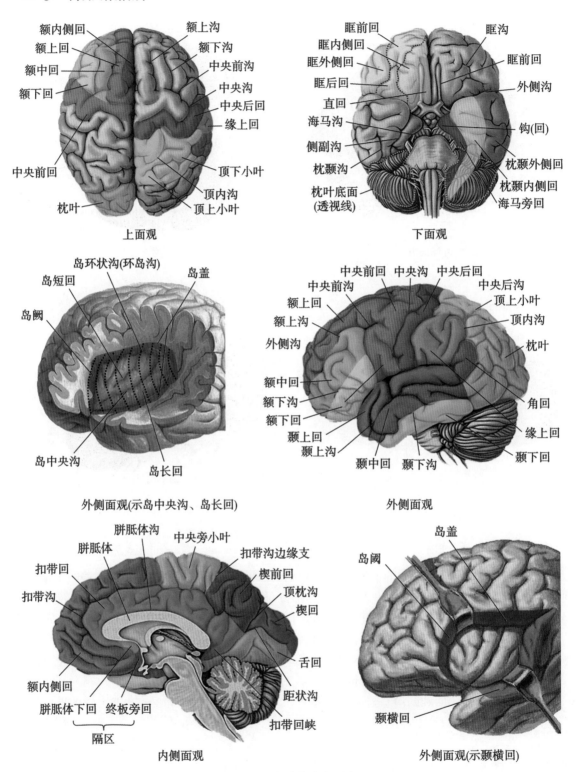

额内侧回　额上沟
额上回　额下沟
额中回　中央前沟
额下回　中央沟
　　　中央后回
中央前回　缘上回
　　顶下小叶
枕叶　顶内沟
　　顶上小叶

上面观

眶前回　眶沟
眶内侧回　眶前回
眶外侧回　外侧沟
眶后回
直回　钩(回)
海马沟
侧副沟　枕颞外侧回
枕颞沟　枕颞内侧回
枕叶底面　海马旁回
(透视线)

下面观

岛环状沟(环岛沟)
岛短回　岛盖
岛阈

岛中央沟　岛长回

外侧面观(示岛中央沟、岛长回)

中央前回 中央沟 中央后回
中央前沟　中央后沟
额上回　顶上小叶
额上沟　顶内沟
外侧沟　枕叶
额中回
额下沟　角回
额下回　缘上回
颞上回　颞下回
颞上沟
颞中回 颞下沟

外侧面观

胼胝体沟
胼胝体　中央旁小叶
扣带回　扣带沟边缘支
扣带沟　楔前回
　　顶枕沟
　　楔回
额内侧回
胼胝体下回　终板旁回　舌回
　　距状沟
隔区　扣带回峡

内侧面观

岛盖
岛阈
颞横回

外侧面观(示颞横回)

图15-30　大脑的脑沟和脑回

　　(1)大脑半球外侧面　在额叶上,中央沟的前方,有与之平行的中央前沟,此沟与中央沟之间为中央前回(precentral gyrus);自中央前沟向前,有两条与半球上缘平行的沟,为额上沟和额下沟,额上沟以上是额上回(superior frontol gyrus),额上、下沟之间为额中回(middle frontal gyrus),额下沟以下为额下回(inferior frontal gyrus)。在顶叶上,在中央沟后方,有与之平行的中央后沟,此沟与中央沟之间为中央后回(postcentral gyrus);在中央后沟后方,有一条与半球上缘平行的顶内沟(intraparietal sulcus),顶内沟的上方为顶上小叶,下方为顶下小叶;顶下小叶又分为包绕外侧沟后端的缘上回(supramarginal gyrus)和包绕颞上沟末端的角回(angular gyrus)。在颞叶上,外侧沟的下方,有与之平行的颞上沟和颞下沟,颞上沟的上方为颞上回(superior temporal gyrus);其上面中后部在外侧沟内形成几条短的颞横回(transverse temporal gyrus);颞上、下沟之间为颞中回(middle temporal gyrus);颞下沟的下方为颞下回(inferior temporal gyrus)。

(2)大脑半球内侧面　外侧面的中央前、后回越过大脑上缘延伸到内侧面的部分为中央旁小叶(paracentral lobule)。在胼胝体背面有胼胝体沟,此沟绕过胼胝体后方,向前移行于海马沟;在胼胝体沟上方,有与之平行的扣带沟,此沟末端转向背方,延伸至大脑上缘,称为边缘支;扣带沟与胼胝体沟之间为扣带回(cingulate gyrus)。在额叶上,额上回向内侧面延续为额内侧回(medial frontal gyrus);在其下部,终板的前方有狭窄垂直区为终板旁回(paraterminal gyrus);在终板旁回前方,胼胝体嘴下方有胼胝体下回(subcallosal gyrus)。在顶叶上,顶上小叶越过上缘向内侧面,延伸至扣带沟上方为楔前回,又称为楔前叶(precuneus)。在枕叶上,胼胝体后下方有呈弓形的距状沟(calcarine sulcus),向后至枕叶后端,此沟中部与顶枕沟相连;距状沟与顶枕沟之间为楔回,又称为楔叶(cuneus);距状沟下方为舌回(lingual gyrus)。

(3)大脑半球下面　在额叶下面,外侧沟前方,额叶内有纵行的嗅束(olfactory tract),行于嗅沟(olfactory sulcus)内;其前端膨大为嗅球(olfactory bulb),居于嗅窝(olfactory fossa)内,由穿过筛孔的嗅神经汇聚而成;其后端扩大为嗅三角(olfactory trigone)。嗅沟的内侧为直回(straight gyrus);嗅沟的外侧为眶回(orbital gyrus);眶回又被"H"形沟分为眶前、后、内侧、外侧回。在颞叶和枕叶下面,外侧沟后方,有与半球下缘平行的 3 条沟,自外向内分别为长的枕颞沟(occipitotemporal sulcus),较长的侧副沟(collateral sulcus),以及较短的海马沟(hippocampal sulcus);枕颞沟的内、外侧分别为枕颞内、外侧回(medial and lateral occipitotemporal gyrus);侧副沟和海马沟之间为海马旁回(parahippocampal gyrus),又称为海马回;海马旁回前端弯曲,称为(海马旁回)钩(uncus);在海马沟的上方有呈锯齿状的窄条皮质,称为齿状回(dentate gyrus)。

(4)外侧沟深面　岛叶又称为脑岛,藏于大脑外侧沟的深部。遮盖岛叶的部分为岛盖(operculum),由额、叶、颞叶向外侧沟深面延续而成,故分为额盖、顶盖和颞盖。岛叶的尖部为岛阈。脑岛周围绕以岛叶环状沟[或称为环岛沟(insular circular sulcus)];在脑岛上有斜向前的岛中央沟(central sulcus of insula),其前部被沟分成3~4个岛短回(short gyrus of insula),其后部被分出2个岛长回(long gyrus of insula)。

(二)端脑的内部结构

端脑由大脑皮质(cerebral cortex)、大脑髓质(cerebral medulla)、基底核(basal nucleus)及其内部腔隙侧脑室(lateral ventricle)构成。

1.大脑皮质　为大脑半球表面的薄层灰质。在进化程度上,大脑皮质分为原皮质(archicortex)、旧皮质(paleocortex)和新皮质(neocortex)。原皮质和旧皮质由分子层、锥体细胞层和多形细胞层构成,与嗅觉和内脏活动有关;新皮质高度发展,由分子层、外颗粒层、外锥体细胞层、内颗粒层、节细胞层、多形细胞层构成,是机体各种生命活动的最高调节中枢。

(1)原皮质　又称为古皮质,是在进化过程中最早出现的大脑皮质,由海马和齿状回组成。

海马(hippocampus)位于齿状回外侧,是侧脑室下角底壁上的一弓形隆起,海马和齿状回合称为海马结构(hippocampal formation)。在海马结构的纤维联系中,神经冲动沿海马旁回→海马结构→乳头体→丘脑前核→扣带回→海马旁回这样的途径循环加强,形成学习、记忆的经典通路,称为海马环路,又称为帕佩兹回路(Papez circle)。因此,海马结构成为学习和记忆的关键中枢。

(2)旧皮质　是进化程度较古老的大脑皮质,由嗅脑组成。嗅脑(rhinencephalon)位于脑底面,包括嗅球、嗅束、嗅前核、嗅结节、嗅纹、部分杏仁核和部分前梨状皮质,是嗅觉中枢。

(3)新皮质　是在进化过程中出现最晚的大脑皮质,占据大脑半球表面的绝大部分,与人类的一些高等功能(如知觉、运动指令的产生、空间推理、意识和语言等)密切相关。

2.大脑髓质　主要由联系大脑皮质各部和皮质下所有结构的神经纤维组成,包括连合纤维(commissural fiber)、联络纤维(association fiber)和投射纤维(projection fiber)。

(1)连合纤维　是连接左、右大脑半球皮质的纤维,包括胼胝体、前连合和穹窿连合(图15-31)。胼胝体(corpus callosum)构成大脑纵裂的底,是连接两侧半球的宽厚纤维板,在正中矢状切面上,自前向后分为嘴、膝、干(体)和压部。前连合(anterior commissure)位于终板上方,连接两侧颞叶和嗅球。穹窿(fornix)是海马至下丘脑乳头体的弓形纤维束,以穹窿脚起自海马,向上逐渐靠近并越边至对侧,合并成穹窿连合(fornical commissure),再向前向下两侧分离成穹窿柱,向后下连于乳头体。

(2)联络纤维　是联系同侧半球各脑叶皮质的纤维,包括短的弓状纤维和长的扣带、钩束,以及上、下纵束(图15-32)。扣带(cingulum)位于扣带回和海马旁回的深部,连接边缘叶的各部。

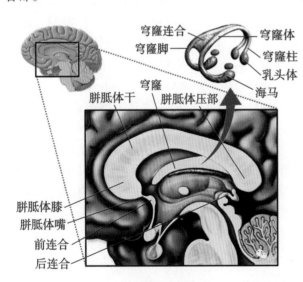

大脑连合纤维示意

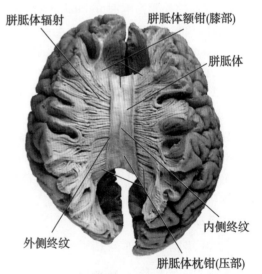

胼胝体(上面观)

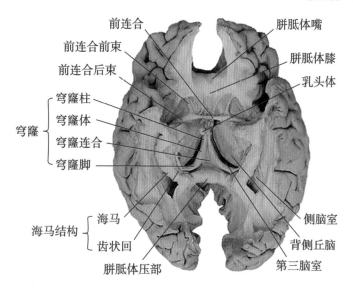

前连合 — 胼胝体嘴
前连合前束 — 胼胝体膝
前连合后束 — 乳头体
穹窿柱
穹窿体
穹窿　穹窿连合
穹窿脚
海马结构　海马 — 侧脑室
齿状回 — 背侧丘脑
胼胝体压部 — 第三脑室

大脑内部连合纤维及其联系

图 15-31　大脑连合纤维

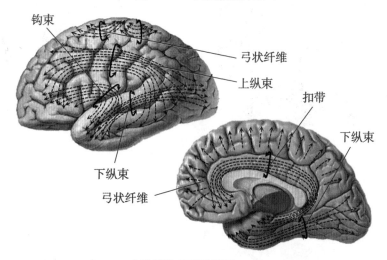

钩束
弓状纤维
上纵束
扣带
下纵束
下纵束
弓状纤维

大脑联络纤维透视图

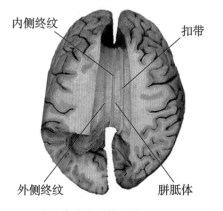

内侧终纹
扣带
外侧终纹
胼胝体

大脑半球内联络纤维(上面观)

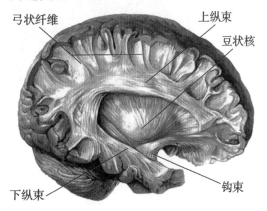

弓状纤维
上纵束
豆状核
扣带
下纵束
钩束

大脑半球内联络纤维(右侧面观)

图 15-32　大脑联络纤维

（3）投射纤维 是联系大脑皮质与皮质下各中枢间的上、下行纤维，包括内囊、外囊和最外囊（图 15-33）。大脑皮质的大部分纤维经过内囊下行，少部分纤维经过外囊和最外囊。内囊的纤维在大脑皮质下方呈放射状汇聚，称为辐射冠（corona radiata）。外囊和最外囊位于岛叶皮质和豆状核之间，以屏状核为界，其外侧为最外囊，内侧为外囊。内囊（internal capsule）位于尾状核、豆状核和背侧丘脑之间。在水平切面上，单侧内囊呈向外开放的横"V"字形，分为内囊前肢、内囊膝和内囊后肢。内囊前肢位于豆状核和尾状核之间，内含额桥束和丘脑前辐射；内囊后肢位于豆状核和背侧丘脑之间，有皮质脊髓束、皮质红核束、顶枕颞桥束、丘脑中央辐射、视辐射和听辐射通过；内囊膝位于前、后肢汇合处，有皮质核束通过。因此，内囊损伤可导致上述纤维束损伤，主要表现为对侧偏身感觉丧失（丘脑中央辐射受损）、对侧偏瘫（皮质脊髓束受损）和双眼对侧视野同向偏盲（视辐射受损），临床上统称"三偏征"（图 15-34）。

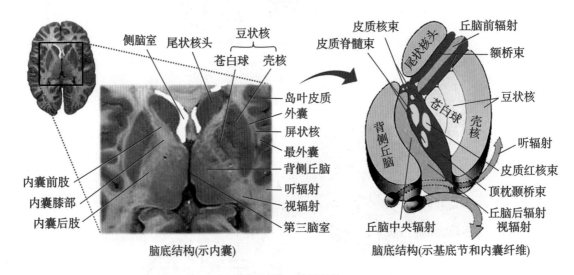

图 15-33 脑底结构

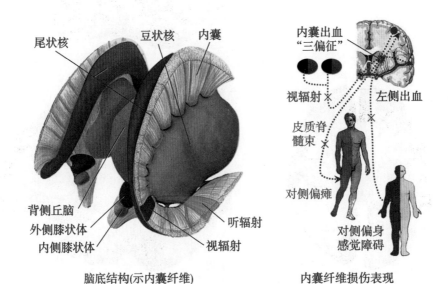

图 15-34 内囊纤维及其损伤表现

3. 基底核　位于靠近脑底的白质内,主要由尾状核(caudate nucleus)、豆状核(lenticular nucleus)、屏状核(claustrum)和杏仁核(amygdaloid nucleus)组成(图 15-35),主要功能是参与组成锥体外系的纹状体系,参与运动调节。

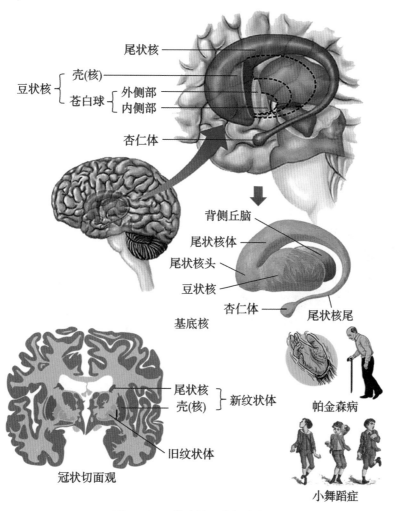

图 15-35　基底核及其损伤表现

(1)尾状核　是由前向后弯曲的圆柱体,位于丘脑背外侧,与侧脑室邻近,自前向后分为膨大的尾状核头、较细的尾状核体和细小的尾状核尾,分别凸向侧脑室前角、中央部和下角。尾状核头与豆状核相连,尾状核尾与杏仁核相连。

(2)豆状核　位于岛叶深面,背侧丘脑的外侧。横切面呈三角形,被两层薄髓板分隔成 3 个部分,内侧两部分称为苍白球(globus pallidus)(又分为内侧部和外侧部),外侧部分称为壳(putamen)(又称为壳核)。豆状核与尾状核头部连接处有由神经纤维形成的灰白相间条纹,故将尾状核与豆状核合称为纹状体(corpus striatum)。纹状体是锥体外系的重要组成部分,在调节躯体运动中起到重要作用,近年来发现苍白球作为基底前脑的一部分参与机体的学习记忆功能。

尾状核及壳核是进化较新的结构,合称为新纹状体,损伤多见于儿童,可出现肌张力降低-运动过多综合征,主要产生舞蹈样动作、手足徐动症、偏身投掷运动等;苍白球是进化较晚的结构,称为旧纹状体,损伤多见于老年人的退行性改变,可出现肌张力增高-运动减少综合征,表现为动作减少、静止性震颤等。

(3)屏状核　为位于岛叶皮质与豆状核之间,为一类似壳外侧屏风的薄层灰质,功能尚不清楚。屏状核的内侧为外囊,与壳相隔;外侧为最外囊,与岛叶皮质相隔。

(4)杏仁核　又称为杏仁体(amygdaloid body),位于侧脑室下角前端的上方,海马旁回钩的深面。杏仁核分皮质内侧核群和基底外侧核群,属于边缘系统,与内脏和躯体运动、情感活动、学习记忆等有关。杏仁核通常被认为是掌管恐惧的皮质下中枢。

4.侧脑室　位于两侧大脑半球内,内含脑脊液。侧脑室分为前角、中央部(体部)、后角和下角,分别伸入额叶、顶叶、枕叶和颞叶内(图15-36)。在侧脑室下角的室底,可见隆起的海马。侧脑室借室间孔(interventricular foramen)与第三脑室相通,中央部和下角的室腔内有脉络丛。

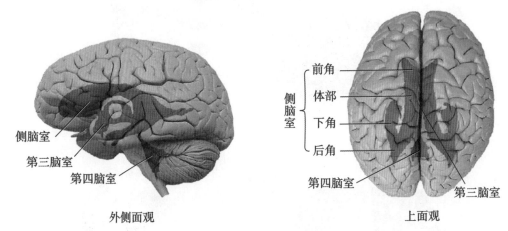

图 15-36　侧脑室透视图

(三)大脑皮质功能定位

大脑皮质是脑的最重要部分,是高级神经活动的物质基础。机体各种功能活动在大脑皮质形成许多最高中枢(图15-37),具有定位关系,即这些中枢通常只管理某种特定的功能。

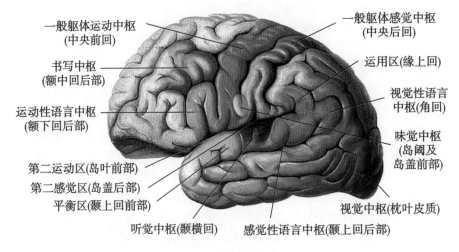

外侧面观

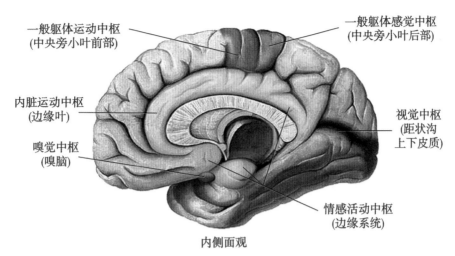

一般躯体运动中枢
(中央旁小叶前部)

一般躯体感觉中枢
(中央旁小叶后部)

内脏运动中枢
(边缘叶)

视觉中枢
(距状沟
上下皮质)

嗅觉中枢
(嗅脑)

情感活动中枢
(边缘系统)

内侧面观

图15-37　大脑皮质的功能定位

1.第一躯体运动区和第一躯体感觉区　前者位于中央前回和中央旁小叶前部,接受中央后回、背侧丘脑腹前核、腹外侧核和腹后核的纤维,发出纤维组成锥体束,下行至脑干运动核和脊髓灰质前角,管理全身骨骼肌的运动;后者位于中央后回和中央旁小叶后部,接受背侧丘脑腹后核传来的对侧半身体的浅感觉及深感觉,管理全身的感觉信息。身体各部在运动区和感觉区的投影存在一定的局部定位关系,主要包括全倒面正、对侧支配和功能相关3个特征(图15-38)。①全倒面正是指头面部是正的,中央前、后回最上部和中央旁小叶前、后部与下肢、会阴的运动和感觉有关,中部与躯干及上肢的运动和感觉有关,下部与头面部的运动和感觉有关;②对侧支配是指一侧运动区和感觉区的纤维大部分交叉至对侧,支配对侧身体的运动和感觉;③功能相关是指身体各部分投影区的大小取决于功能的重要性和运动复杂或感觉敏感程度。

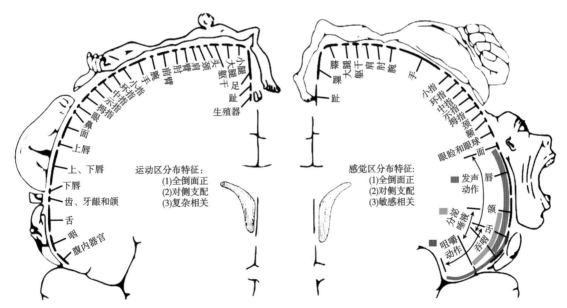

图15-38　人体各部在第一躯体运动区和第一躯体感觉区的定位

2. 视区和听区 视区(visual area)位于距状沟上、下的枕叶皮质,接受来自外侧膝状体的纤维。因一侧视区只接受双眼同侧半视网膜上传的冲动,故损伤一侧视区可引起双眼对侧视野同向性偏盲。听区(auditory area)位于颞横回,接受来自内侧膝状体的纤维。因每侧听区都接受来自两侧耳的冲动,故损伤一侧听区,并不引起双耳的全聋。

3. 语言中枢(语言区) 是人类特有的高级活动中枢。与语言、意识、逻辑分析、文字等人类特有的高级活动密切相关的一侧大脑半球,称为优势半球(dominant hemisphere)。人类语言中枢主要在左侧大脑半球,故为左优势半球;右侧半球则主要感知非语言信息、音乐、图形和时空概念。

(1)说话中枢 即运动性语言中枢(motor speech area),又称为布罗卡区,位于额下回的后部,紧靠舌的运动区。若此区受损,患者虽能发音,却不能表达具有意义的语句,称为运动性失语症。

(2)听话中枢 即感觉性语言中枢(auditory speech area),位于颞上回的后部,紧靠耳的听区。若此区受损,患者能听到别人和自己说话的声音,但不能理解所讲语义,往往答非所问,称为感觉性失语症。

(3)书写中枢 位于额中回的后部,靠近手的运动区。若此区受损,患者仍保留手的运动功能,但书写、绘图、动画制作等精细运动能力丧失,称为失写症。

(4)阅读中枢 即视觉性语言中枢(visual speech area),位于角回,介于眼的一般感觉区和视区之间。若此区受损,患者视物并无障碍,但不能将所见文字、符号、图像等转化为特定意义,称为失读症。

研究表明听觉性语言中枢(听话中枢)和视觉性语言中枢(阅读中枢)之间没有明显界限,有学者将它们均称为韦尼克区,该区包括颞上回、颞中回后部、缘上回(有人将其视为创造发明中枢)及角回。

4. 边缘叶和边缘系统 在大脑半球内侧面,可见一圈围绕胼胝体和海马分布的弧形结构,包括隔区(包括胼胝体下回和终板旁回)、扣带回、海马旁回、齿状回、海马等(图15-39),加上岛叶前部、颞极等部位,共同构成边缘叶(limbic lobe),它是自主神经功能调节(内脏活动)的高级中枢。边缘叶加上与它联系密切的皮质下结构,如内嗅区、杏仁体、隔核、下丘脑乳头体、丘脑前核群和中脑被盖的一些结构等,合称为边缘系统(limbic system)。边缘系统不仅含内脏活动中枢(边缘叶),还有学习记忆中枢(海马结构)和情感活动中枢(如隔核为各种冲动或欣快整合中枢,杏仁核为恐惧中枢等)等人类高级活动中枢。

总而言之,在大脑皮质广泛的联络区中,额叶主要与躯体运动、发音、语言及高级思维活动有关;顶叶主要与躯体感觉、味觉、语言等有关;枕叶与视觉信息的整合有关;颞叶与位置觉、听觉、语言、记忆等功能有关;海马结构与学习记忆有关;边缘叶与内脏活动有关;边缘系统与高级情感活动有关。

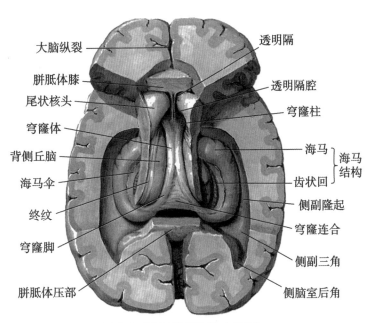

大脑纵裂 透明隔
胼胝体膝 透明隔腔
尾状核头 穹窿柱
穹窿体 海马
背侧丘脑 海马结构
海马伞 齿状回
终纹 侧副隆起
穹窿脚 穹窿连合
胼胝体压部 侧副三角
侧脑室后角

侧脑室下角及海马结构(上面观)

胼胝体膝
隔区 胼胝体下回
终板旁回
视交叉
垂体

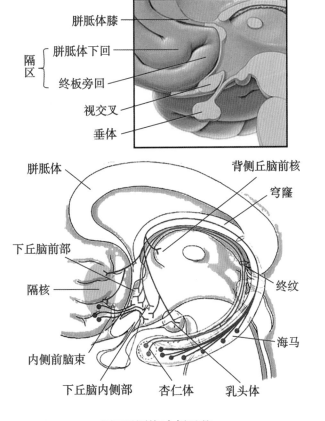

胼胝体 背侧丘脑前核
穹窿
下丘脑前部
隔核 终纹
内侧前脑束 海马
下丘脑内侧部 杏仁体 乳头体

隔区及隔核(内侧面观)

图 15-39 侧脑室和海马结构

强化训练

一、名词解释

1. 锥体交叉（decussation of pyramid）　2. 脑桥小脑三角（pontocerebellar trigone）　3. 内囊（internal capsule）

二、思考与讨论

1. 脑干位于何处？如何划分？有哪些脑神经与之相连？这些脑神经分别在脑干的什么部位出入？

2. 脑干与脊髓相比，有哪些功能？有哪些神经中枢？有哪些重要中继核？有哪些上、下行传导束？分别是什么功能？

3. 小脑位于何处？如何进行形态学分叶和功能学分区？小脑损伤后有何典型表现？

4. 间脑位于何处？分为哪几个部分？各部分在功能上有何不同？

5. 简述端脑（大脑）的位置和分叶。大脑皮质有哪些重要的中枢？各在何处？基底核位于何处？如何组成？有何重要功能？

6. 请总结内囊的位置、分部、各部穿经的纤维束及损伤后的典型表现。试述脑室的位置和通连关系。

第十六章　神经系统的传导通路

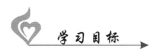

掌握躯干和四肢的意识性深感觉和浅感觉传导通路、视觉传导通路及锥体系的组成；熟悉躯干和四肢的非意识性深感觉通路、头面部浅感觉通路、听觉传导通路和瞳孔对光反射传导通路的组成；了解锥体外系的组成，各传导通路损伤后的表现。

人体神经系统的传导通路包括上行传导通路和下行传导通路。周围感受器接受内、外环境的各种刺激，并将其转变成神经冲动，经数级神经元传递至中枢神经系统，最后在大脑皮质产生感觉，故感觉信息上传过程中的各级神经元及其纤维束组成上行（感觉）传导通路。大脑皮质将这些感觉信息整合后，发出运动指令并传递至脑干和脊髓的运动神经元，引起躯体和内脏的效应器产生效应，故运动信息下传过程中的各级神经元及其纤维束组成下行（运动）传导通路。它们分别是反射弧组成中的传入部和传出部，但只有不经过大脑皮质的上、下行传导通路，才称为反射通路（reflex pathway）。

一、上行传导通路

上行传导通路主要有浅感觉传导通路、深感觉传导通路、视觉传导通路和听觉传导通路。此外，还有瞳孔对光反射传导通路、平衡觉通路和内脏感觉通路。

（一）浅感觉传导通路

浅感觉传导通路传导皮肤和黏膜的痛觉、温度觉、粗触觉，以及压觉，由 3 级神经元组成。

1. 躯干和四肢的浅感觉传导通路　由 3 级神经元组成，分别位于脊神经节、后角固有核和丘脑腹后外侧核内（图 16-1）。第一级至第二级神经元之间的纤维束为脊髓背外侧束（传导痛、温度觉）和部分脊髓后索（传导粗触、压觉）；第 2 级至第 3 级神经元之间的纤维束为脊髓丘脑束（侧束传导痛、温度觉，前束传导粗触、压觉），而且第二级神经元发出的纤维先在同侧上升 1 ~ 2 个节段，经白质前连合交叉至对侧后，再组成脊髓丘脑侧索和前索，二者进入脑干并重新合并成一束，又称为脊髓丘系；第三级神经元发出纤维组成丘脑中央辐射，经内囊后肢投射至第一躯体感觉区（中央后回中、上部和中央旁小叶后部）。

在脊髓内，脊髓丘脑束的纤维自外向内或由浅入深依次按骶、腰、胸、颈部排列。因此，如脊髓病变部位自内向外发展，感觉障碍由上半身逐渐波及下半身；反之，如脊髓病变自外向内发展，感觉障碍由下半身逐渐波及上半身。另外，当脊髓内的脊髓丘脑束损伤时，出现损伤平面对侧 1~2 节段以下的躯干和四肢的浅感觉障碍；当脑干内的脊髓丘脑束（即脊髓丘系）损伤时，出现对侧整个躯干和肢体的感觉障碍。

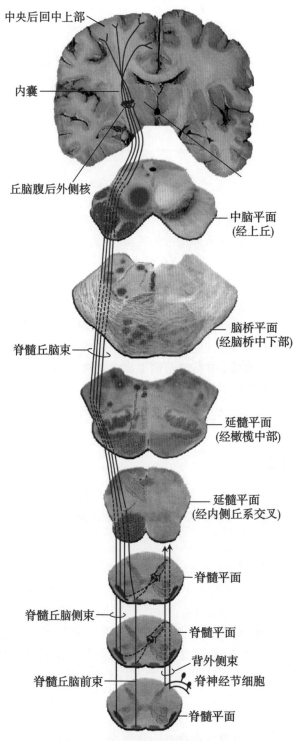

图 16-1　躯干和四肢的浅感觉传导通路

2.头面部的浅感觉传导通路　由3级神经元组成,分别位于三叉神经节、三叉神经脑桥核和三叉神经脊束核及丘脑腹后内侧核内(图16-2)。第一级至第二级神经元之间的纤维束为三叉神经感觉根,再分出短升支(传导触、压觉,止于三叉神经脑桥核)和长降支即三叉神经脊束(传导痛、温觉,止于三叉神经脊束核);第二级至第三级神经元之间的纤维束经三叉丘系交叉,交叉至对侧组成三叉丘系;第3级神经元发出纤维组成丘脑皮质束,经内囊后肢投射至第一躯体感觉区(中央后回下部)。

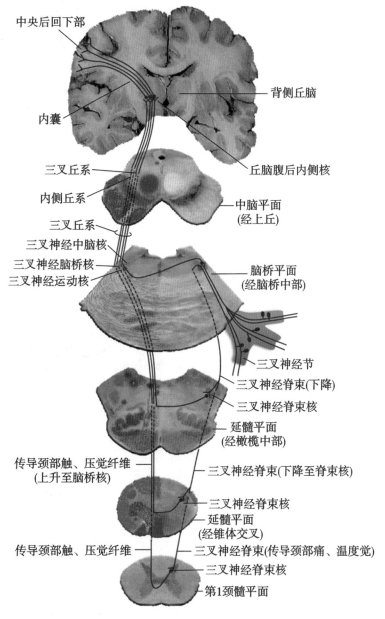

图16-2　头面部的浅感觉传导通路

在此通路中,当三叉丘系及其以上部位受损时,出现对侧头面部的浅感觉障碍;若三叉丘系以下部位受损时,则出现同侧头面部的浅感觉障碍。

（二）深感觉传导通路

深感觉传导通路传导骨骼肌、腱、关节等运动器官的位置觉、运动觉和震动觉，还传导皮肤的精细触觉（如辨别两点距离和物体的纹理粗细等），也由 3 级神经元组成。

1. 躯干和四肢的意识性本体感觉和精细触觉传导通路　由 3 级神经元组成，分别位于脊神经节、薄束核和楔束核及丘脑腹后外侧核（图 16-3）。第一级至第二级神经元之间的纤维束为薄束（传导 T5 以下部位）和楔束（传导 T4 以上部位）；第二级至第三级神经元之间的纤维束经内侧丘系交叉至对侧组成内侧丘系；第三级神经元发出纤维组成丘脑中央辐射，经内囊后肢上行，大部分纤维投射至第 1 躯体感觉区（中央后回中、上部和中央旁小叶后部），少部分纤维投射至第一躯体运动区（中央前回）。

此通路损伤表现为闭目站立不稳，不能确定关节位置和运动方向，同时不能辨别皮肤两点间距离。内侧丘系交叉以下部位损伤，出现同侧感觉障碍；内侧丘系交叉及以上部位损伤，出现对侧感觉障碍。

2. 躯干和四肢的非意识性本体感觉传导通路　由 2 级神经元组成，最后止于旧小脑皮质。第一级神经元位于脊神经节内，第二级神经元位于脊髓不同部位，包括延髓的楔束副核（管理颈部）、颈膨大部的第 Ⅵ 及 Ⅶ 层（管理上肢）、C8 ~ L2 的胸核（管理躯干）和腰骶膨大的第 Ⅴ ~ Ⅶ 层外侧部（管理下肢）（图 16-4）。第一级至第二级神经元之间的纤维束也不同，楔束副核和颈膨大部发出的纤维经小脑下脚进入小脑旧皮质，胸核和腰骶膨大发出纤维分别组成脊髓小脑后、前束，经小脑下脚进入小脑旧皮质。

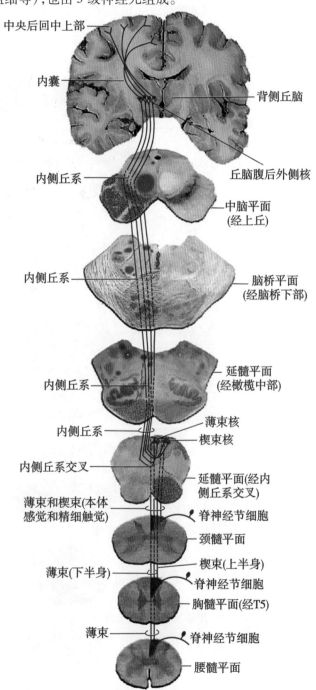

图 16-3　躯干和四肢的意识性本体觉和精细触觉传导通路

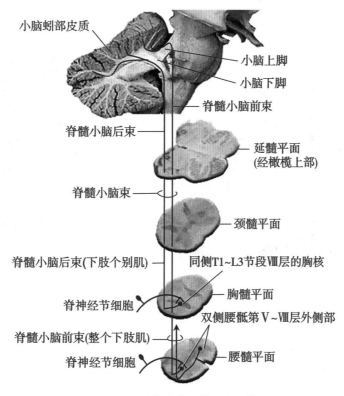

小脑蚓部皮质

小脑上脚

小脑下脚

脊髓小脑前束

脊髓小脑后束

延髓平面
(经橄榄上部)

脊髓小脑束

颈髓平面

脊髓小脑后束(下肢个别肌)

同侧T1~L3节段Ⅷ层的胸核

脊神经节细胞

胸髓平面

双侧腰骶第Ⅴ~Ⅷ层外侧部

脊髓小脑前束(整个下肢肌)

脊神经节细胞

腰髓平面

图16-4　躯干和四肢的非意识性深感觉传导通路

（三）视觉传导通路和瞳孔对光反射传导通路

1. 视觉传导通路　由 3 级神经元组成(图 16-5)，第一级和第二级神经元均位于视网膜内，分别为双极细胞和神经节细胞，第三级神经元位于外侧膝状体内。第二级至第三级神经元之间的纤维束依次为视神经、视交叉和视束。在视交叉中，来自两眼视网膜鼻侧半的纤维交叉至对侧，来自颞侧半的纤维不交叉，呈">✕<"形。第三级神经元发出纤维组成视辐射，经内囊后肢后部，投射至视觉区(距状沟上下皮质)。视束中除大部分纤维止于第三级神经元外，尚有少部分纤维经上丘臂止于上丘和顶盖前区。上丘发出的纤维组成顶盖脊髓束，下行至脊髓，完成视觉反射；顶盖前区是瞳孔对光反射通路的一部分。

视野是指眼球固定向前平视时所能看到的空间范围。根据眼球成像原理，鼻侧半视野的物象投射到颞侧半视网膜，颞侧半视野的物象投射到鼻侧半视网膜。当视觉传导通路的不同部位受损时，可引起不同的视野缺损：①一侧视神经损伤，患侧眼视野全盲；②视交叉中央部(内侧部)的交叉纤维损伤，双眼视野颞侧半偏盲；③一侧视交叉外侧部的不交叉纤维损伤，患侧眼视野鼻侧半偏盲；④一侧视束及以上部位(视辐射、视区皮质)受损，双眼对侧视野同向性偏盲(即患侧眼视野鼻侧半和健侧眼视野颞侧半偏盲)。

2. 瞳孔对光反射传导通路　正常情况下，光照一侧瞳孔引起双眼瞳孔缩小的反应，称为瞳孔对光反射，光照侧的瞳孔反应称为直接对光反射，光未照侧的瞳孔反应称为间接对光反射。瞳孔对光反射的传导通路由视觉传入部、神经中枢和运动指令传出部组成(图 16-6)。传入部由视网膜起始，经视神经、视交叉到视束，视束的部分纤维经上丘臂进入上丘至顶盖前区；神经中枢顶盖前区发出纤维至两侧动眼神经副核；传出部由动眼神经副核发出纤维，经动眼神经到眶内的睫状神经节换元，发出节后纤维分布于瞳孔括约肌，使双侧瞳孔缩小。

瞳孔对光反射有着十分重要的临床意义,反射消失,可能预示病危。

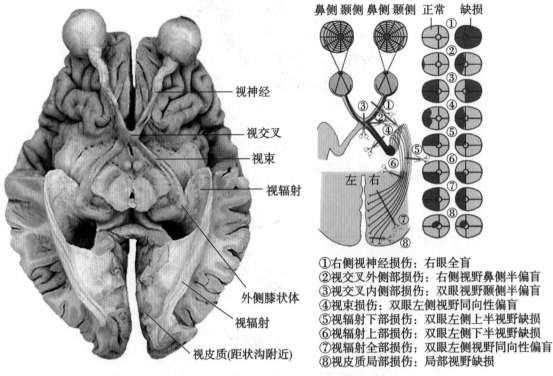

①右侧视神经损伤:右眼全盲
②视交叉外侧部损伤:右侧视野鼻侧半偏盲
③视交叉内侧部损伤:双眼视野颞侧半偏盲
④视束损伤:双眼左侧视野同向性偏盲
⑤视辐射下部损伤:双眼左侧上半视野缺损
⑥视辐射上部损伤:双眼左侧下半视野缺损
⑦视辐射全部损伤:双眼左侧视野同向性偏盲
⑧视皮质局部损伤:局部视野缺损

视觉传导通路　　　　　　　　　　视觉传导通路损伤表现

图 16-5　视觉传导通路及其损伤表现

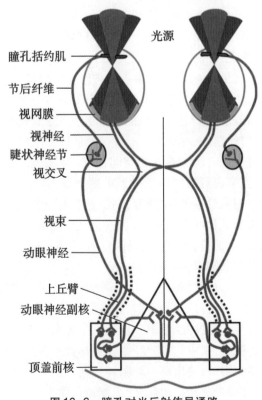

图 16-6　瞳孔对光反射传导通路

（四）听觉传导通路

听觉传导通路有 4 级神经元,分别位于蜗神经节、蜗神经核、下丘和内侧膝状体内（图 16-7）。第一级至第二级神经元之间为蜗神经;第二级至第三级神经元之间的大部分纤维组成外侧丘系（大部分纤维经斜方体交叉至对侧,少部分纤维不交叉）,还有少部分纤维直接止于第四级神经元;第三级至第四级神经元之间的纤维经下丘臂上传;第四级神经元发出纤维组成听辐射,经内囊后肢后部,止于听区（颞横回）。

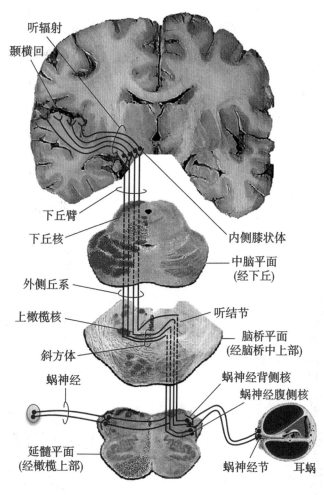

图 16-7　听觉传导通路

由于听觉冲动为双侧传导,若一侧通路在外侧丘系以上部位受损,不会产生明显听觉障碍;若损伤了外侧丘系以下部位的蜗神经、内耳或中耳,则可出现同侧耳的完全性耳聋。

二、运动传导通路

运动传导通路包括锥体系和锥体外系。锥体系（pyramidal system）仅由上运动神经元和下运动神经元两级神经元组成。前者为大脑皮质躯体运动区的锥体细胞及其轴突,起发起运动,抑制下运动神经元的作用;后者为脑神经运动核的细胞或脊髓前角运动细胞及其轴突,构成反射弧的传出部分,并对肌肉有营养作用。锥体外系（extrapyramidal system）除有上、下运动神经元外,还与纹状体、背侧丘脑、底丘脑、中脑被盖、红核、黑质、脑桥核、前庭核、小脑、脑干网状结构等部位形成纤维联系和中继,主要功能是调节肌紧张、协调各肌群的随意运动、维持和调整身体姿势和平衡。

（一）锥体系

锥体系由上、下运动神经元及二者之间的锥体束组成,后者包括皮质脊髓束和皮质核束（图16-8）。

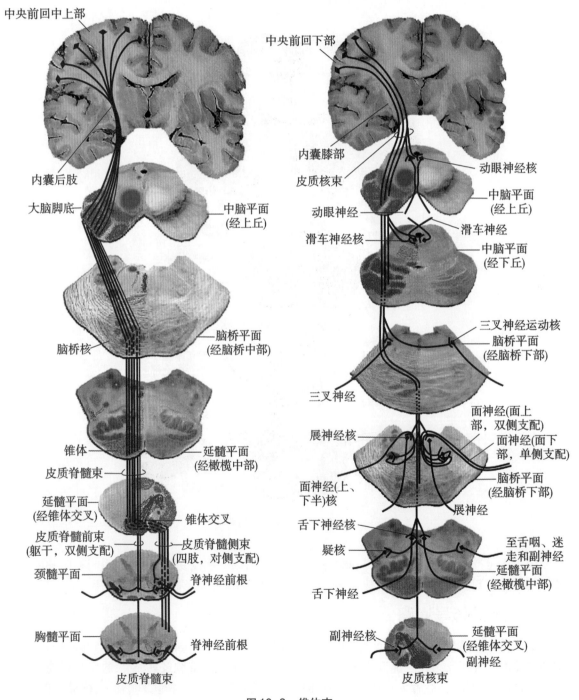

中央前回中上部

中央前回下部

内囊后肢

内囊膝部

皮质核束

动眼神经核

大脑脚底

中脑平面
(经上丘)

动眼神经

中脑平面
(经上丘)

滑车神经核

滑车神经

中脑平面
(经下丘)

脑桥核

脑桥平面
(经脑桥中部)

三叉神经运动核

脑桥平面
(经脑桥下部)

三叉神经

面神经(面上部,双侧支配)

展神经核

面神经(面下部,单侧支配)

锥体

延髓平面
(经橄榄中部)

皮质脊髓束

脑桥平面
(经脑桥下部)

延髓平面
(经锥体交叉)

锥体交叉

面神经(上、下半)核

展神经

皮质脊髓前束
(躯干,双侧支配)

皮质脊髓侧束
(四肢,对侧支配)

舌下神经核

至舌咽、迷走和副神经

颈髓平面

脊神经前根

疑核

延髓平面
(经橄榄中部)

舌下神经

胸髓平面

脊神经前根

副神经核

延髓平面
(经锥体交叉)

副神经

皮质脊髓束

皮质核束

图16-8　锥体束

1. **皮质脊髓束**　一般认为皮质脊髓前束仅达上胸节,而皮质脊髓侧束纵贯脊髓全长。另外,皮质脊髓前束在脊髓前索内下行时,大部分纤维经白质前连合逐节交叉至对侧后止于前角细胞,仅有少部分同侧纤维直接止于前角运动细胞,故躯干肌受双侧大脑半球支配。因此,一侧皮质脊髓束在锥体交叉前受损,主要引起对侧肢体瘫痪;在锥体交叉后受损,主要引起同侧肢体瘫痪;无论哪一侧皮质脊髓束损伤,躯干肌运动均不受明显影响。

2. **皮质核束**　皮质核束最终到达脑干内两侧的躯体运动核和特殊内脏运动核,包括动眼神经核、滑车神经核、三叉神经运动核、展神经核、面神经核、疑核和副神经核,它们发出的纤维组成脑神经的运动纤维,分布到同侧眼球外肌、睑裂以上的面肌(枕额肌的额腹、眼轮匝肌等)、咀嚼肌、腭肌、咽肌、喉肌、胸锁乳突肌、斜方肌等,管理上述双侧肌肉的随意运动;另有一部分纤维则终止于对侧面神经核的下半和舌下神经核,管理对侧睑裂以下的面肌(颊肌、口轮匝肌等)和全部舌肌的随意运动。因此,一侧上运动神经元(包括大脑皮质运动区锥体细胞及其皮质核束)损伤时,只会使对侧眼裂以下面肌和对侧舌肌出现瘫痪(属核上瘫),但不会出现对侧提上睑和皱眉困难,伸舌时舌尖偏向健侧;而一侧下运动神经元(脑干的内脏运动核及其脑神经运动纤维)损伤引起所支配全部骨骼肌的瘫痪(属核下瘫),其中面神经核下瘫可导致同侧面肌全部瘫痪,舌下神经核下瘫可使同侧舌肌瘫痪,伸舌时舌尖偏向患侧。

3. **锥体系的损伤**　包括上运动神经元损伤(核上瘫)和下运动神经元损伤(核下瘫)(图16-9)。

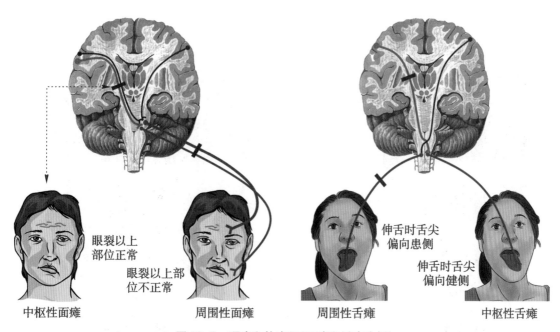

图16-9　硬瘫和软瘫(以面瘫和舌瘫为例)

（1）**上运动神经元损伤**　指脊髓前角细胞和脑神经运动核以上的锥体系损伤,即锥体细胞及其锥体束的损伤,瘫痪类型为痉挛性瘫痪。当上运动神经元损伤时,下运动神经元失去了大脑皮质的抑制作用,表现出下运动神经元的功能释放和活动增强,虽然随意运动丧失,但肌张力增高,故称为痉挛性瘫痪,又称为硬瘫。

（2）**下运动神经元损伤**　指脑神经运动核和脊髓前角细胞以下的锥体系损伤,即脑神经运动核和脊髓前角细胞及其脑神经和脊神经的损伤,瘫痪类型为迟缓性瘫痪。由于下运动神经元所管理的肌肉完全失去了神经支配,表现为随意运动丧失,肌张力降低,故称为弛缓性瘫痪,又称为软瘫。核上瘫和核下瘫的临床体征见表16-1。

表16-1　上运动神经元和下运动神经元损伤的临床体征

区别	上运动神经元损伤	下运动神经元损伤
损伤范围	锥体细胞的胞体和锥体束	脑神经运动核、脊髓前角及脑神经和脊神经
瘫痪范围	较广泛	较局限
瘫痪特点	痉挛性(硬瘫)	弛缓性(软瘫)
肌张力	增高	降低
浅反射	减弱或消失	消失
深反射	亢进	减弱或消失
病理反射	有	无
肌萎缩	早期无,晚期为失用性萎缩	早期即有肌萎缩

(二)锥体外系

锥体外系主要包括纹状体系和前庭小脑系(图16-10、图16-11)。

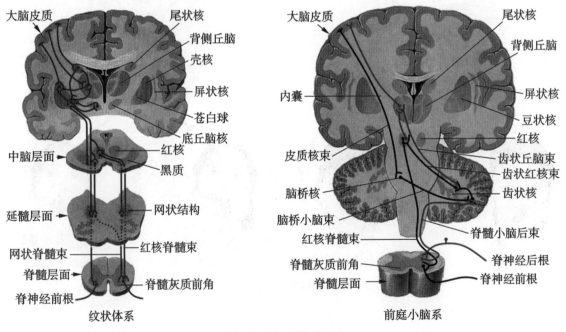

图16-10　锥体外系

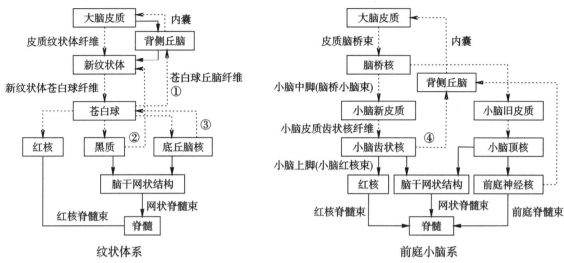

①皮质—纹状体—背侧丘脑—皮质环路；②新纹状体—黑质回路；③苍白球—底丘脑回路；④皮质—脑桥—小脑—皮质环路。

图 16-11 锥体外系回路

1. 纹状体系 大脑额叶、顶叶、枕叶、颞叶皮质细胞发出的纤维,直接地或通过背侧丘脑间接地终止于尾状核和壳核(新纹状体),新纹状体发出纤维至苍白球,苍白球发出纤维终止于红核、黑质、底丘脑和脑干的网状结构。以上传导通路形成皮质—纹状体—背侧丘脑—皮质环路,新纹状体—黑质回路和苍白球—底丘脑回路等,发挥反馈调节作用。由红核发出纤维,左右交叉后形成红核脊髓束;由网状结构发出纤维,一部分交叉至对侧,其余在同侧下行,组成网状脊髓束。红核脊髓束和网状脊髓束直接或间接终止于脊髓前角运动细胞,下达的神经冲动最后经脊神经到骨骼肌。

2. 前庭小脑系 由大脑皮质额叶起始的纤维组成额桥束,由顶、枕、颞叶起始的纤维组成顶枕颞桥束,这些纤维下行经内囊、大脑脚底两侧进入脑桥,终止于同侧脑桥核,脑桥核发出纤维越过中线,经对侧小脑中脚进入小脑,主要止于新小脑皮质,新小脑皮质发出纤维止于齿状核,齿状核发出纤维经小脑上脚至中脑被盖交叉后,止于对侧的红核和丘脑腹中间核和丘脑腹前核,由丘脑腹中间核和腹前核发出纤维至大脑皮质运动区,形成皮质—脑桥—小脑—皮质环路,发挥反馈调节作用。大脑皮质经脑桥核进入小脑的纤维还有许多止于小脑顶核和中间核,其中顶核发出纤维至脑干前庭神经和网状结构,前庭神经核也发出部分纤维至背侧丘脑,止于大脑皮质,形成皮质—脑桥—小脑—前庭神经核—背侧丘脑—皮质回路,但此回路目前并不是很清楚。由红核发出的纤维组成红核脊髓束,由脑干网状结构发出的纤维组成网状脊髓束,由前庭神经核发出的纤维组成前庭脊髓束,止于脊髓的不同部位,协调躯干和四肢的随意运动。

锥体系和锥体外系在运动功能上是互相依赖、不分为割的一个整体,只有在锥体外系保持肌张力稳定协调的前提下,锥体系才能完成一切精确的随意运动,如写字、刺绣等;而锥体外系对锥体系也有一定的依赖性,锥体系是运动的发起者,但有些习惯性和节律性动作开始是由锥体系发起的,然后才处于锥体外系的管理之下,如骑车、游泳、走路时前后摆手等。

强化训练

一、名词解释

1. 反射通路（reflex pathway）　2. 锥体系（pyramidal system）

二、思考与讨论

1. 感觉传导通路和运动传导通路中的锥体系分别有哪些共同特点？

2. 简述躯干及四肢深感觉、精细触觉的传导通路的组成和损伤表现。

3. 简述躯干及四肢浅感觉的传导通路的组成和损伤表现。

4. 简述视觉传导通路的组成和不同部位的损伤表现。

5. 简述瞳孔对光反射通路的组成。一侧视神经损伤和一侧动眼神经损伤，双眼的瞳孔对光反射表现如何？

6. 什么结构损伤出现硬瘫？什么结构损伤出现软瘫？面神经、舌下神经的核上瘫和核下瘫有何区别？

第十七章　脑和脊髓的被膜、血管及脑脊液循环

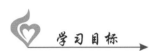

学习目标

　　掌握脑、脊髓被膜的名称、层次及其形成的主要结构,脑和脊髓的动脉来源,大脑动脉环的组成、位置和功能意义,脑脊液的产生和回流部位;熟悉海绵窦的位置、穿行结构和交通关系,颈内动脉系和椎动脉系的主要分支分布;了解脑、脊髓被膜结构的临床意义,脊髓静脉、脑静脉、硬脑膜窦和脑脊液的回流途径及其临床意义。

一、脑和脊髓的被膜

　　脑和脊髓的表面从外向内包裹有硬膜、蛛网膜和软膜 3 层被膜,具有支持、保护和营养作用(图 17-1)。硬膜(dura mater)由致密结缔组织构成,厚而坚韧,附着于椎骨和颅骨内面,主要起支持和保护作用;蛛网膜(arachnoid mater)为半透明的结缔组织薄膜,紧贴硬膜,跨越脊髓和脑的沟裂,缺少血管和神经,起加强硬膜的作用;软膜(pia mater)薄而富有血管和神经,紧贴脑和脊髓表面并深入其沟、裂中,主要起营养作用。脑和脊髓的被膜均在枕骨大孔处相连续,被膜与骨膜之间及被膜各层之间形成硬膜外隙、硬膜下隙和蛛网膜下腔。蛛网膜下腔在脊髓和脑的周围形成局部扩大的终池和脑池,临床上具有重要意义。

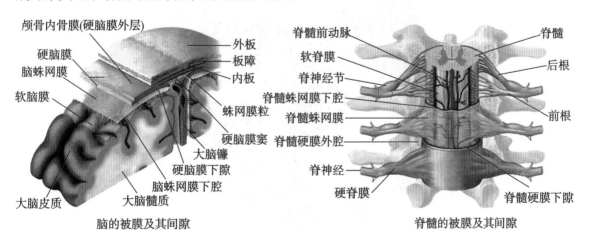

脑的被膜及其间隙　　　　　　　　脊髓的被膜及其间隙

图 17-1　脑和脊髓的被膜

（一）脑的被膜

脑膜由外向内依次为硬脑膜（endocranium）、脑蛛网膜（cranial arachnoid）和软脑膜（leptomeninge）。

1.脑被膜形成的结构

（1）硬脑膜 由两层组成，两层之间有丰富的血管和神经（图17-2）。外层兼具颅骨内骨膜的作用，与颅盖骨结合较松，故颅顶血管损伤时，易在颅骨与硬脑膜间形成硬脑膜外血肿；与颅底骨结合紧密，故颅底骨折时，易将硬脑膜与脑蛛网膜同时撕裂，造成脑脊液外漏。硬脑膜在脑神经出颅处移行为神经外膜，也可深入脑各部之间，形成脑间结构和特殊结构。

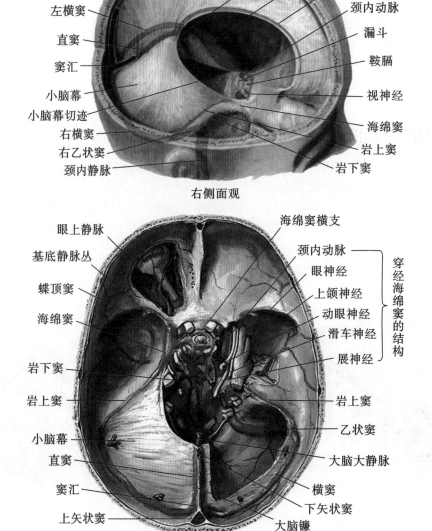

图17-2 硬脑膜形成的结构

1) 脑间结构:包括大脑镰、小脑镰、小脑幕和鞍膈。硬脑膜伸入两侧大脑半球之间,称为大脑镰(cerebral falx);伸入两侧小脑半球之间,称为小脑镰(cerebellar falx);伸入大脑和小脑之间,形似幕帐,称为小脑幕(tentorium of cerebellum);张于鞍背和鞍结节之间,封闭垂体窝,称为鞍膈(diaphragma sellae),其中央有小孔容垂体柄通过。小脑幕的前缘游离,凹陷呈弧形,称为小脑幕切迹(tentorial notch),当小脑幕上、下结构发生占位性病变时,小脑幕切迹因周围脑组织的挤压发生明显移位,形成小脑幕切迹疝,可压迫脑干及其连接的脑神经。

2) 硬脑膜窦:硬脑膜的两层在某些部位分开呈管道状,内衬单层内皮细胞而构成,称为硬脑膜窦(dural sinus),窦腔内含有静脉血,窦壁厚且与颅骨连接牢固而不易塌陷,加之无平滑肌而不能收缩,故损伤时出血难止,容易形成颅内的蛛网膜下腔血肿。硬脑膜窦主要包括:分别位于大脑镰的上、下缘的上矢状窦和下矢状窦,分别向后汇入窦汇和直窦;位于大脑镰与小脑幕连接处的直窦,其前端有下矢状窦汇入,后端与上矢状窦和两侧横窦在枕内隆凸处汇合成窦汇;窦汇两侧向前延伸,横行于小脑幕后外侧缘附着处的枕骨横沟内,称为横窦;横窦末端续为乙状窦,行于乙状沟内,向前内续为经颈静脉孔出颅的颈内静脉。另有相对独立的海绵窦(cavernous sinus),位于蝶鞍两侧,为不规则腔隙,腔内形似海绵。窦内有颈内动脉和展神经(Ⅵ)通过,在窦的外侧壁内自上而下有动眼神经(Ⅲ)、滑车神经(Ⅳ)、眼神经(Ⅴ1)和上颌神经(Ⅴ2)通过。两侧海绵窦借横支(又称为海绵间窦)相连;向后外借分别位于颞骨岩部上缘和后缘的岩上窦和岩下窦汇入横窦、乙状窦或颈内静脉;向后下正中借基底静脉丛与椎内静脉丛相连;向前和向下分别借眼上、下静脉及颅底导静脉(破裂孔静脉和卵圆孔静脉)和翼静脉丛与面静脉交通。因此,全身的感染均可向颅内转移,且颅内感染和炎性血栓形成好发于颅底的海绵窦。

(2) 脑蛛网膜　缺乏血管和神经,除伸入大脑纵裂和大脑横裂处以外,均跨越脑的沟裂而不伸入沟内。脑蛛网膜在靠近硬脑膜尤其是在上矢状窦处,形成许多伸入上矢状窦内的绒毛状突起,称为蛛网膜粒(arachnoid granulation)(图 17-3),脑脊液经这些蛛网膜粒渗入硬脑膜窦内,最终经硬脑膜窦回流入颈内静脉,参与体循环。

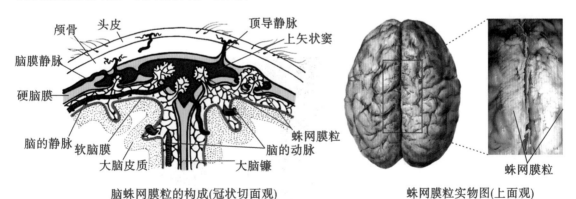

脑蛛网膜粒的构成(冠状切面观)　　蛛网膜粒实物图(上面观)

图 17-3　脑蛛网膜粒

(3) 软脑膜　直接覆盖脑的表面并深入沟裂内。在脑室的一定部位,软脑膜及其血管与该部位的室管膜上皮共同构成脉络组织(choroid tissue);其血管在某些部位再反复分支成丛,连同软脑膜和室管膜上皮一起突入脑室内,称为脉络丛(choroid plexus),是产生脑脊液的主要结构。

2. 脑被膜之间的腔隙　硬脑膜外层相当于颅骨内膜,且与硬脑膜内层连接紧密,故无脑硬膜外隙。脑蛛网膜与硬脑膜之间有脑硬膜下隙,不与脊髓硬膜下隙相通。脑蛛网膜与软脑膜之间形成脑蛛网膜下腔(cerebral subarachnoid space),其内也充满脑脊液,并与脊髓蛛网膜下腔相通。脑蛛网膜下腔在脑的沟、裂内及脑周等部位扩大成大小不一的腔隙,称为脑蛛网膜下池(sub-arachnoid cistern),简称脑池。在小脑与延髓之间有最大的脑池,称为小脑延髓池(cerebellomed-ullary cistern),临床上可在此进行穿刺,抽取脑脊液进行检查。

(二)脊髓的被膜

脊髓的被膜自外向内依次为硬脊膜、脊髓蛛网膜和软脊膜。

1. 脊髓被膜形成的结构　硬脊膜(spinal dura mater)上端附于枕骨大孔边缘,下端在第2骶椎水平逐渐变细,全长包裹脊髓、马尾和终丝。硬脊膜在椎管内形成一长筒状的硬脊膜囊(dural sac),包裹脊神经根的部分在椎间孔处则续为脊神经外膜。脊髓蛛网膜(spinal arachnoid mater)紧贴硬脊膜,也包绕脊髓和马尾。软脊膜(spinal pia mater)延伸至脊髓的沟裂中,在脊髓圆锥以下部位移行为一细丝状结构,称为终丝(filum terminate),附于尾骨背面;在脊髓两侧、脊神经根间,软脊膜形成两条三角形的齿状韧带(denticulate ligament)(图17-4),齿尖向外侧,附于硬脊膜,均有固定脊髓的作用。脊髓借附于枕骨大孔处的硬脊膜、齿状韧带、终丝、脊神经根等固定于椎管内。齿状韧带还可作为椎管内手术的识别标志。

2. 脊髓被膜之间的腔隙　包括脊髓硬膜外隙、脊髓硬膜下隙和脊髓蛛网膜下腔。硬脊膜与椎管内面的骨膜之间有疏松的腔隙,略呈负压,称为脊髓硬膜外隙(spinal epidural space),内含椎内静脉丛、疏松结缔组织、脂肪和淋巴管,有脊神经根通过。因脊髓硬膜外隙不与颅内相通(颅内无硬膜外隙),故临床上行硬膜外麻醉,就是将麻醉药注入此隙,以阻滞脊神经根的神经传导。硬脊膜和脊髓蛛网膜之间有潜在的腔隙,内有少量浆液,称为脊髓硬膜下隙(spinal subdural space),与脊神经周围的淋巴隙相通。脊髓蛛网膜与软脊膜之间有较宽阔的腔隙,称为脊髓蛛网膜下腔(spinal subarachnoid space),腔隙内充满脑脊液,还有许多连于两层被膜间的结缔组织小梁。脊髓蛛网膜下腔在马尾周围扩大,称为终池(terminal cistern)或终室(terminal ventricle),内有脑脊液、马尾和终丝。因脊髓蛛网膜下腔与脑蛛网膜下腔相通,故临床上常选在第3、4或第4、5腰椎间隙进行腰椎穿刺,针尖进入终池内而不伤及脊髓,通过抽取脑脊液或注入药物以帮助诊断和治疗脑、脊髓的疾病。

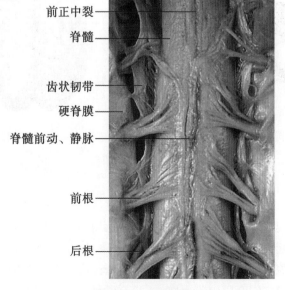

前正中裂———

脊髓———

齿状韧带———

硬脊膜———

脊髓前动、静脉———

前根———

后根———

图17-4　齿状韧带

二、脑和脊髓的血管

(一)脑的血管

1. 脑的动脉　脑的功能复杂,新陈代谢旺盛,故脑的血供非常丰富,也有颈内动脉和椎动脉两个主要来源(图 17-5)。以顶枕沟为界,大脑半球的前 2/3 和间脑前部由颈内动脉供血,故将颈内动脉及其分支称为颈内动脉系,主要供应眼和脑的血液;大脑半球后 1/3、间脑后部、脑干和小脑由椎动脉供血,故将椎动脉及其分支称为椎动脉系,因两侧椎动脉合并为基底动脉,故又称为椎基底动脉系,主要供应脊髓、内耳和脑的血液。脑的动脉分支主要分为皮质支和中央支,前者营养大脑皮质及其深面的部分髓质,后者供应基底核、内囊、间脑等。脑的两个动脉系又在脑底形成重要的吻合网,即大脑动脉环,可保证脑的充分供血。

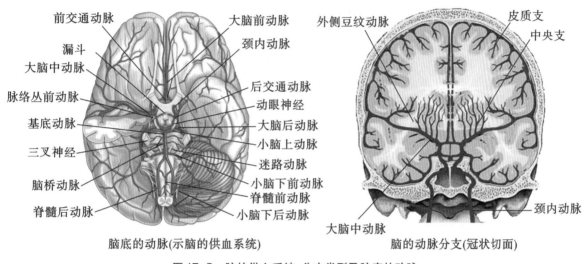

脑底的动脉(示脑的供血系统)　　脑的动脉分支(冠状切面)

图 17-5　脑的供血系统、分支类型及脑底的动脉

(1)颈内动脉系　颈内动脉在颈部行于颈动脉鞘内,并无分支;再经颈动脉管入颅,向前穿经海绵窦至脑底,在视交叉外侧分为大脑前动脉和大脑中动脉两终末支。颈内动脉的主要分支有眼动脉、大脑前动脉(anterior cerebral artery)、大脑中动脉(middle cerebral artery)、脉络丛前动脉(anterior choroidea artery)和后交通动脉(posterior communicating artery)(图 17-6、图 17-7)。

1)大脑前动脉:在视神经上方向前内行,进入大脑纵裂,与对侧同名动脉借一短干即前交通动脉(anterior communicating artery)相连,然后沿胼胝体向后行。皮质支沿途分布于部分额叶底面、顶枕沟以前的半球内侧面及额、顶叶外侧面上部的 1/3 或 1/2 部位的皮质;中央支自起始部发出,即内侧豆纹动脉(medial lenticulostriate artery),供应尾状核、豆状核前部和内囊前肢。

2)大脑中动脉:为颈内动脉的直接延续支,向外行进入外侧沟内。在进入外侧沟之前,自起始部发出许多细小的中央支,称为外侧豆纹动脉(lateral lenticulostriate artery),供应基底核和内囊的余部;进入外侧沟后分出许多皮质支,沿途分布于岛叶、外侧面颞叶的上半和额、顶叶下部的 2/3 或 1/2 部位的皮质。大脑中动脉的营养区域主要包括躯体运动、躯体感觉和语言中枢,故该动脉若发生阻塞,将产生严重的功能障碍。内、外侧豆纹动脉合称为豆纹动脉(图 17-8),因其呈直角发出,因其数量多、管径小、管壁薄、行程弯曲,在血管病变和颅内压升高时,极易破裂而导致脑出血,故又称为出血动脉(bleeding artery),主要导致内囊出血而出现"三偏征"。

3）脉络丛前动脉　经大脑脚与海马回钩之间进入侧脑室下脚,止于脉络丛。沿途发出分支主要供应中脑、间脑、内囊和基底核中后部的血液。

4）后交通动脉　在视束下面行向后,与大脑后动脉吻合,是颈内动脉系与椎基底动脉系的重要交通支。因该动脉变异多,血流变化大,故容易发生动脉瘤,压迫动眼神经。

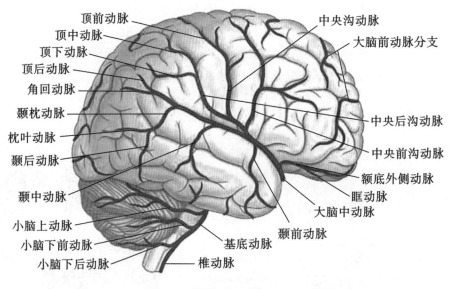

顶前动脉　　　　　　　　　　　中央沟动脉
顶中动脉　　　　　　　　　　　大脑前动脉分支
顶下动脉
顶后动脉
角回动脉　　　　　　　　　　　中央后沟动脉
颞枕动脉　　　　　　　　　　　中央前沟动脉
枕叶动脉　　　　　　　　　　　额底外侧动脉
颞后动脉　　　　　　　　　　　眶动脉
颞中动脉　　　　　　　　　　　大脑中动脉
小脑上动脉　　　　　　　　　　颞前动脉
小脑下前动脉　　　　　　基底动脉
小脑下后动脉　　　　　　椎动脉

脑外侧面的动脉

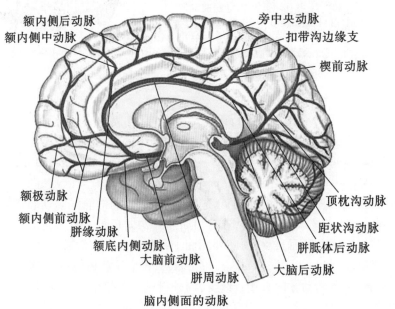

额内侧后动脉　　　　　　　　　旁中央动脉
额内侧中动脉　　　　　　　　　扣带沟边缘支
　　　　　　　　　　　　　　　楔前动脉
额极动脉
额内侧前动脉　　　　　　　　　顶枕沟动脉
胼缘动脉　　　　　　　　　　　距状沟动脉
额底内侧动脉　　　　　　　　　胼胝体后动脉
大脑前动脉　　　　　　　　　　大脑后动脉
胼周动脉

脑内侧面的动脉

图17-6　脑的动脉

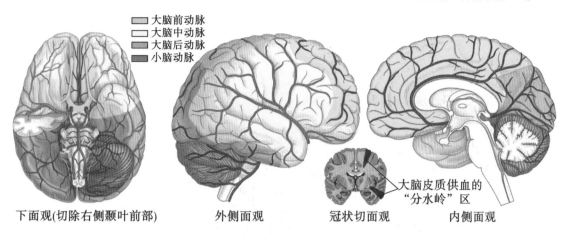

图 17-7　大脑和小脑皮质区的动脉供血范围

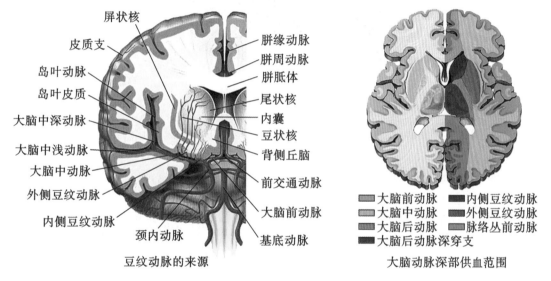

图 17-8　大脑动脉的中央支(示豆纹动脉)和供血范围

(2)椎基底动脉系　椎动脉在颈部沿椎间孔上行经枕骨大孔入颅,左、右椎动脉在延髓前面逐渐靠拢,最终与桥延沟中部合并成一条基底动脉(basilar artery)。椎动脉的主要分支有脊髓前、后动脉及延髓动脉和小脑下后动脉;基底动脉主要分支有小脑下前动脉、迷路动脉(又称为内听动脉)、脑桥动脉、小脑上动脉、大脑后动脉(posterior cerebral artery)等。

1)小脑的动脉:主要有小脑下前动脉、小脑下后动脉和小脑上动脉。小脑下后动脉(posterior inferior cerebellar artery)发自椎动脉,供应小脑下面的前部;小脑下前动脉(anterior inferior cerebellar artery)和小脑上动脉(superior cerebellar artery)发自基底动脉,供应小脑下面的前部和小脑上部。

2)大脑后动脉:为基底动脉延续的终支,绕大脑脚外侧向后,沿海马旁回钩转至额叶和枕叶内侧面。皮质支主要分布于颞叶的底面、外侧面下半和枕叶;中央支经脚间窝入脑实质,主要供应脑干、海马和间脑后部。大脑后动脉与小脑上动脉的起始部之间夹持有动眼神经,二者发生动脉瘤时,易压迫动眼神经,导致动眼神经麻痹。

(3)大脑动脉环　又称为威利斯环(Willis circle)或脑底动脉环,位于脑底中央和蝶鞍之间,环绕视交叉、灰结节及乳头体周围,由大脑前动脉起始段、前交通动脉、颈内动脉末段、后交通动脉和大脑后动脉起始段吻合而成(图17-9),对维持脑的正常供血和调节局部血流量具有重要意义。

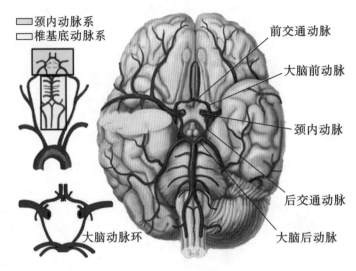

图 17-9　大脑动脉环

2. 脑的静脉　脑的静脉不与动脉伴行,分为相互吻合的浅、深静脉两组,均汇入硬脑膜窦。脑的静脉也在脑底形成一前一后的两个脑底静脉环,前环与大脑动脉环一起围绕下丘脑底,后环围绕大脑脚底(中脑)。脑底静脉环和大脑动脉环都是血管瘤的好发部位。

(1)大脑浅静脉　又称为大脑外静脉(external cerebral veins)(图17-10),主要分布于大脑外侧面和底面,收集大脑半球皮质和皮质下髓质的静脉血。在大脑外侧面,以大脑外侧沟为界,分为大脑上静脉、大脑中静脉和大脑下静脉3组,均就近注入相邻的硬脑膜窦。外侧沟以上为大脑上静脉(superior cerebral vein),注入上矢状窦;外侧沟以下为大脑下静脉(inferior cerebral vein),主要注入横窦和海绵窦;大脑中静脉(middle cerebral vein)在外侧沟内,是唯一与同名动脉伴行的脑静脉,又分为大脑中浅静脉和大脑中深静脉,前者注入海绵窦,后者汇入基底静脉。基底静脉(basal vein)为最粗大的大脑外静脉,由大脑中深静脉、大脑前静脉和纹状体静脉汇合而成,最终注入大脑大静脉。其中,大脑前静脉(anterior cerebral vein)位于额叶底面,引流额叶底面、内侧面及胼胝体嘴侧的静脉血。

(2)大脑深静脉　由大脑内静脉(internal cerebral vein)及其属支构成(图17-11),主要收集半球深部的髓质、基底核、内囊、间脑、脑室脉络丛等脑深部的静脉血。大脑内静脉由丘纹静脉和脉络膜静脉在室间孔后上缘合成。两侧大脑内静脉在松果体的后上方汇合成一条最为粗大的脑静脉,称为大脑大静脉(great cerebral vein),又称为盖伦静脉(Galen vein),在胼胝体压部的后下方向后注入直窦。

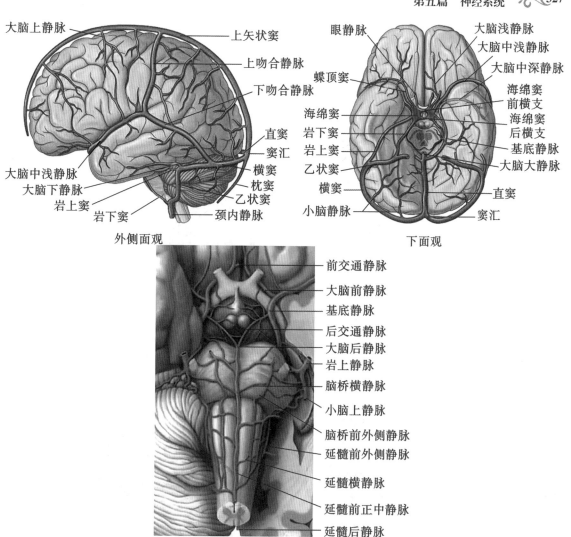

大脑上静脉　　上矢状窦
上吻合静脉
下吻合静脉
直窦
窦汇
横窦
大脑中浅静脉　枕窦
大脑下静脉　乙状窦
岩上窦　　　颈内静脉
岩下窦

外侧面观

眼静脉　　大脑浅静脉
大脑中浅静脉
大脑中深静脉
蝶顶窦　海绵窦
前横支
海绵窦　海绵窦
岩下窦　后横支
岩上窦　基底静脉
乙状窦　大脑大静脉
横窦　直窦
小脑静脉　窦汇

下面观

前交通静脉
大脑前静脉
基底静脉
后交通静脉
大脑后静脉
岩上静脉
脑桥横静脉
小脑上静脉
脑桥前外侧静脉
延髓前外侧静脉
延髓横静脉
延髓前正中静脉
延髓后静脉

脑底静脉环

图 17-10　大脑的浅静脉和脑干的静脉

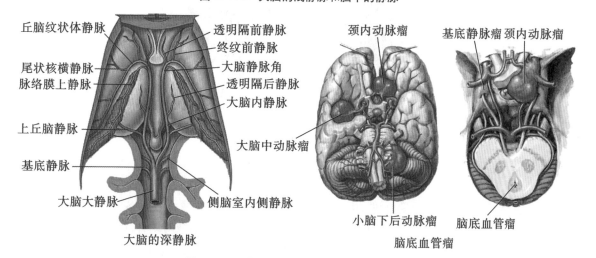

丘脑纹状体静脉　　透明隔前静脉
终纹前静脉
尾状核横静脉　大脑静脉角
脉络膜上静脉　透明隔后静脉
大脑内静脉
上丘脑静脉
基底静脉
大脑大静脉　　侧脑室内侧静脉

大脑的深静脉

颈内动脉瘤

大脑中动脉瘤

小脑下后动脉瘤

脑底血管瘤

基底静脉瘤　颈内动脉瘤

脑底血管瘤

图 17-11　大脑的深静脉和脑底血管瘤示意

（二）脊髓的血管

1. 脊髓的动脉：主要有源自椎动脉的脊髓前、后动脉（anterior and posterior spinal arteries）和节段性动脉（segmental medullary artery）两个来源（图 17-12）。

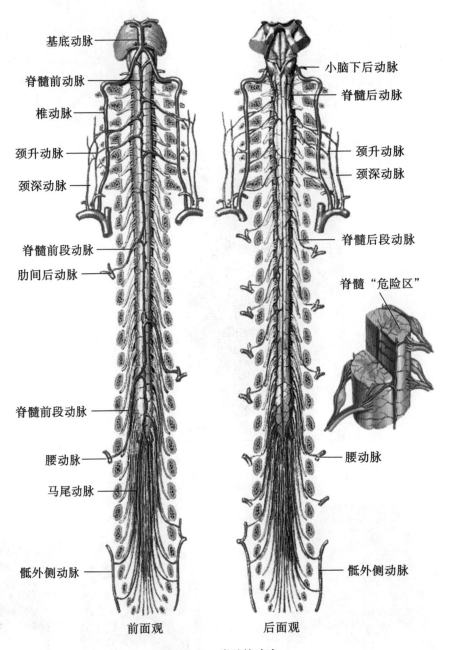

前面观　　　　　后面观

图 17-12　脊髓的动脉

（1）脊髓前、后动脉　均发自椎动脉颅内段。左、右脊髓前动脉合成一条，沿前正中裂表面下行至脊髓末端，主要分布于脊髓前 3/4 部；左、右脊髓后动脉分别沿两侧脊髓后外侧沟下行，主要分布于脊髓后 1/4 部。脊髓前、后动脉之间互相交通，形成动脉冠，在由动脉冠发出内髓支进入脊髓内部,发出吻合支组成软脊膜动脉丛,分布于脊髓的表面和软脊膜。

（2）节段性动脉 为颈深动脉、肋间动脉、腰动脉及骶外侧动脉的脊髓支,分为前根动脉和后根动脉伴脊神经根入椎管,与脊髓前、后动脉吻合,使细小的脊髓前、后动脉得以不断增补而延续到脊髓末端。尽管如此,在某些脊髓节段,如第1~4胸节和第1腰节的腹侧面,是两个动脉来源吻合的过渡地带,血供较差,容易发生缺血而使脊髓受损,称为脊髓"危险区"（图17-12）。

2.脊髓的静脉 较动脉多而粗,分布情况和动脉大致相同。脊髓的小静脉汇集成脊髓前、后静脉,通过前、后根静脉注入硬膜外隙的椎内静脉丛,再经椎间静脉和椎体静脉汇入椎骨外面的椎外静脉丛,最后以节段性静脉汇入椎静脉、肋间后静脉、腰静脉、骶外侧静脉等部位。

三、脑脊液及其循环

1.脑脊液的产生和回流 脑脊液（cerebrospinal fluid, CSF）是由脑室脉络丛产生,并充满脑室、蛛网膜下腔和脊髓中央管内的无色透明液体,最终经蛛网膜粒回流入硬脑膜窦（主要为上矢状窦）,对脑和脊髓具有缓冲、支持和保护,营养和回收代谢产物及维持正常颅内压的作用。

2.脑脊液的循环 左、右侧脑室脉络丛产生的脑脊液,经左、右室间孔流入第三脑室;与第三脑室脉络丛产生的脑脊液汇合后,经中脑导水管流入第四脑室;再与第四脑室脉络丛产生的脑脊液汇合后,自第四脑室正中孔和外侧孔流入小脑延髓池;第四脑室的脑脊液同时通过延髓和脊髓中央管流入脊髓末端的终池,再经脊髓蛛网膜下腔回流入小脑延髓池。小脑延髓池的脑脊液漫流至向大脑背面的蛛网膜下腔,经蛛网膜粒渗透到硬脑膜窦内,最后经硬脑膜窦的静脉血回流途径汇入颈内静脉,加入体循环的血液中（图17-13）。当脑脊液循环发生堵塞时,可引起脑积水或颅内压增高,严重时可造成脑疝而危及生命。

四、血脑屏障

在中枢神经系统内,神经元周围存在许多而维持其微环境稳定性的结构,称为脑屏障,由血-脑屏障、血-脑脊液屏障、脑脊液-脑屏障组成,具有选择性通透某些物质的作用。

血-脑屏障（blood-brain barrier）位于中枢神经系统的毛细血管内血液与神经元之间,由毛细血管内皮细胞、基膜和神经胶质膜构成。血-脑屏障的结构特点是:脑和脊髓内的毛细血管内皮细胞之间无窗孔,紧密连接,使大分子物质难以通过;毛细血管基膜层连续而完整;胶质膜位于基膜外,由星形胶质细胞的血管周足（又称为终足）围绕而成。但在中枢神经的某些部位缺乏血脑屏障,如正中隆起、连合下器、穹窿下器、终极血管器、脉络丛、松果体、神经垂体等,可使大分子物质自由通过。故临床选用药物治疗脑部疾病时,必须考虑其通过血-脑屏障的能力。

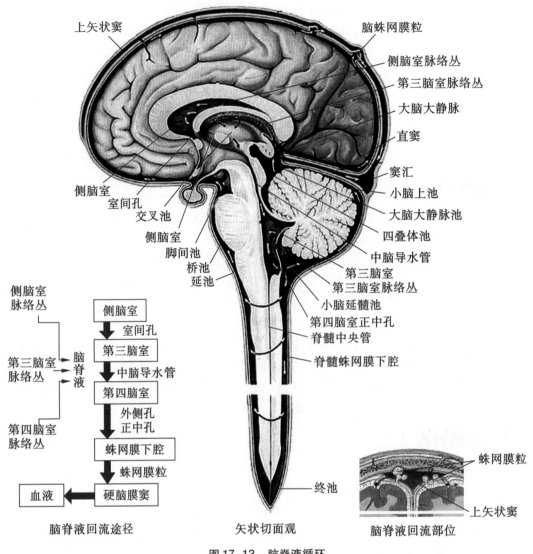

上矢状窦
脑蛛网膜粒
侧脑室脉络丛
第三脑室脉络丛
大脑大静脉
直窦
窦汇
小脑上池
大脑大静脉池
四叠体池
中脑导水管
第三脑室
第三脑室脉络丛
小脑延髓池
第四脑室正中孔
脊髓中央管
脊髓蛛网膜下腔

侧脑室
室间孔
交叉池
侧脑室
脚间池
桥池
延池

侧脑室
脉络丛

第三脑室
脉络丛

第四脑室
脉络丛

脑脊液

| 侧脑室 |
| 室间孔 |
| 第三脑室 |
| 中脑导水管 |
| 第四脑室 |
| 外侧孔 正中孔 |
| 蛛网膜下腔 |
| 蛛网膜粒 |
| 硬脑膜窦 |

血液 ← 硬脑膜窦

脑脊液回流途径

终池

矢状切面观

蛛网膜粒
上矢状窦

脑脊液回流部位

图 17-13 脑脊液循环

✿ 强化训练

一、名词解释

1. 硬脑膜窦(dural sinus)　2. 蛛网膜下腔(subarachnoid space)　3. 大脑动脉环(cerebral arteral circle)

二、思考与讨论

1. 脑和脊髓的被膜分为哪几层？各层有何特征和作用？

2. 脊髓和脑的被膜可形成哪些主要结构？简述这些结构的位置和作用。硬脑膜窦的回流方向如何？

3. 海绵窦位于何处？有何特征？有哪些结构穿行？与周围形成哪些交通？有何临床意义？

4. 做硬膜外麻醉和蛛网膜下腔麻醉(腰麻)时，麻醉药分别注入何处？药液是否会直接进入颅腔？

5. 试述大脑动脉环的位置、组成及其生理和临床意义。

6. 试述脑脊液的产生和回流部位、循环途径及其主要功能。

第六篇

内 分 泌 系 统

第十八章　内分泌系统及器官

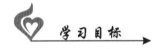
学习目标

掌握内分泌系统的组成和功能,内分泌腺的概念和结构特点;熟悉垂体、甲状腺、肾上腺的位置、形态和功能;了解松果体、甲状旁腺、胸腺、胰岛和性腺的形态、位置和功能,神经系统和内分泌系统的联系。

第一节　内分泌系统概述

内分泌系统(endocrine system)由弥散神经内分泌系统和固有内分泌系统组成(图18-1),其功能是将体液性信息物质传递到全身各部位的细胞,发挥对邻近或远处靶细胞的生物学作用,参与调节机体各器官的新陈代谢、生长发育、生殖等活动,保持机体内环境的平衡和稳定。

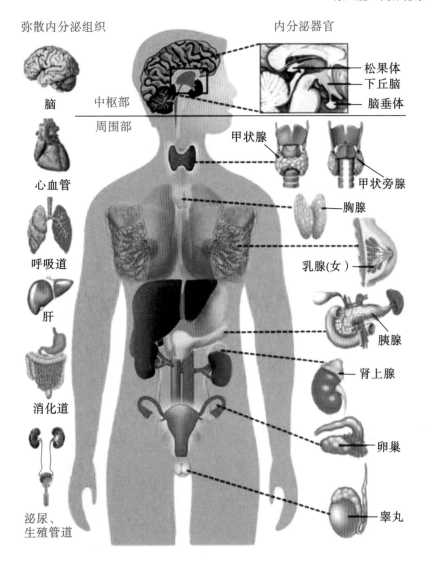

弥散内分泌组织　　　　　　　　　　　　内分泌器官

脑

心血管

呼吸道

肝

消化道

泌尿、
生殖管道

中枢部
周围部

松果体
下丘脑
脑垂体

甲状腺
甲状旁腺

胸腺

乳腺(女)

胰腺

肾上腺

卵巢

睾丸

图 18-1　内分泌系统构成

一、弥散神经内分泌系统

弥散神经内分泌系统(diffuse neuroendocrine system)是所有具备分泌功能的神经元(即分泌性神经元)和具有摄取胺前体、进行脱羧而产生肽类或活性胺的细胞[即胺前体摄取和脱羧细胞(amine precursor uptake and decarboxylation cell,APUD 细胞)]的统称,包括中枢部和周围部。中枢部位于中枢神经系统内,由下丘脑、垂体和松果体的分泌性神经元组成;周围部分散在胃肠道、肺、脑、肝、心肌、泌尿生殖道、血管、血液等处,由散在的 APUD 细胞组成。

1.中枢部　包括下丘脑-垂体轴的细胞和松果体细胞,如下丘脑结节区和前区的弓状核、视上核、室旁核等分泌性神经元,腺垂体远侧部和中间部的内分泌细胞等。

(1)下丘脑分泌的激素　主要有两大类激素,分别由下丘脑小细胞和大细胞分泌。下丘脑小细胞能合成调节腺垂体激素分泌的肽类化学物质,称为下丘脑调节肽,目前已知的有 10 种,包括促卵泡激素释放素(FSHRH)、促黄体素释放素(LHRH)(与 FSHRH 合称为促性腺激素释放激素,GnRH)、促甲状腺激素释放激素(TRH)、生长激素释放激素(GHRH)、生长抑素(SST)、促肾上腺皮质激素释放激素(CRH)、催乳素释放因子(PRF)、催乳素释放抑制因子(PIF)、促黑素释放素(MRH)、促黑素抑释素(MIH)。下丘脑大细胞分泌神经垂体激素,包括抗利尿激素(ADH)、催产素(OXT)。下丘脑调节肽经垂体门脉系统到达腺垂体,神经垂体激素经下丘脑垂体束(室旁垂体束和视上垂体束)到达神经垂体。

(2)垂体分泌的激素 仅由垂体前叶的腺细胞分泌,垂体后叶无分泌功能。垂体远侧部细胞分为嗜酸性细胞、嗜碱性细胞和嫌色细胞3种,嗜酸性细胞分泌生长激素和催乳素,嗜碱性细胞分泌促甲状腺激素、促肾上腺皮质激素、促性腺激素(包括黄体生成素和卵泡刺激素),嫌色细胞不分泌激素,但可逐渐出现颗粒而转变为嗜酸性细胞或嗜碱性细胞后即具有分泌激素的功能等;垂体中间部细胞主要分泌促黑激素。

(3)松果体分泌的激素 松果体细胞主要分泌褪黑素,还可少量分泌生长抑制素、精氨酸加压素、精氨酸加压催产素等肽类激素。

二、固有内分泌系统

固有内分泌系统(proper endocrine system)是由无导管腺组成的固有内分泌器官构成,包括垂体、松果体、甲状腺、甲状旁腺、胸腺、肾上腺、胰岛、性腺等。无导管的腺体称为内分泌腺(endocrine gland),其分泌物称为激素(hormone)。激素直接进入血液循环运送至全身特定的靶器官,一种激素通常只作用于某种特定的器官或组织,才能发挥其功能。内分泌腺的特点是无导管,体积小,血供丰富,具有特定作用。

三、神经系统与内分泌系统之间的关系

1. 神经系统和内分泌系统的相互调节 神经系统和内分泌系统在结构和功能上既有联系又有重叠。下丘脑、垂体和松果体是神经系统和弥散神经内分泌系统的重叠部分,并且通过对固有内分泌系统发挥作用,形成一个"神经系统-弥散神经内分泌系统-固有内分泌系统"的调节梯度,即形成下丘脑-垂体-靶腺调节轴。其中,下丘脑是联系神经系统和内分泌系统的枢纽,下丘脑的分泌性神经元支配和控制垂体,垂体再控制周围靶腺并影响全身的功能,故下丘脑是内分泌系统的调节中枢。神经系统以传导兴奋和释放神经递质来传导信息,仅局限于近距离的诱发作用;弥散神经内分泌系统可通过分泌激素的扩散作用进行近距离调节,也可通过血液循环进行远距离调节,所发挥的作用较缓慢而弥散;固有内分泌系统则通过分泌的激素进入血液循环发挥远距离调节,所发挥的作用较缓慢而持久。

2. 内分泌系统对神经系统的反馈性调节 正常情况下,下丘脑-垂体-靶腺激素的相互作用处于相对平衡状态。反之,内分泌系统对下丘脑-垂体存在反馈调节作用。当周围靶腺激素分泌增高时,下丘脑-垂体促激素的分泌受到抑制;当周围靶腺激素水平减退时,下丘脑-垂体促激素的分泌则反馈性增加。

3. 神经系统、内分泌系统与免疫系统的相互调节 神经、内分泌系统与免疫系统之间存在着双向信息传递机制,相互作用,这种功能是通过神经、内分泌系统和免疫系统共有的化学信息分子与受体而实现的,形成一个神经-内分泌-免疫系统的调节网络。这是因为:一方面,免疫细胞不仅广泛存在神经递质和内分泌激素的受体,自身还分泌多种具有免疫调节作用的神经递质或内分泌激素;另一方面,神经内分泌因子和激素可与免疫细胞的受体竞争性结合,调节机体的免疫应答功能。

第二节　内分泌器官

一、垂体

垂体（hypophysis）是人体内最重要的内分泌腺，借垂体柄与下丘脑相连，能分泌多种激素，调控其他内分泌腺的功能。垂体位于颅底蝶鞍的垂体窝内，呈椭圆形，分为腺垂体（adenohypophysis）和神经垂体（neurohypophysis）。

1.腺垂体　又分为远侧部、结节部和中间部。腺垂体的远侧部和结节部，合称为垂体前叶（anterior pituitary），能分泌生长激素、促甲状腺激素、促肾上腺皮质激素、黄体生成素、卵泡刺激素等。这些激素先通过结节漏斗束（tuberoinfundibular tract）运送到正中隆起，再经垂体门脉系统（pituitary portal system）的血液输送到腺垂体（垂体前叶），影响垂体前叶细胞的分泌活动。

2.神经垂体　分为神经部和漏斗。腺垂体的中间部和神经垂体的神经部，合称为垂体后叶（posterior pituitary），它并无分泌作用。由下丘脑内的视上核和室旁核分泌的抗利尿激素和催产素，经视上垂体束（supraopticohypophysial tract）和室旁垂体束（paraventriculohypophysial tract）运送至漏斗，沿漏斗进入神经垂体（垂体后叶），储存于神经部，需要时释放入血液。抗利尿激素作用于肾，增加肾对水的重吸收，减少水分由尿排出；催产素有促进子宫收缩和乳腺泌乳的功能。

二、松果体

松果体（pineal body）也属神经系统的内分泌腺，在儿童期比较发达，成年后部分松果体逐渐钙化形成钙斑，是颅内重要的影像学定位标志。松果体位于丘脑的上后方，两上丘间的浅凹内，以松果体柄附于第三脑室顶的后部。松果体为一椭圆形的灰红色小体，因形似松果而得名。

松果体由松果体细胞和神经胶质细胞组成，松果体细胞主要合成和分泌松果体素（melatonin）即褪黑素和生长抑制素。这些激素的生理作用并不十分清楚，可参与调节生物节律、机体代谢、生殖系统发育、动情周期和月经周期等。松果体病变时，可出现性早熟或生殖器官过度发育；若松果体的分泌功能过盛，可导致青春期延迟或性器官发育不足。

三、甲状腺

甲状腺（thyroid gland）是成人最大的内分泌腺。

1.甲状腺的形态和位置　甲状腺位于颈前部，因富含血管而呈棕红色，外观似"H"形，分为左、右侧叶和峡部。甲状腺侧叶（lateral lobe）贴附在喉下部和气管上部的两侧面，上达甲状软骨中部，下至第6气管软骨环的前外侧；甲状腺峡（isthmus of thyroid gland）多位于第2~4气管软骨环的前方，少数人缺如，半数以上的人自峡部向上伸出一个锥状叶（pyramidal lobe），长者可上达舌骨平面。甲状腺两侧叶的内面邻接喉与气管，咽与食管，以及喉返神经等；侧叶的后外面，为颈动脉鞘及鞘内的颈总动脉、颈内静脉和迷走神经及行经鞘后方的颈交感干。当甲状腺肿大时，向内侧压迫可出现呼吸、吞咽困难、声音嘶哑等，向后外压迫交感干时可出现霍纳综合征，表现为瞳孔缩小、上睑下垂、眼球内陷等。

2.甲状腺的被膜和韧带　甲状腺有两层被膜，外层为甲状腺鞘，内层为纤维囊。甲状腺鞘由气管前筋膜包绕甲状腺而形成，又称为假被膜，临床又称为外科囊；甲状腺纤维囊由被覆甲状腺表面的纤维结缔组织构成，临床又称为真被膜，随血管和神经伸入腺实质，将腺体分为若干腺小叶。甲状腺两层被膜之间为狭窄的间隙,内有甲状腺血管、甲状旁腺等。甲状腺侧叶的上端借由增厚的假被膜形成的甲状腺悬韧带连于甲状软骨;两侧叶还借内侧的甲状腺侧韧带连于环状软骨及第1、2气管软骨环;甲状腺峡也借深面的峡部固定带连于气管上端(图18-2)。因上述韧带将甲状腺连于喉和气管软骨,故吞咽时甲状腺可随喉上下移动。临床上可借此判断颈部包块是否与甲状腺有关。

3.甲状腺的功能　甲状腺分泌的激素为甲状腺激素,主要调节机体的基础代谢并影响机体的生长和发育。甲状腺激素分泌过剩时,可引起突眼性甲状腺肿,患者出现心率加快、神经过敏、体重减轻、眼球突出等甲状腺功能亢进症状;甲状腺素分泌不足时,小儿易患克汀病(呆小症),出现身材异常矮小和智力低下,成人则患黏液性水肿,出现皮肤粗糙、性功能减退、毛发脱落等现象。碘对甲状腺的活动有调节作用。在某些地区,土地或饮水中缺碘,如不能得到适当的补充,可引起地方性甲状腺肿。

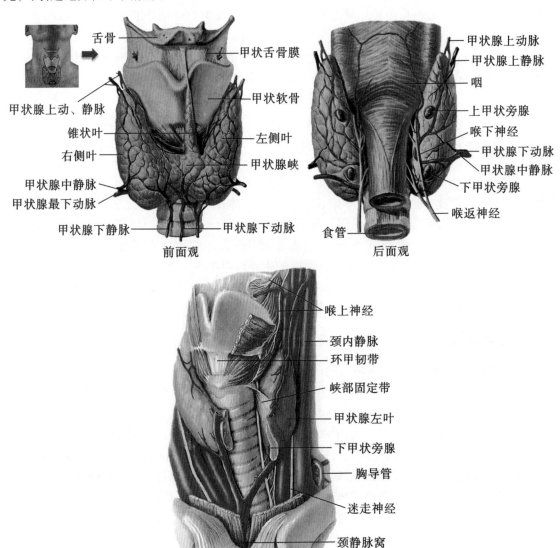

图18-2　甲状腺和甲状旁腺

四、甲状旁腺

甲状旁腺（parathyroid gland）为贴附于甲状腺侧叶后面的上、下两对扁椭圆形小体（图18-2），呈棕黄色或淡红色，形状、大小似黄豆。有时候甲状旁腺可埋于甲状腺组织内，使手术寻找比较困难。

甲状旁腺分泌的激素为甲状旁腺素，它能抗衡甲状腺分泌的降钙素作用，从而调节体内钙的代谢，维持血钙平衡。如甲状旁腺被误切或甲状旁腺素分泌不足，可导致血钙降低、手足搐溺，肢体呈对称性疼痛与痉挛等；如甲状旁腺功能亢进，则引起骨质过度吸收，造成骨质疏松而容易发生骨折。

五、胸腺

胸腺（thymus）位于上纵隔前面，既是淋巴器官，又是内分泌腺（图18-3）。儿童的胸腺比较发达，可上达颈部，下至胸骨后。胸腺由不对称的左、右两叶构成，并借结缔组织相连。随年龄增长，青春期后胸腺内的淋巴组织逐渐被脂肪和结缔组织取代，腺体发生明显萎缩。

胸腺的功能较为复杂，除可产生参与机体细胞免疫反应的 T 淋巴细胞外，还分泌胸腺素、促胸腺生长素、胸腺体液因子等具有激素作用的活性物质，构成促进 T 淋巴细胞增殖、分化的微环境。

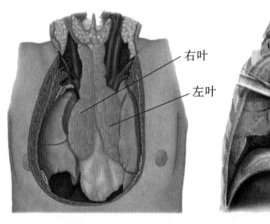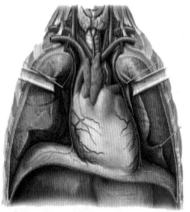

右叶

左叶

新生儿胸腺　　　　　　　　　成人胸腺

图18-3　胸腺

六、肾上腺

肾上腺（suprarenal gland）也是人体重要的应激性内分泌器官。位于左、右肾的内上方（图18-4），与肾一起居于腹膜后隙内，脊柱的两侧，被共同包裹于肾旁间隙内。左侧近似半月形，右侧呈三角形。

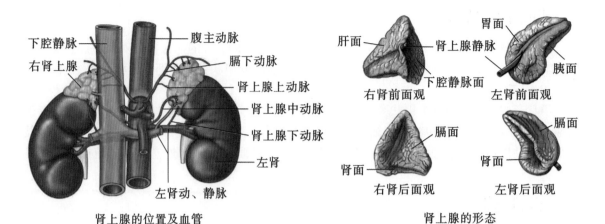

图 18-4 肾上腺

肾上腺外包有致密的结缔组织被膜,其实质分为皮质和髓质。肾上腺皮质(adrenal cortex)呈浅黄色,髓质呈棕色,分泌多种激素,其中的盐皮质激素可维持体内的水盐代谢平衡;糖皮质激素能调节碳水化合物的代谢;性激素能影响性行为及第二性征。肾上腺髓质(adrenal medulla)分泌肾上腺素和去甲肾上腺素,可使心率加快和心收缩力加强,小动脉强烈收缩以升高血压及调节内脏平滑肌活动。

七、胰岛

胰岛(pancreatic island),又称为朗格汉斯岛(islet of Langerhans),是胰的内分泌部分,是散在分布于腺体内的大小不等和形状不规则的细胞团,配布成细胞索,以胰尾为最多。胰岛至少有A、B、D 3 类细胞,A 细胞分泌胰高血糖素,B 细胞分泌胰岛素,D 细胞分泌生长抑制素(图 18-5)。此外,胰岛还有 F 细胞,可分泌胰多肽。胰岛素可控制碳水化合物的代谢,可降低血糖;胰高血糖素与胰岛素相对抗,起身高血糖的作用。如胰岛素分泌不足影响糖代谢障碍,则出现糖尿病。

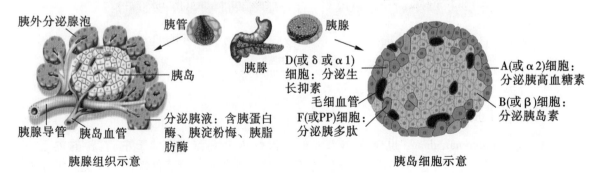

图 18-5 胰岛

八、性腺

性腺(gonad)又称为生殖腺(sexual gland),其内分泌组织有性别差异,在男性为睾丸间质细胞,在女性为卵巢的卵泡壁细胞和黄体细胞。睾丸间质细胞分泌雄激素,能促进男性生殖器官的生长发育、激发和维持第二性征、促进肌蛋白的合成和维持性欲。排卵前,卵泡壁的细胞包括卵泡内膜细胞和卵泡颗粒细胞分别分泌大量雌激素(雌酮和雌二醇)和少量孕激素(孕酮);排卵后,剩余的卵泡壁细胞转变成相应的颗粒黄体细胞和卵泡膜黄体细胞,分别分泌大量孕激素和少量雌激素。雌激素可刺激子宫、阴道和乳腺的生长发育,激发并维持第二性征;孕激素能使子宫内膜增厚,准备受精卵的种植,同时使乳腺逐渐发育,准备授乳。此外,男性睾丸的间质细胞也分泌少量雌激素,女性卵巢门细胞和间质细胞也分泌少量雄激素。

强化训练

思考与讨论

1. 简述内分泌系统的组成与功能。思考神经系统、内分泌系统和免疫系统的关系。

2. 垂体位于何处?分为哪些叶和哪些部?接受何部位的调节?各部如何联系?

3. 松果体位于何处?主要分泌什么激素?该激素有何功能?

4. 行甲状腺次切除术时,为什么要避免切除甲状腺侧叶的后部?切除后有什么后果?

5. 胰岛和生殖腺的内分泌部分分别是什么结构?

6. 简述肾上腺的位置和形态。肾上腺分泌哪些激素?这些激素分别有什么功能?

7. 胸腺位于何处?与年龄有何关系?分泌的胸腺素有何作用?

8. 甲状腺的被膜分为几层?有哪些固定结构?两侧叶后贴附有什么器官?它们分别分泌什么激素?这些激素有何种功能?

参考文献

[1]柏树令,丁文龙.系统解剖学[M].9版.北京:人民卫生出版社,2018.

[2]崔慧先,李瑞锡.局部解剖学[M].9版.北京:人民卫生出版社,2018.

[3]何红云,方杰,邓仪昊.人体解剖学与组织胚胎学[M].北京:中国医药科技出版社,2019.

[4]刘荣志.人体解剖学与组织胚胎学[M].郑州:郑州大学出版社,2019.

[5]刘文庆,吴国平.系统解剖学与组织胚胎学[M].2版.北京:人民卫生出版社,2021.

[6]基思·L.莫尔,阿瑟·F.达利.临床应用解剖学[M].4版.李云庆,译.郑州:河南科学技术出版社,2006.

[7]王海杰.人体系统解剖学[M].5版.上海:复旦大学出版社,2021.

[8]杨新文,王勇,杨开明.系统解剖学实训指南[M].西安:世界图书出版西安有限公司,2019.

[9]姚前尹,赵美玉.临床应用解剖学[M].北京:中国医药科技出版社,2020.

[10]张本斯,杨新文,王勇,等.人体解剖学[M].2版.北京:高等教育出版社,2018.

[11]周鸿鹰.简明人体解剖学[M].3版.西安:世界图书出版西安有限公司,2013.

[12]DALLEY A F,MOORE K,MOORE K L,et al. Clinically oriented anatomy[M].7th ed. Philadelphia:Lippincott Williams and Wilkins,2013.

[13]DRAKE R L,VOG A W,MITCHELL A W M.格氏解剖学教学版[M].3版.北京:北京大学医学出版社,2016.

[14]HANSEN J T. Netter's clinical anatomy[M].4th ed. Philadelphia:Elsevier-Health Sciences Division,2018.

[15]Martini F H. Human anatomy[M].7th ed. London:Pearson Education,Limited,2011.

[16]SNELL R S. Clinical anatomy by regions[M].8th ed. Philadelphia:Lippincott Williams and Wilkins,2008.

[17]WINESKI L E. Snell's clinical anatomy by regions[M].10th ed. Philadelphia:Lippincott Williams and Wilkins,2018.